高等医药院校教材（供医学专业用）

医生职业道德与职业素养

主　编　陈毅君　张　勇

副主编　刘丽平　李冬阳

西南交通大学出版社

·成　都·

图书在版编目（CIP）数据

医生职业道德与职业素养 / 陈毅君，张勇主编. —成都：西南交通大学出版社，2022.6

ISBN 978-7-5643-8711-2

Ⅰ. ①医… Ⅱ. ①陈… ②张… Ⅲ. ①医务道德－高等学校－教材 Ⅳ. ①R192

中国版本图书馆 CIP 数据核字（2022）第 107923 号

Yisheng Zhiye Daode yu Zhiye Suyang

医生职业道德与职业素养

主编 陈毅君 张 勇

责任编辑 吴启威
封面设计 墨创文化

出版发行 西南交通大学出版社
（四川省成都市金牛区二环路北一段 111 号
西南交通大学创新大厦 21 楼）
邮政编码 610031
发行部电话 028-87600564 028-87600533
网址 http://www.xnjdcbs.com
印刷 四川森林印务有限责任公司

成品尺寸 185 mm×260 mm
印张 14.75
字数 323 千
版次 2022 年 6 月第 1 版
印次 2022 年 6 月第 1 次
定价 45.00 元
书号 ISBN 978-7-5643-8711-2

本书编委会

主　编： 陈毅君　张　勇

副主编： 刘丽平　李冬阳

编　委（以姓氏笔画为序）：

王廷龙（川北医学院）

刘丽平（川北医学院）

张　勇（川北医学院）

李冬阳（川北医学院）

吴　敏（川北医学院）

何　理（四川师范大学）

李禄峰（川北医学院）

陈毅君（川北医学院）

苟　艳（川北医学院）

管明龙（临沂职业学院）

前言

PREFACE

健康中国建设是实现国家发展战略的重大决策部署，是我们党努力满足人民健康新期盼的一项迫切任务，是重大民生问题，对于全面提升中华民族健康素质、实现下一个“百年”奋斗目标具有重大的现实意义和深远的历史意义。在推进健康中国建设这个重大的系统性工程中，加强医疗卫生系统人才队伍建设是提高医疗服务水平的基础性工程，是推进健康中国建设的重要保障。医乃仁术，广大医生作为医学人才队伍中十分重要的部分，他们的医技、医德、医风好坏直接关系到广大人民的幸福感、获得感，故加强医生职业道德建设无疑是根本提升医生专业技能，增强为人民服务的本领，弘扬大医精诚、大爱无疆的优秀医德医风，促进广大医生自觉珍惜职业价值，塑造行业清风正气，全心全意为人民看好病、服好务的必要之举。

本书是为适应高等医学教育发展需要，主要作为临床学习阶段医学生职业道德教育和提升医生职业素养的专用教材，也可供基层医疗卫生工作者学习参考。本书在编写过程中，汲取了思想政治教育、社会学、伦理学、心理学、法学、人际沟通学、创新性思维等方面的内容，重点围绕医生职业岗位特点，对医生职业道德、职业素养进行深入阐释，既有深入的理论解析，也有大量贴合医疗工作实际的方法论阐述，与医生岗位有机结合，具有较强的思想性、知识性、适用性。

本书共分九章。各章编写人员为：陈毅君、张勇（第一章）；何理（第二章）；吴敏（第三章）；刘丽平（第四章）；李冬阳（第五章）；王廷龙（第六章）；李禄峰（第七章）；管明龙（第八章）；苟艳（第九章）。本书重点介绍了医生与患者、社会的关系，医生职业道德的基本内涵，医生职业道德的历史演进，如何养成医生职业道德，医生职业素养的整体内涵，医生职业思维，医生职业情趣，医生职业人文情怀等方面内容。通过这些内容的学习，使学生对医生职业道德及基本职业素养有一个系统认识，激发学生提升自身职业道德和职业素养的内生动力，引导学生在相关职业实践中知情意行的统一，以达到培养具有良好职业道德和职业素养的优秀医生的目的。

由于编者理论水平和实践经验有限，书中不成熟之处在所难免，希望广大读者不吝指正，以待再版时修改完善。

编 者

2022.05

目 录

CONTENTS

第六章　医生职业思维

第七章　医生职业审美情趣

第八章　医生职业沟通能力

第九章　医生职业人文精神

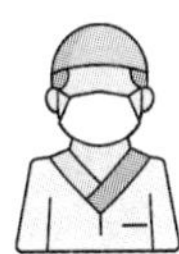

第一章　医生、患者与社会

人的本质是社会关系的总和，因此人无时不处于复杂的社会关系网中。在人的社会关系多种角色扮演中，职业活动成为个人生存发展、发挥其社会作用的重要载体，是个人安身立命、体现其社会价值的主要形式。在当下中国，有许多职业成为人们关注的重点，医生职业无疑位列其中。这种对医生职业的高度关注成为我们考察医生、患者与社会关系的重要动力源，传统社会简单而纯洁的医患关系在中国剧烈变化的社会关系中呈现出了其特殊的内容和表现形式，我们甚至可以将医生、患者与社会三者的关系视为中国传统社会关系变迁、复杂化的一个缩影。中国社会的剧烈变迁和健康是人的基本追求这一规定性赋予了医生、患者、社会三者关系极其丰富的内容。如何看待医生、患者与社会三者的关系？如何处理好这三者的关系？在当下应该是一个极其复杂的问题。任何单向度的思考都无法有效地把握、认识、优化当前医生、患者与社会的复杂关系。为此，我们选择了医生职业这个窗口，希望透过它来对中国社会变迁条件下的医生和患者的良好关系的构建做一些思考。

第一节　中国社会大转型背景下的医患关系

近代以来，中国社会就处于剧烈变化之中，特别是改革开放以来，更是中国社会现代化转型的剧烈时期，由此带来了许多社会关系的深刻变革。这种社会变革既是一场社会的结构性变革，包括社会利益格局剧烈调整，社会运行体制、机制不断变化，人的社会地位和行为方式等的变革，更是人的思想、价值观、社会心理的深刻变革。在这样的一个大背景之下，医患关系必然被打上了深刻的社会发展烙印，由此带来了医生、患者与社会关系的全新状态。

一、中国传统社会的医患关系

在改革开放前或者改革开放初期，医患关系并不是一个严肃而紧张的话题，甚至根本就不是一个社会问题，更不消说 1949 年以前的中国社会了。传统社会中，医生和患者始终在各自内心完全可控的社会氛围内行事，医生的救死扶伤的精神和患者及家属对医生的救治的感激之情总是紧密相随，二者的关系是十分和谐的。

分析其根源，首先，中国传统社会思想中“和为贵”“仁者爱人”“因果报应”等构建和谐医患关系的社会文化价值准则发挥了积极作用，确立和维系了千百年来中国社会医患关系始终以医患双方相互依赖、有机统一，医者“广博爱人”“仁爱救人”“重义轻利”，患者“信而从之”的和谐统一状态呈现。其次，中国古代社会以“传统乡土信用”“病医私人关系”“医生个人社会声誉”为基础构建的病医信任体系很好地消弭了可能出现的相互怀疑、斗争甚至冲突，感情成为医患和谐关系的重要纽带，熟人社会的血缘关系和邻里感情关系决定了患者对医生的全面信任和医生的尽心尽力。第三，中国古代医家的职业道德教育系统、规范和有效。孙思邈的“大医精诚”、陈实功的医家“五戒十要”等对医生的道德义务做了详尽、系统的规定，使医生能够自觉贯彻医者道德规范，追求更高的大人、君子的人生境界。第四，中国古代医疗行为因中医独特的诊疗方式，需要医患建立良好的沟通、配合机制，没有形成现代医学那样的所谓技术壁垒和医生的绝对垄断性地位，使中医诊疗专业行为更易获得理解和支持，同时医生的经济利益实现方式简单、有效，确保了医患利益冲突极小、可控。

由此我们可以看出，在中国传统社会里，医患关系之所以整体呈现了相互信任、理解、和谐的状态，相当程度是与传统社会自然经济模式下人与人社会关系的简单化、利益关系的纯粹化以及医生职业道德、中国儒家传统价值观念等社会价值观念、社会心理层面因素综合作用的结果。这种传统医患关系的状况显然伴随中国社会的剧烈变化而遭到了全面的冲击和改变，单纯呼喊传统的回归已然不可能。

二、当代中国社会大转型

中国社会转型特指1978年中国改革开放以来社会经济领域所发生的巨大变化以及持续的整体变化过程。当今中国正处于这一历史进程中。社会转型是一个极其庞大的概念，其内容的复杂性、审视观察角度的多元性、不同评价的差异性等都会对人们评价、接受、参与、应对社会转型产生深刻的影响，也为我们深入审视医患关系提供了宏大的社会背景，对其进行宏观把握无疑具有特殊的意义。

（一）中国社会转型的基本特点

（1）整体性。是指中国社会结构的整体性、根本性的变迁，不是某个方面、某个领域、某项制度的变化，而是指社会生活具体结构形式和发展形态的整体性变迁。不仅仅发生在经济和物质层面，而且还发生在政治、社会和文化，以及人们的思维方式、行为方式和生活方式等各个层面，是涉及整个社会的变革和发展运动。其具体内容至少包括制度变迁、机制转轨、利益调整和观念转变等，如计划经济向市场经济的过渡、权威政治向民主法制化的嬗变、传统社会向公民社会的转变。这些方面的转型交互影响，是社会结构整体的一种根本性变迁。同时还会出现政治系统、经济系统、社会系统等相应的变化要素。

（2）快速性。是指中国由一种社会结构状态向另一种状态改变的快速过程，整体上表现为剧烈的、非均衡的状态，但是又在一定程度上保持了结构转型中的稳定性，不至于因为快速的社会转型而导致结构整体的破坏和解体。

（3）异质性。是指中国在社会转型过程中，传统因素与现代因素、先进与落后、崇高与卑劣杂然并存的现象。各种因素齐头并进、相互促进和制约、此消彼长，在社会结构转型过程中必然会有一段时间出现大量对立性因素彼此并存的局面，各种具有差异的角色、行为、观念、规范、制度也同时存在，社会异质性增强，从而可能导致社会矛盾和冲突的增多。

（4）政治驱动。在改革进程中，执政党和政府作为有组织的领导力量在推动社会变革与转型过程起着支配作用。党领导下的政府具有强大的社会动员能力，发挥着重要的推动作用，主导着改革的价值取向、政策制定、路径规划、资源分配等，对社会转型具有主导性作用。

（5）深度、难度史无前例。深度史无前例，是对传统经济社会的全面升级，触及社会的顶层设计和全面组织实施；难度前所未有，一个拥有十几亿人口的国家，人口流动大，管理程序复杂，传统和现代、矛盾和冲突交织。

（二）中国社会转型的基本内容

哲学教授韩庆祥在《当代中国的社会转型》一书中，将中国社会的转型内容概括为四个基本方面：

（1）国家与社会的关系重构——由依附社会走向自立社会、由一元社会走向多样化社会、由国家社会走向市民社会。转型前，中国社会权力高度集中，党、国家和社会呈现一体化格局，整个社会生活实行统一化管理。进入转型期后，国家权力开始上移，社会取得一定的自主权，社会出现公民社会的因子，社会焕发出新的活力，党对社会的领导更多地体现为一种有效的动员和整合。党、国家和社会三者关系让社会从依附型转为自主型、从单一化走向多样化、从国家社会走向市民社会，从而使更多的人具有了更多的独立性可能。

（2）身份体系弱化，人员流动增速。由身份社会走向实力社会、由权力社会走向能力社会、由注重先天给定社会走向注重后天努力社会、由静态社会走向流动社会。特别是进入 20 世纪 90 年代后，中国社会进入一个前所未有的大分化、大调整、大变迁、大组合的结构调整时期，社会系统中诸多要素开始重新分化组合，以各种方式适应着社会的发展。原先的中国社会是一个典型的“身份社会”，按照身份划分社会阶层，分配社会资源，取得社会报酬，“身份制”成为制约社会流动、降低社会生产效率的最主要的次级制度化结构。随着市场机制的导入，原先结构弹性极低的身份制度结构开始松动，一批自谋职业、自主创业的自由人开始行走在中国社会中，出现了个人工商户、专业技术员、办事员、私营企业主、产业工人等新的社会群体，间接导致了我国经济结构、就业结构、城乡结构、社会阶层结构、社会组织形态等发生显著变化，社会也由身份社会走向实力社会、由权力社会走向能力社会、由注重先天给定社会走向注重后天努力社会、由静态社会走向流动社会，有力推动了社会发展。伴随着社会转型的日渐深入，中国社会结构的身份取向在弱化，代之以新的、更具自主选择性和可变身份性的身份体系。也就是说，以前受身份制限制的刚性社会结构正在慢慢走向更为灵活和自由的弹性社会结构。

（3）基本结构要素改变，资源配置方式调整，由人治社会走向法治社会，由人情社会走向理性社会，由人的依赖社会走向物的依赖社会。在中国从农业社会转向工业社会转型过程中，旧的伦理人情关系依然存在，而新的法律制度约束关系还不完善，在两者衔接的空隙中就容易出现社会管理的“无效性”，形成规范的“断裂点”和“真空地带”。同时，高度集中的计划经济体制被新型的市场经济体制取代，运行间必将带来摩擦和冲突，造成政府干预力度的降低和市场调节的不稳定。在这一社会转型期，一方面作为资源的基础配置单位，原有的由家庭、企业组织、非正式制度等构成的“社会潜网”在市场约束较弱的区域仍然发挥作用。另一方面，现代化的发展引入的诸如“法人制度”、承包责任制，对于社会变动的影响力正在变得强大，原先压缩在家庭中的功能，如生产、分配、交换、消费等，日益被公司、学校、集团、银行等法人组织所取代，它们占据和掌握着绝大部分社会资源，独立于资源配置中，成为一种制度的力量，对社会的变动起着重要影响。资源配置的结构性力量越来越多，促进资源合理配置，影响社会向前发展。

（4）社会转型的不断深入必然带来思想观念的深刻变化和异常活跃。社会环境翻天覆地的变化必然带来新旧思想观念的摩擦和冲突，人们的思想活动更加独立、多变，选择性增多、差异性增强。具体来讲，市场经济在带来与之相适应的竞争、效益、民主、平等观念的同时，也将一些弊端，如逐利性、拜金主义、享乐主义，甚至极端个人主义引入了转型社会中，各种思想观念交错糅合，致使整个心理稳定性、社会认识度、个人价值取向等呈现多层次、多群体、不稳定的特点。

（三）中国社会转型存在的问题

中国正在走一条前人未曾走过的路，这种变革在整体极大提升中国社会发展水平的情况下，不可避免地存在一些利益多元化冲突、结构性矛盾、制度缺陷、非均衡性、无序性问题与风险，遇到的困难和障碍要比先发国家要多要大，我们必须正视：

（1）较高的体制转换成本。计划经济与市场经济之间根本的差别使得转型过程中两种体制之间的冲突和摩擦十分激烈。这两种体制的转轨、过渡并存的时间愈长，由其内在冲突和摩擦导致的代价必然愈高；时间、成本、风险与社会承受力与忍耐力出现冲突。面对转型期的相对“无序”，社会对作为社会变革“制度供应者”的政府怀有更高的希望，政府在制度供应方面的滞后或无效无疑将成为制约社会平稳发展的障碍。“市场经济+公有制主体+社会主义制度”的中国式发展模式无人尝试，其问题、矛盾、冲突都无太多可资借鉴的经验，需要中国独立面对和解决。这是中国转型的一个显著特点和尤其值得注意的问题。

（2）社会转型的系统性与配套性水平有待提高。社会转型的成熟度水平是评价一个社会转型的重要指标。中国社会转型在规则制定、实施过程中显然存在大量不完善甚至对立冲突的情况，立法、司法、执法、社会治理等方面缺乏一系列综合性规范、规则和价值，存在一系列制度彼此冲突、多头管理或者共同缺位，单一改革政策推进缺乏后续完善支撑，“权力经济”“以权谋私”“以权代法”等现象还有广泛深厚的影响等情况。

（3）社会不公平现象有扩大趋势。随着参与社会分配方式的差异，自身社会身份、经济行为方式差异，发展区域及阶段性差异等诸多原因，出现了流动人口基本权利保障缺乏，大规模的“农民工”“下岗工人”边缘化特殊群体的出现形成贫困阶层或底层社会，住房、养老、医疗、子女入学、农村“留守儿童”、城市安全问题出现，区域、阶层、城乡间的不平衡发展趋势等，日益加剧着不同利益主体的矛盾与冲突，直接影响着社会的平衡发展和平稳转型。

（4）社会转型引发弱势群体社会焦虑与对抗情绪。市场经济对资源配置的高效，体制转换利益调整的剧烈，权力腐败、收入差距的马太效应等非常容易引发弱势群体的社会焦虑、怨恨甚至对抗情绪。大量群体性事件，转型期相关的个人犯罪、集体犯罪、行业犯罪，显性与隐性的大规模权力腐败突出，极大地提高了社会和谐成本。

（5）社会转型期道德失范较为严重。中国社会转型面临全球化、城市化、网络化、市场化、工业化的全方位挑战。道德教育的缺失，传统道德的约束力在现代性社会条件下遭遇全面制约，经济利益对人的价值取向的深刻影响，网络空间虚拟、隐蔽性对道德的新挑战以及城市化、工业化对传统人际关系全面的改变等，引发了一系列不良现象，严重影响社会风气和我国文化软实力。

（四）中国社会转型应然的趋势

尽管初级阶段社会主义社会的发展中状态使中国社会转型呈现了成绩与问题交织、希望与挑战并存的局面，但是中国当代社会转型整体应趋向进步、趋向高一级阶段。我们应该更清晰地看到在中国全面建成小康社会、奋力实现中国梦的过程中，要减少转型的社会痛苦和代价，就应该看到我国社会转型的应然的目标。具体来说，我国社会转型的应然趋势表现在六大方面。

（1）尽快从工业型社会向服务型社会转型。中国制造大国的形象并不能反映出中国经济社会发展水平有多高，相反，这一状况正是中国工业化阶段社会转型的必然要求。切实改变工业型社会存在的问题显然需要社会做发展方式的转型，服务型社会显然是相较于工业型社会质的提升，因为以“围绕人，为了人”为目的的服务业尤其是现代服务业的发达程度，已成为衡量一个国家经济发展水平以及现代化程度的重要依据与标志。这种生产目标、方式的改变根本改变了工业型社会的将注意力仅仅集中于商品、科技，将人视为消费对象等过于物化、忽视人本的弊端。

（2）从关系型社会转变为职能合作型社会，从权本位型社会转变为能本位型社会，从资历型社会转变为创造型社会。关系型社会是以人的各种关系为连接纽带，人人普遍高度重视关系，这些关系包括血缘关系、地域关系、民族关系、同学关系等，是中国传统社会人际关系的遗产，其显然挑战了现代社会基本的价值标准，引发社会治理困境和社会不公正。权本位型社会指权力拥有超越于一般能力的特殊作用，引发人们对权力的趋之若鹜，导致权力违背公共性目的，引发腐败。资历型社会往往以资历作为分配的标准，阻碍创新与社会层级流动，降低社会效率。这三个方面如果成为主要的社会治理形态，显然不利于中国社会人的发展和社会的形态跃升。我国如果要进一步激发人的能动性和提高社会效率、创造更多财富，就必须要尽快从以人的根本利益和合法利益为本，转向以人的能力、才能、技能为本，进而驱动中国进入能本社会，进一步提升人的创造能力、引领发展能力，让社会财富的创造者真正拥有更好的社会环境和更多发展空间。

（3）从人为型社会转变为法治型社会，从情理法型社会转变为法理情型社会。现代社会是法治社会，法律是社会发展的主要稳定器。依法治国不仅是基本方略，更是中国现代社会发展的必然需求。国家治理的人治模式必须要改变，否则无法为现代化转型提供规范、有序的保障条件和良好的社会环境。法治型社会的构建需要全民树立尊重法律、敬畏法律、维护法律的理念，只有这样，才能有执行法律的自觉，才能全面推进科学立法、严格执法、公正司法、全民守法的进程和塑造新社会形态。这是改变中华民族重视感情、情大于法等习惯，顺应现代社会“法律至上”观念、先法后情的基本要求。

（4）以感性为主型社会转变为以理性为主型社会。民众和社会整体审视、处理问题的思维方式相当程度影响和决定着社会整体和谐度，我国现有的文化和大众的思维方式，是由感性和经验主导的，整个社会呈现强烈的感性特征。随着社会发展水平和中国经济社会发展的客观需求，我国社会将更加需要具有个人和社会理性，对中国社会问题、矛盾、困难进行科学审视和处理，促进国家治理体系、市场运作环境和体系等更加成熟完美，整个社会更加富有理性，人们的生存环境更加理想和美丽，理性解决社会转型中的问题和难题，尽快建成“理性中国”。

（5）从资源浪费型社会转变为资源节约型社会，经济发展模式从掠夺性、攫取型转变为生态循环型、生产低碳型、消费绿色型，从工业文明主导的社会转变为生态文明主导的社会。建设生态文明社会是人类世界史的一个根本性变革，需要社会全面转型（包括世界观、政治、生产方式和生活方式、科学技术和教育发展模式等转型，以及文学艺术和伦理道德等社会观念转型）才能实现。以资源约束趋紧、环境污染严重、生态系统退化等为主要内容的全球生态危机表明，传统的工业化道路已经走过了巅峰而迅速开始走下坡路了，先污染后治理、先经济后环境、先破坏后建设的错误发展方式实质是低层次、低水平、不科学的社会发展模式，导致了对民众健康、后代福祉的严重危害，实质也并不能换来经济的良好和持续发展。面对越来越严重的生态危机，中国必须改变原有的资源、环境、生态关系模式，切实将生态文明理念贯穿于社会方方面面，努力构建一个造福千秋万代的生态文明社会。

（6）从大国转变为强国，从物质产品输出国转变为文化价值输出国，从中国文化转变为文化中国。文化是一个国家、一个民族最有影响力、最深沉、最持久的力量。中国社会转型追求的目标从更长远的意义来说终归会落脚到文化的实力。单纯的经济大国、单纯的悠久历史、单纯的文化自我欣赏都不利于中国成为真正的大国。在大国综合国力的博弈过程中，中国社会必须追求经济、文化、科技、国防等的综合强大，追求文化的力量和影响，在对外交流中，从输出“中国制造”转变为输出“中国价值”，在世界的文化舞台上展现更多的先进的中国文化，以此来支撑新型国际体系和主导并确保人类共同安全。在中国文化走向世界的同时，中国国民也更好地成为中国先进文化的创造者、宣传者，中国国民、国家文化素质整体得到提升，更进一步为实现民族复兴提供强大精神支撑。

三、中国社会转型对医患关系的深刻影响

社会的变革必然深刻影响人们的思想和行为，医生和患者都是社会转型中的社会人，正是在社会大转型的时代背景下，中国的医患关系才出现了其独具中国特色的外在表现，我们完全可以将医患关系的深刻变化与社会的变革进行紧密的联系考察。只有将医患关系放到社会转型这一大背景中，认清这一大转变的深层次内涵，认清医患关系与社会关系变化的内在关联，才能够为我们正确认识为什么本应具有相互合作理解、彰显人性关爱的医患关系会成为复杂、激烈、彼此认同度偏离的局面提供指引。

（一）医疗卫生体制从计划到市场的系统性改变是医患关系改变的体制性根源

众所周知，中国的医患关系成为社会问题是伴随着中国的社会转型和市场化过程而产生的。我国的社会转型在经济体制根本性层面最大的变化就是由计划经济向市场经济的转型，这一转型全面深刻地影响到了身处其间的中国医患关系。中国医患关系作为这一转型的一部分做出了其明显而独特的回应，并呈现出独特的表现内容和特征，甚至在很多时候演绎为比较突出的问题，成为社会关注的焦点。

原有计划经济条件下，因为政府统一安排医疗卫生资源、实行低水平的基本医疗保障、确保医疗卫生资源的公益性、形成相对完整的医疗服务体系保障各阶层平等接受医疗服务、为人民服务的社会意识形态和谐医患关系等因素，使那个时代的医患关系整体呈现利益纠纷少、相互理解支持、医患冲突很少的良好局面，表现出明显的计划经济时代特征的、带有阶级意识的和为人民服务色彩的相对和谐的医患关系。总体来看，计划经济条件下医疗卫生体系定位明确，中国医疗卫生创造了一系列辉煌，在医疗服务、预防保健等各个方面都取得了很大的成就。农村和城镇的医疗服务也在这时全面展开，医疗服务的可及性大大增强。由于社会经济发展和综合国力的影响以及“政事一体化”的管理，我国在医疗技术、人才队伍、服务水平和基础设施建设方面都不同程度地存在一定问题，这就给改革开放后的医疗卫生体制改革提出了探索新的发

展途径的要求。

改革开放以来，中国医疗卫生体制经历若干比较大的改革过程，取得了一些突破性进展。比如，针对卫生资源严重短缺导致的“看病难、住院难、手术难”问题，鼓励多渠道筹资、多种形式办医，逐步形成了公有制为主体，多种形式、多种渠道办医的新格局。医疗机构通过一系列激励措施，明显调动了医疗机构和医务人员的积极性，使我国医疗服务规模、条件、水平和能力有了明显改善，医疗卫生服务供给大幅度增加，有效缓解了由于卫生资源短缺造成的“看病难、住院难、手术难”等突出矛盾。再比如，针对职工医疗保险基本由国家和企事业单位包揽的弊端，对公费医疗和劳保医疗制度进行改革，建立了城镇职工基本医疗保险制度。同时，逐步建立了新型农村合作医疗制度、城镇居民基本医疗保险制度和城乡医疗救助制度，初步形成我国医疗保障体系。

但是，医药卫生体制深层次的一些问题依然没有根本解决，并出现一些新的问题：城乡和区域医疗卫生事业发展不平衡，药品生产流通秩序不规范，医院管理体制和运行机制不完善，政府卫生投入不足，医药费用快速上涨，医疗保障制度不健全，保障范围小，保障水平较低，居民个人负担过重，出现了新形势下的“看病难”和“看病贵”问题。目前，我国进入建设现代化国家的新阶段，人民生活水平不断提高，居民消费模式也跨上了新的台阶，健康需求快速增加，“无病早预防、有病早治疗、防止伤病残”，已经成为广大人民群众最关注、最迫切、最现实的利益问题。群众对改善医药卫生服务提出了更高的要求。

正因为如此，我们可以对中国医疗卫生体制存在的内在矛盾做唯物主义的归因：新形势市场化条件下群众对医疗健康公共产品日益增长的需求与医疗卫生系统所能够提供的产品服务满足这种需求之间的矛盾。在这对矛盾中，我们极其生动地看到了关于系统改革与局部特殊之间、政府主导与市场主导之间、效益性与公益性之间、城乡区域与整体平衡之间、多层次多样性与基础性全民覆盖之间存在巨大反差与冲突，这些反差与冲突自然演化为医疗卫生从业者与病患、公众以及与政府之间的认识差异、行为取向差异或利益冲突。正是从这个意义上讲，中国医患关系是一种社会转型时期特殊的社会关系，其产生及解决都终归需要社会的整体制度设计。

（二）中国医疗体制的市场化过程与医疗行为本身的公益性冲突愈发激烈，市场经济、物质化思维所带来的利益博弈呈现出在冲突中寻找合理化的趋势

医患关系的理想状态是彼此平等公正、团结协作，然而现实中医患关系演化为冲突的原因显然与彼此的利益差异相关联，本应该共同追求疾病康复的目标异化为医疗体制内部各自经济利益考量。

这种利益博弈主要表现在以下方面：首先是在中国医疗卫生体制改革过程中，制度设计者的价值考量。在市场导向效益考量和政府主导公益考量的选择中，我们经历了“运用经济手段管理卫生事业”、医疗行为退去福利性的市场化方向逐步到国家加大

投入、社会基本医疗保障逐步完备、强调公立医院回归公益、牢记服务宗旨、树立“以患者为中心”的理念，规范医疗行为，改善服务态度，提高医疗质量，降低医疗费用的艰难转换。这样的转换过程带来的是市场与否、医院公益与否、民众覆盖全民与否等重大政策性的取向争论。穷国办大医疗的客观条件限制下，我国的医疗卫生资金总体不充裕的情况下，政府在与市场、客观经济条件的博弈中政策导向先后经历从效率优先到效率优先兼顾公平再到回归公平的发展过程，这一过程契合了中国经济社会发展的总体状况。但是由早期的效率优先所引发的将医院推向市场带来的医院过于市场化和逐利行为引发医患关系紧张的局面还具有一定的长期性，需要进一步通过体制创新来持续改进。第二就是医院作为单位行为主体，在政府对医院投入不足、“医院建设靠国家、吃饭靠自己”“以工助医、以副补主”、医院引入效益评价、融入市场经济大潮中，所必然产生的逐利行为，医院乱收费现象、创收现象、药品加成过高等现象出现。第三就是医生成为创收主体，医生职业付出与收益，医院对医生经济效益的评估、分配直接影响到医生的执业行为。医生通过诚实劳动提供服务获得收益是医患本应正常的利益关系，但是被市场经济的负面效应放大而恶性膨胀以后，积极的博弈就会变为医方单赢的消极博弈，例如，“红包现象”“药品回扣现象”等。第四，面对被放纵和异化的医患利益关系，患者可能会采取多样的方式来抵制和纠正，对自己的选择权、知情权、隐私权、评价权等拥有更为主动的行动，但这样往往也会形成对医生的约束、制约或者干扰，让掌握医疗技术核心知识的医生被迫进行防御性治疗等无奈选择。

（三）社会思想层面

改革开放之后，多元化思潮涌入中国。一方面，传统美德受到冲击，社会一些阴暗丑陋的东西泛起，真善美缺失而假恶丑层出不穷，人们陷入深刻的道德危机与信仰危机；另一方面，社会由封闭走向开放，社会心理由不成熟走向成熟、人的思想由简单走向复杂、社会认识由感性趋向理性，社会整体发展水平得到提升。在现代信息技术和经济全球化的推波助澜下，个体人的思想越来越具有独立、开放与社会深度互动等特性，这就会在中国传统社会思想解构比较剧烈、而社会成熟心态重构尚未完成的特殊时期引发比较严重的社会层面的“精神焦虑”“集体失语”或者系统性、普遍性社会问题，比如中国医疗领域当下存在的社会信任体系的断裂、相关法律法规的缺失或不完善、信息社会中媒体的不良导向，以及人文精神的缺乏和医学人文教育的不足等。这就是当下中国医患关系紧张的社会与个体人之间的深层社会思想根源

从整体性看，中国医患关系是一个集经济学、伦理学、社会学甚至政治学等多维度视角的复杂社会关系，任何对医患关系的简单审视都无益于问题的解决和改进。社会是一个系统，医患关系更是这一系统中最敏感的神经，经济学视野下，中国医疗资源与人口结构以及医疗行为本身的成本与效益评估、医疗体制的市场化过程、医疗机构的单位和市场的双重属性，以及商业竞争条件下医生医疗行为的功利性考量等对医患关系产生了深刻影响；社会学视野下，社会结构分化、社会保障程度高低、医疗组

织自身的发展成熟度以及不同社会群体的巨大差异决定了医疗服务需求的分化，并影响了医患关系的良性发展；伦理学视野下，在医患关系中延续的社会主义传统是否继续在发挥着作用、医患关系的基本准则平等和公正是否深入所有相关人的内心价值观、医疗卫生事业公益性角色以及医生纯专业化执医行为是否遵从医学伦理相关原则并与相关人达成一致的思想认同等都相当深刻地影响着医患关系；政治学视野下，医疗卫生事业作为重要的公共事业被视为关乎民族国家振兴、保障公民基本生存健康权、维系社会稳定和人民幸福安康的重要方面，政府将其作为体现人民主权和行政效果的重要指标，在资源分配、条件保障、机构设置、体制机制建设、纠纷处理等方面发挥重要作用，政府决策深层次影响着医患关系。因此，中国医患关系是一个系统性社会问题，只有对影响医患关系的结构性因素的全面分析和系统认识和改革，才能够更好地解决这一问题。正视社会大转型的客观现实，针对现代医患关系紧张的深层社会根源来推进基础性的社会工程建设，这才是缓解医患关系紧张、保障医疗服务正常秩序和最终促进人民健康事业发展的治本之道。

第二节　转型社会下的当代中国医生

医生是掌握医药卫生知识，从事疾病预防和治疗的专业人员的统称。这个职业在人类历史上已经存在数千年，已经从最早与宗教和神鬼有紧密关联、地位不高的少数个体发展成为今天掌握系统医学科学知识、具有非常特殊的专业要求和职业特性的职业群体。与世界各国医生相比较，中国医生除具有所有医生都具有的专业性特质之外，他们因为身处在中国这样的经济文化环境中，所以他们身上又具有了中国医生所具有的一些社会性、职业性和作为中国人的一般特性。因此，在中国纷繁复杂的社会生活中考察中国医生和中国医生职业，有助于我们看清中国医生职业群体所面临的社会性要求，也有助于我们理清中国医生的不同角色功能，为我们更好地改善医患关系提供一些好的参照。

一、当代中国医生的社会角色

从总体上看，当代中国医生属于公共性事业单位人，这一单位属性为当代中国医生职业赋予了非常强烈的社会属性，从而使医生与国家、社会之间具有了十分复杂而紧密的关系。

（一）医生职业的国家、社会相关性

所有职业都具有专业性和社会性，都是从业者利用自己的专业技术参与社会分工与社会服务的活动。职业除了具有十分突出的职业自主性外，相当多的职业如律师、医生、公务员等，他们的职业自主性都会受到国家和社会的约束。因此，考察中国医

生职业与国家、社会的关系，能帮助我们很好地认清医生职业所具有的政治、经济社会属性，帮助我们准确找到当下中国医疗问题的根源、拓宽解决问题的思路，丰富我们对医生职业与国家关系的研究。

在日常的医生从业活动中，很多医生坚持认为自己只是专业人士，能在自己的专业知识范畴内实现自己的职业目标，从而无须过多参与政治或社会活动，自己的职业行为也不应该过多受到其他力量的管理和影响。显然这种认识并不符合当今医生职业的实际。

在职业社会学理论看来，任何一种职业都具有职业自主性和经济政治上的自主性。在不同的国家经济社会政策条件下，医生的职业自主性以及与国家社会的关系紧密相关性是有巨大差别的。比如美国自由资本主义时代的医生，由于对专业知识的掌控，医生职业能够“超然”于国家、市场和客户（即患者）之外，从而达到“自主性”的状态。无论在社会经济方面还是技术方面，美国的医生均享有巨大的职业自主性。其中很重要的原因是美国医学会非常强大，而国家对医生职业的干预相对较少。英国建立了国家卫生服务体系，很多医生都是国家的雇员。英国的医生依然有权利开设私人诊所和医院，他们可以同时在公私两种体系内执业。但在苏联，医生似乎完全是国家的一个创造，因为他们在社会政治方面都依赖于国家。在那里，任何形式的私人医疗机构都是被禁止的。由此我们可以清晰地看到，医生职业的自主性从根本上是由国家医疗卫生政策所决定的，国家首先在职业的建立过程中扮演了一个关键的角色，因为它决定了医生职业的独特性。伴随着许多国家治理体系的逐步现代化，国家对职业的管理越发科学和细密，这就让越来越多的职业受到国家社会权力的干预和规范，20 世纪 60、70 年代以来，各国对医疗和医生职业事务的干预日益加剧。即使在美国，政府也开始介入医疗领域以保障服务获得的公平性和控制不断上涨的医疗费用。

因此，医生职业由于其全面影响到社会的每一个人，故在现代民主国家结构中，国家往往是将医生职业的专业性置于医生职业的社会性之下，在满足国家社会对医疗卫生事业总体政策的条件下，医生才拥有职业自主能力。这也就要求我们在考察医生职业时，将医生职业的自主属性置于国家与社会具体的历史和社会情境当中，既不将二者关系做对立预设，同时也要注意二者的作用范围、功能差异以及彼此关联性。

（二）我国医生职业与国家关系的历史演进

民国时期的中国医生是“自由职业者”，受过专业教育，他们自我组织，建立职业协会，出版学术刊物，制定教育与执照制度；他们提供公众所必需的服务，他们的职业生涯相对独立，可以自我雇佣。而且，国民政府在管理人民团体时，也将医师、律师、会计师等称为自由职业群体，以与其他职业群体相区别。在民国时期，中国的医生群体享有较高的职业自主性：他们可以自己开业、个体行医，可以就服务价格与政府协商，可以把持入行门槛。他们在一定程度上代表了独立于国家的另一种力量，以至于 1929 年上海市卫生局试图就西医向患者收取的费用规定最高上限时，遭到上海医师公会的强烈抵制，他们认为，“医师的收费是对其专业技能的一种回报，不是普通的商业交易和物质交换”“政府干涉医师收费是不恰当的和不必要的”。于是向卫生部请愿，要求卫生部命令上海卫生局撤销这一条例。卫生局最后提高了医师的最高收费标准。这说明当时的医生是拥有与政府“叫板”的职业独立性的。但是随着近代中国涌现出“救亡图存、强国保种”的政治追求，中国人对身体健康管理的需求逐渐成为一种政治追求，国家为了实现对人民身体健康的有效管控，逐渐对医生职业所提供的现代医学知识与技术有了更大的需求，中国的医学在这个特殊时期逐步“国家化”。与此同时，医生职业也不断地争取来自国家的支持，其中一个重要方面就是寻求政府对行医资格的认定，以界定和保障其职业自主性。西医与中医都认为只有政府才有资格颁授行医资格，而只有获得行医资格，医生才能行医。在这种相互关系上，中国医生职业开始与国家有了越来越密切的互动关系。

新中国成立后，由于所有制的调整，原有的医生职业与国家的关系发生了剧烈变化。中国按照苏联的组织结构形式对医生职业进行了社会主义改造，将医院、诊所和医生纳入国家系统中。而在政治层面，较为独立的医生职业团体有的被取缔，有的则成为依附于政府的半官方组织，从而失去了民国时期能够代表医生与政府进行协商的可能性。在这种情况下，职业医生变成了国家的雇员，他们不再拥有游离于国家、单位之外的那种“职责自由”。一个崭新的全国性医疗卫生体系被建立起来，医生被置于一个全然不同于民国时期的执业环境中。可以说，医生职业在很大程度上丧失了职业的自主性，成为国家体制内的一种公共资源。

在国家体制内，所有的医生都被视为公有单位工作人员，他们的职业精神标准与国家的政治标准高度一致：全心全意为人民服务。国家将医疗卫生行业视为为百姓解除疾苦、实现人的自由全面健康发展的基础条件，原本分散的医生便被组织起来，置于政府和单位的领导之下，大众的需要和专业服务的提供都成为国家调节的对象。新中国成立前，80%的医生采取个体行医方式。新中国成立后头 30 年，城市中的个体医生近乎消失。与此同时，作为“单位人”的医生数量与公立医疗机构数量迅猛增加。1949 年，全国的医院总数为 2 600 个，到 1983 年年底，全国城乡与厂矿医院有 66 662 个，是 1949 年的 25.6 倍，公立医院工作人员约占全国卫生技术人员总数的 80%。

通过将医生“收编”进公立医疗机构的方式，新中国实现了医生的国有化。这是中国医生在身份上的根本转变，医生更重要的身份是某个单位（即某个医疗机构）的成员，他们被成百上千个单位分割开来。作为单位成员，医生基本上不可能退出公立医疗机构，在单位中执业、沿着国家规定的职业路径晋升成了他们的唯一选择。一方面，他们必须要取得公立医疗机构的成员身份才能执业，且他们的服务费用、收入、所使用的医疗设施，乃至所服务的患者都是由国家决定的。另一方面，由于当时所有资源都为国家所控制，一旦离开单位、体制，医生非但不能执业，连生存都可能成问题。因而，在那个时期，绝大部分医生对公立医疗机构（由此对国家）是一种高度依附的状态，这个过程可以被视为医生服从于国家的过程。医生职业在各个方面都依赖国家，数以万计的医生被调配并依附于单位，医生职业变成了“国家的一个工具”。他们是稀缺的医疗资源的管理者，也是实现国家对社会控制的重要支撑力量，医生职业被视为“国家治理的一个延伸”。成为国家的医生也受到国家政策的深刻影响，他们的培养模式、学习内容、职业待遇、在国家整体结构中的地位及所拥有的资源等都由国家具体而严密地规定着，医生的职业自主性服从、让位于社会的整体要求。

（三）我国转型时期医生与国家社会关系

改革开放以来，中国医生职业与国家社会的关系发生了剧烈变化，这也极其深刻地影响到了人们对医生、医生对自己、医生对国家的复杂评价和行为方式。

具体看来，这种改变包括以下方面：

（1）国家对医生职业的控制程度降低了，但是医生群体对公立医疗机构的依附却仍在延续。一方面，国家不再像改革开放前那样统包统揽，而是减少了对公立医疗机构的财政投入，使这些机构变成了“差额拨款”单位，因而医院必须自负盈亏经营来保障自己的收益。另一方面，国家也对医院“放权让利”，就是“给政策但不给财政支持”，促使医院内部管理结构发生转变，对医生管理形式发生改变，承包制开始流行，经济效率与效益成为衡量医院、科室和医生服务表现的重要标准。医生逐渐成为“企业化”医院的员工，他们的个人发展、晋升晋级、考核奖惩与医院紧密地联系在一起，计划经济时代医生的工作状态相对闲适，因为国家财政投入减少，医生不得不在执业过程中兼顾经济效益、服务效率以及患者利益，变得越来越紧张而有压力。大部分医生还是公立医院的医生，尽管允许医生多点执业，但完全脱离医院而独立开展医疗行为的医生仍是少数。公立医院的医生也更多地获得了社会的承认和认可。

（2）医生职业市场化水平加深。与中国经济改革相伴随，医生职业也随着医院改革而与中国市场化经济建设紧密相连。由于中国对市场经济的认识从一开始并没有对诸如医疗、教育等公共性资源、职业进行非市场化运行的先期认识，而是把它们作为一般性公共服务而进行了相当程度的市场化，这导致了医生职业被视为一种一般性、符合市场等价原则的公共服务职业，患者与医生之间的“现金关系”、医生与医院的“雇佣”关系、医生与药品厂家间的“合作”关系都打上了深深的“市场”烙印，这也为医患关系的复杂性埋下了隐患。

（3）医生成为国家医疗体系矛盾的缓冲器。无论在什么社会条件下，医生都是社会公共卫生和健康事业的最主要维护者、执行者，是公众健康守护者，这是医生职业最值得为社会所赞誉、所认同的，这是医生与社会关系的主流与主体。但是在不同时期、不同阶段，医生与国家的互动关系又有微妙的差别。中国医疗体系经历了计划到市场的剧烈转型，这个从不完善到完善的过程导致了面对一线患者的医生不得不直接面对这一转换所带来的具体问题。公立医院由于具有对患者的传统吸引力优势以及资源优势，患者更愿意接受公立医院的医生救治，这就导致了中国医患纠纷绝大多数发生在这里。政府是医患关系调控政策制定者，但是当医患纠纷发生时，患者第一时间想到的责任人就是医院和医生。在医患博弈中，法律规则、医德规则和医疗专业规则的适用往往成为难题，面对单位各种强调服务效率与经济效益的压力，医生职业的专业性判断往往得不到有效的运用，这种状况更因为医生对病患与医药厂商的双向支配权力而加剧，导致他们便利地将自身对行医的垄断权力转化为经济利益，从而弥补了因国家对服务价格和工资水平的控制所导致的较低收入，直接引发医生的职业形象严重受损、来自患者的信任大量流失、医生的人身安全时常受到威胁。

（4）医生面对较大的社会压力。首先是医生平均每人所面对的患者总量远远超过医生体力承受量和基本合理工作量。2015 年我国卫生和计划生育事业发展统计公报显示，2015 年年末，全国卫生人员总数达 1 069.4 万人，其中卫生技术人员有 800.8 万人，但其中执业（助理）医师只有 303.9 万人，2015 年，每千人口执业（助理）医师 2.21 人，每千人口注册护士 2.36 人；每万人口全科医生 1.38 人，每万人口专业公共卫生机构人员 6.39 人（见表 1-1）。[①]

表 1-1　全国卫生人员数

	2014	2015
卫生人员总数（万人）	1023.4	1069.4
卫生技术人员	759.0	800.8
#执业（助理）医师	289.3	303.9
#执业医师	237.5	250.8
注册护士	300.4	324.1
药师（士）	41.0	42.3
技师（士）	40.7	42.9
乡村医生和卫生员	105.8	103.2
其他技术人员	38.0	40.0
管理人员	45.1	47.3
工勤技能人员	75.5	78.2
每千人口执业（助理）医师（人）	2.12	2.21
每万人口全科医生（人）	1.26	1.38
每千人口注册护士（人）	2.20	2.36
每万人口公共卫生人员（人）	6.41	6.39

注：卫生人员和卫生技术人员包括公务员中取得“卫生监督员证书”的人数。

从表 1-1 中，我们可以很明确地看到中国医师的人均管理人口数量是十分巨大的。并且由于中国医疗资源比较集中于城市，往往城市医疗机构医生的工作量因为患者选择性就医等因素，工作量数倍于农村医疗机构医生。[②]正因为如此，医生在高负荷劳动

① 2015 年我国卫生和计划生育事业发展统计公报[EB/OL]. [2016-07-20]. http://www.moh.gov.cn/guihuaxxs/s10748/201607/da7575d64fa04670b5f375c87b6229b0.shtml.

② 2017 年中国医生生存现状分析[EB/OL]. [2017-10-09]. http://www.chyxx.com/industry/201710/570290.html.

量情况下（见图 1-1）会产生职业倦怠或者工作情绪，一定程度影响诊疗服务质量和患者主观感受，从而诱发医患双方不良互动关系。

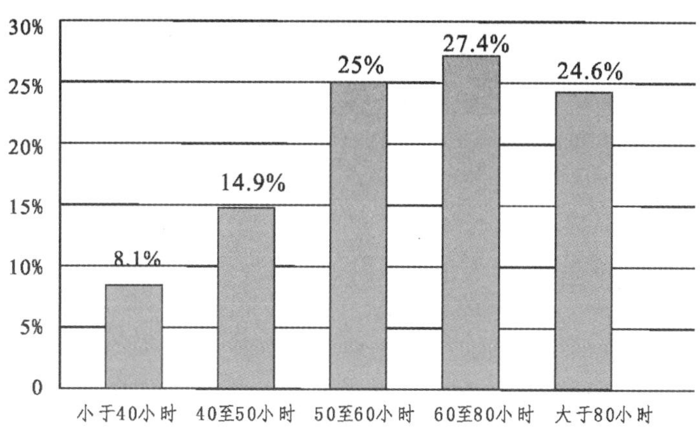

图 1-1　医生每周工作时长

其次，公众对医疗工作的许多误解让医生承受了许多本不属于职业本身范围的责任、责难与风险。中国有关医疗行为的法律规范的制定往往并没有征求医疗系统专业人士的意见，制定法律的人往往对医学专业的特殊性缺乏考量，往往根据他们的经验和其他行业的推理制定法律，容易让医生陷入无妄的责任追究或者职业风险，如出现抢救患者剪破衣裤被要求赔偿等怪异的情况。随着民众健康意识的全面提高，民众对诊疗服务的质量要求全面提升，要求医生在诊疗时间、诊疗技术水平、态度等方面提供让患者“满意”的诊疗主观体验，这无形中对医生从业提出了极高的要求。

（5）媒体的非专业或不当宣传、司法对弱者的保护、部分医疗机构和医生的不良行为等社会因素综合影响医生与社会关系和谐。公众对医学一定程度上存在不了解、无知和想当然，患者更是对医疗期望值太高，不顾客观条件，认为只要进了医院就会万无一失，一旦有失，便是医疗事故。媒体在其中扮演了推波助澜甚至拉偏架的角色，更有甚者为了新闻效应或者是搞噱头，根据自己有限的知识较少进行客观调查和深入研究，做出影响公众的不客观报道，引发公众对医生职业的片面认识和评价。司法裁判中法律倾向于弱势群体的价值指引造成医疗纠纷往往是患者胜诉，加之医学本身是个不完善的学科，又常以侵入性治疗为手段，经常出现不可预料的结果，患者或家属只要能找出过错，不管是否与后果有关，医生就处于诉讼不利地位。不排除又有医生中的害群之马，让社会对医生职业产生颠覆性认识，产生严重的破窗效应、塔西佗效应，这给医生带来的压力是常人难以想象的，社会对医生的苛求是医生难以担当的，这种压力实际上又会反向作用于患者，使医患关系出现恶化的不利局面。

（6）医生与国家和社会的关系伴随国家社会整体成熟总体呈现强烈的向好局面。改革开放四十多年以来，国家医疗卫生体制改革基本克服了资源、资金、技术、纠纷处理、规则制定完善等软硬件方面存在的突出矛盾和重大问题，取得了举世瞩目的成绩。作为这一改革的参与者同时也是改革的对象，医生本身的行为得到了规范，外部医疗环境得到了改善，民众对医疗行为的认知水平得到了提升，而医生也在若干重大公共卫生事件中给予中国百姓以庇护、以关怀、以信心，医生救死扶伤的社会形象得到了社会的进一步认同和肯定，设立医师节、打击医闹、保障医生权益的法律法规制定完善，公立医院改革规范医生职业行为等举措，逐步理顺医生与医院和国家间的利益关系，医生逐步从非专业事务中解脱出来，能够投入更多精力于临床业务，较好地改善了医患关系。

二、医生的专业角色

医生是人，是独立的个体人，但因为职业的关系他们往往被公众视为掌握医疗话语权的强者，往往会被社会用“有责任有义务服务患者”“不许犯错”“不能有情绪”等严苛的指标进行要求。但事实是医生不可能生活在单纯、天使般职业光环笼罩的真空中，医生充当了多样的角色，要面对买房、买车、赡养老人、子女入学等现实问题，他们也同样面临职业倦怠、心理压力、生活烦恼等，所以关注医生角色也是十分重要的。从某种角度上讲，医生更需要被关怀。医生角色是指医生在医患关系中占据主导地位，并遵从着与诊断、治疗相关的职业规范，通过一定的行为模式对患者负责的行为表现。显然医生角色是医生作为社会人在职业从事过程中最主要的角色。审视医生角色，我们始终着重于因医生职业赋予医生个人的相关特异性角色和功能角度去考察。

（一）医生专业角色的性质归属

1. 医生角色属于自致角色

作为一种职业角色，医生角色是个体经过自身努力而获得的。在我国，医生角色的承担者们一般都经过五年以上的刻苦学习和实践，通过严格的考试（执业医师资格考试）才能获得医师资格，成为名副其实的医生。

2. 医生角色属于规定性角色

医生角色的扮演有着严格的规定性。一方面，医生诊断、治疗疾病必须严格按照医学科学发展规律的相关知识来进行；另一方面，医生职业的行为规范不仅体现在系统的职业道德体系中，也体现在国家的法律层面，医生角色有明确严格的行为模式。

3. 医生角色属于表现性角色

医生角色的主要职能不是为了获得经济利益和效益，医生角色的功能在于通过履行治病救人的职能，体现医学人道主义及社会公平，让患者在获得健康与新生的同时感受到社会公平和社会制度的优越性。医生角色应该体现出社会的主流价值观和道德规范。

4. 医生角色是自觉角色

所有的职业角色都应以自觉角色的状态出现为宜，医生角色也不例外。因为这种角色的职能和规范较明确具体，更因为医生角色与人的健康和生命紧密相关，所以，更需要角色扮演者有较强的自觉意识，通过自己的表演向周围的观众展示医生职业的人道主义精神。

（二）医生专业角色特点

医生职业具有一定的优势是由来已久的，这种优势主要是由医生角色的特点所决定的。概括起来医生角色有如下特点。

1. 角色行为关乎生命健康

医生角色所掌握并运用的科学技术手段关系到人的生命安危，其行为关乎人的生命。宋代医学家林逋在《省心录·论医》中提出了“无恒德者，不可以作医，人命生死之所系”，即表明医生角色作用的特殊性。尤其是现代社会，人们对健康保健的需求从广度和深度上都大幅度提高，使医生职业受到更多的关注。

2. 角色扮演准备期长

医生职业的特殊性要求医生必须医术精湛、医德高尚，集医术和医德于一身。但医学技术的知识体系相当复杂，医生不仅需要掌握生物科学知识，而且需要掌握众多的医学分科知识，这需要有相当长时间的技术训练和足够多的实习机会，因此，医学教育的时间比普通高等教育的时间长，即使在学制较短的中国，医学院校的学制也要达到五年、六年甚至八年。

3. 角色情感理智公正

医患关系中的主体都是人，人与人之间都会产生一定的情感。医患角色之间的情感是不对称的，这种不对称性是由医生情感的理智性决定的：不论患者对医生是何种情感（好的或坏的），都不能影响医生对患者的一视同仁和同情关怀。医生角色情感的理智性还表现在医生对特殊患者的超乎寻常的感情和不正常的表现应理智对待，否则就会影响治疗，影响正常的医患关系。如对异性患者和精神病患者，医生不能滥用感情，应时刻注意将自己的情感控制在医德情感的范围之中。

4. 角色规范明确严格

由于医生职业的特殊性，自古以来医生角色的规范和行为模式都很严格、全面、具体，无论是西方的《希波克拉底誓言》还是我国的《论大医精诚》《医家五戒十要》等，都详细规定了医生角色的行为规范。进入现代社会以来，医生的行为规范更是越来越多地上升到法律层面，如《中华人民共和国刑法》中有“医疗事故罪”，这些变化无疑使医生的角色规范更严格、明确。

（三）医生专业角色的权利和义务

1. 权利

《中华人民共和国执业医师法》第二十一条规定，医师在执业活动中享有下列权利：

（1）在注册的执业范围内，进行医学检查、疾病调查、医学处置、出具相应的医学证明文件，选择合理的医疗、预防、保健方案；

（2）按照国务院卫生行政部门规定的标准，获得与本人执业活动相当的医疗设备的基本条件；

（3）从事医学研究、学术交流、参加专业学术团体；

（4）参加专业培训，接受继续医学教育；

（5）在执业活动中，人格尊严、人身安全不受侵犯；

（6）获得工资报酬和津贴，享受国家规定的福利待遇；

（7）对所在机构的医疗、预防、保健工作和卫生行政部门的工作提出意见和建议，依法参与所在机构的民主管理。

2. 义务

医师的职业义务就是为患者治病，减轻患者痛苦，维护患者心身健康。医生的一切活动行为，都要有利于患者利益，不能找各种借口或理由，推脱为患者诊断、治疗的责任。医师的责任就是利用自己所掌握的医学科学技术知识，为患者解除疾苦，维护患者的心身健康。《中华人民共和国执业医师法》第二十二条规定，医师在执业活动中履行下列义务：

（1）遵守法律、法规，遵守技术操作规范；

（2）树立敬业精神，遵守职业道德，履行医师职责，尽职尽责为患者服务；

（3）关心、爱护、尊重患者，保护患者隐私；

（4）努力钻研业务，更新知识，提高专业技术水平；

（5）宣传卫生保健知识，对患者进行健康教育。

同时在《中华人民共和国执业医师法》中还有下列规定：

第二十四条 对急危患者，医师应当采取紧急措施进行诊治；不得拒绝急救处置。

第二十六条 医师应当如实向患者或者其家属介绍病情，但应注意避免对患者产生不利后果。医师进行实验性临床医疗，应当经医院批准并征得患者本人或者其家属同意。

第二十七条 医师不得利用职务之便，索取、非法收受患者财物或者牟取其他不正当利益。

第二十八条 遇有自然灾害、传染病流行、突发重大伤亡事故及其他严重威胁人民生命健康的紧急情况时，医师应当服从县级以上人民政府卫生行政部门的调遣。

第二十九条 医师发生医疗事故或者发现传染病疫情时，应当按照有关规定及时向所在机构或者卫生行政部门报告。

医师发现患者涉嫌伤害事件或者非正常死亡时，应当按照有关规定向有关部门报告。还有如实向患者说明病情；为某些患者保密；医生要钻研医术等。医务人员的义务是多方面的，在患者面前可以说是全方位的。如有向患者如实告知病情，解答医疗咨询和告知医疗风险等义务。同时也要注意采取保护性医疗措施，以维护患者的医疗利益。

（四）权利特点

1. 医生对疾病诊治的自主性及权威性

医生在诊疗过程中行使的诊断、治疗权力，是不受他人或任何组织、宗教、党派、团体或个人的干涉和指使，是完全自主的。医生的诊治活动是权威性的，是医生职业地位所决定的。医生掌握着治病救人的科学技术手段，因为患者对医学科学的无知，医生的权威性表现得尤为突出和重要。这是医学科学性质和医生职业所决定的。面对把生命交给医生的患者，医生必须端正态度，“人命至重，有贵千金”，审慎负责，积极救治患者，才能体现出医生特殊的权利特点。

2. 医生对疾病的判断权

为诊治疾病需要询问病史、了解病情、做出诊断，医生必须获得患者的一切疾病资料，这是医生特殊职业权利的体现。同时，医生也有义务向患者告知有关疾病的诊断、治疗、康复等信息。医生的这些权利应该受到法律的保护。

3. 医生对患者的特殊干涉权及隐瞒权

由于患者的千差万别，在医生行使医疗权中，会遇到许多特殊的情况。如精神病患者、自杀者、不遵守医嘱者，对此，医生要有特殊的干涉权。在对一些疾病情况进行处理时，医生也要有一些特殊的隐瞒权，保守某些有利于患者的医疗秘密等，这就是医生的一些特殊权利。

（五）社会对医生专业角色的理想化期待

1. 医疗保健服务的提供者

医生作为保健服务的提供者，应为服务对象提供最佳、全面、全程的保健服务。

2. 医疗保健的决策者

医生作为医疗保健方案的决策者，要在自己的学科和专业范围内对检查、治疗、用药等与保健服务有关的各种方案进行抉择，因为这些抉择直接影响到服务对象的切身利益，甚至生命。在方案决策中应该坚持循证为基础、患者利益第一、公平和服务对象参与等原则。

3. 信息交流者

医生作为健康信息的交流者，要与服务对象和同行进行有效的沟通，开展健康教育、医学教育。

4. 社区卫生的领导者

医生作为社区卫生的领导者，要有效利用社区的卫生资源，贯彻国家卫生工作方针，完成社区诊断和以预防、康复、医疗、保健、健康教育和促进、计划生育技术指导为主要内容的社区卫生服务工作任务，提高人群健康水平，改善生活质量。

5. 卫生服务的管理者

卫生服务管理的根本目的是提高卫生服务的效率，满足服务对象的健康需求。这一角色要求医生运用管理学的方法对与卫生服务有关的人、财、物、信息、时间和业务进行有效的综合管理，使有限的资源发挥应有的效用。

（六）医生专业角色所要面对的压力

医生的专业角色对社会而言十分重要，医生必须要努力使自己的专业角色让更多的人满意，这是一个十分困难的适应过程。作为医疗专业角色的医生，在心理上也有相当的压力。

一是医生的角色期望与社会要求和患者要求之间的矛盾。一个好的医生的性格特征要求医生有自制力，要注意细节，讲诚信、有良知，关心爱护别人。特别是能一切为了患者，然后才是自我的满足等。这些心理道德品质是一个高尚医生的行为体现。这些品质对从事医疗职业的医生们来说是十分重要的。

二是医生受到社会的普遍重视，同时也容易利用其职业影响，在患者面前变成一个权威者。医生指导患者要爱护自己，听从医疗，使患者依赖自己。伴随疾病的康复，医生自己也会更进一步增加其自信心。医生要重视被赞扬时，不要失去对患者和对病情的观察，要正确运用临床思维判断，尽心尽力为患者服务。

（七）医生专业角色的原则

医生角色行为主要是通过诊疗行为体现出来的。所以应坚持医德规范、医德原则和医疗技术的统一。医生在建立良好的医患关系方面起着主要的作用。为了建立良好的医患关系，医生应掌握行为科学知识，并努力应用于对患者的检查、谈话和治疗之中。医生对待患者应符合以下原则：

1. 患者第一的原则

在医疗活动中应兼顾疾病与患者两方面。必须按照生物—心理—社会医学模式对待患者。医疗行为要以患者为中心，尽心尽力为患者解除病痛，促进康复。给予患者以同情和体贴，提供一流的医疗服务。

2. 尊重患者权利的原则

任何时候都不得以任何借口拒绝患者合理的求医要求，在科学和技术条件允许的范围内尽力满足患者的诊疗要求。

3. 医疗服务公平原则

医疗服务中要平等待人，不以患者的性别、年龄、文化程度、社会地位、权势大小、衣着外貌等区别对待，更不许因收礼受贿等因素出现诊疗服务方面的差异或不公平现象。

4. 诊疗服务最优化原则

充分利用诊疗的物质条件，发挥优良的诊疗技术水平为患者解除病痛。要兼顾近期疗效和远期疗效，也要考虑患者的经济利益。在医疗条件允许的范围内，选择疗效最好、痛苦最小、花费最少的诊疗手段。

5. 坚持医疗保密的原则

医生应坚持必要的医疗保密制度。实践证明，医疗保密制度对疾病的康复有着十分重要的积极作用。

6. 具有良好的职业风格

职业风格是医生的防护工具，它可以弥补医生的焦虑、犹豫不决所形成的弱点。但不同的医生有不同的性格，也可形成不同的风格。良好的职业风格是医生高度负责的态度和丰富的医疗经验的体现。

7. 坚持医患互动的原则

医生的言语行为对患者有强大的心理影响，医生的角色行为与患者的期待相吻合，医患之间就会出现人际吸引力增强。如果医生的言语行为稍有不慎，也可能导致“医源性疾患”或消极的心理状态，或者损害医患关系。诊疗过程中要充分调动患者的主观能动性，使其积极参与、配合治疗。

（八）医生专业角色重要性

医生的职业是“救人活命”的职业，要明白医生角色是在为患者的健康而工作。如果有这种心情和出发点，医生就会以丰富的情感、关怀的态度对待患者，患者也会体会到医生的良苦用心。

正是由于医生角色的重要性，我国卫生行政部门公布了对医生学历教育的要求，宣布自考、远程教育等医学教育的学历文凭退出医学教育行列。这就在职业教育中规范了医生的资格要求。

医疗是一个医生与患者双向沟通交流的过程，医生要用大量的时间给患者解释和说明，进行健康教育。在患者自主意识不断增长、患者要求日益多元化的今天，医生必须认识到技术好而服务态度不好，也不能被患者认同。医生一定要认识到技术是为患者服务的，医生必须以好心情来服务，要扮演好医生角色，满足患者一切合理要求和对医生的角色期望，真正成为患者可以信得过的、能把性命相托的人。

三、医生角色冲突与解决

（一）医生角色的多重性

一个人在社会关系体系中扮演的角色绝不止一种，而是多重角色的统一体。医生因为职业的特殊性，必然担任多种角色。医生角色实际上是医生工作、家庭和个人因素和内外因素结合作用的结果。当前我国医生群体既要和普通职业人群一样承担家庭责任，又要肩负医生职业特有的职责，并且社会对医生职业角色扮演的要求越来越高，使得医生角色扮演在过去几十年里发生了重大改变，医生角色内在要求特性发生了重大改变，对医生角色扮演方式、技巧、规范性要求发生了重大改变。工作超时、加班、作息不规律是医生工作的常态，高风险、服务对象期望值高等为其他职业所少有，并且因为职业门槛高使得总体从业人数不足，更进一步加剧了医生总体工作量增加，所以医生们更容易面临时间和精力、资源不足的压力，在从业的时候会有一些不太良好的感受。

总体来说，医生角色具有以下几种类型：

1. 道德人

道德人是指基于人本性中利他行为而产生的同情心、正义感和行为的利他主义倾向。医生作为道德人必须具备以下基本特征：一是全人类性。这是医生道德人属性的根本属性，是医生职业的独特职业特征，其行为价值取向、工作态度与社会公众的健康和生命安全紧密联系，救死扶伤、治病救人是医生的神圣职责，医生是为人类健康服务的，因此全人类性是医生职业道德的基本特征，是人道主义的重要体现。二是严肃性。医生的诊断及药品的质量都关系着人们的健康，因此医生对患者做诊断、开药方、做治疗都必须认真严肃，否则将造成难以弥补的后果。三是平等性，医生必须对患者一律平等，一视同仁，无论患者职务高低、何种身份都应该平等对待。

自古以来，医生的行为规范都十分严格、具体和全面，这在古代《希波克拉底誓言》《论大医精诚》《医家五戒十要》等中有明确体现。现代《美国医学会医德守则》《中华医学会医师条诫》《医学伦理学纲要》等都强调医师要维护医学执业尊严、医师应该拥有比其他职业更加高尚的品格。《医务人员医德规范及实施办法》（1988 年版）对我国医生职业道德进行了规范。

总体而言，医生的道德人角色从内容上看有以下特定伦理规范要求：救死扶伤、治病救人是医务工作者神圣责任，是为人类健康服务的，医生职业道德具有全人类性，是人道主义的重要体现。我国医生的宗旨是全心全意为人民服务，救死扶伤，文明行医，关心患者疾苦，维护人民生命和健康，热爱本职工作，认真钻研医术，精益求精、服务细致。医生应以德为纲，做道德人典范，遵纪守法，廉洁行医。

2. 经济人

要成为一名优秀的医生是否就要舍弃自己的利益呢？答案当然是否定的。作为医生，在执业过程中付出了劳动、提供了服务，理应得到相应的回报，获得与其劳动付出相对应的报酬和荣誉，这是无可厚非的。高尚的医德医风并不排斥医生通过诚实劳动、合法劳动获得自己的收益。那种认为“医不涉利”“雷锋精神”“无私奉献”，要求医生无欲无求的想法是不合情理的，因此必须正确审视医生基于经济诱因、争取经济利益、工作是获取报酬的行为。

但是医生如何处理好自己的经济人角色无疑在现阶段面临巨大挑战。我国公立医疗机构和医生个人逐利行为因医院采取的科室二级成本和算法，将科室的经营状况与医生个人收入相连等具体制度性因素，对医患关系造成了实质性影响，使得原本应该相互信任、共同对抗疾病的医患关系被异化为简单的服务与商品交换关系。患者因支付高额费用对医疗结果产生脱离疾病本身康复可能水平实际的较高期望，一旦落空，很难对医生产生应有的尊重和感激之情。医生注重经济收益，却忽视医疗服务的社会公益性和患者心理需求，降低了对医生名誉、身份的重视程度，使医患关系异化，降低双方的信任度。所以寻求医生理性自利与高尚利他的完美统一是医生角色扮演的重要追求。①

3. 社会人

医生是具有自然和社会双重属性的完整意义上的人。医生社会人身份是指在医疗制度变革时期，医生处于患者、医院、政府以及医药供应商等诸多市场主体交织而成的关系网络中，这种市场主体的多元性和关系网络的复杂性决定了医生具有社会化多重角色身份。②

从医生职业主体功能看，医生最主要的角色就是充当医疗行为的主导者、对患者开展治疗行为的实施者，是医学专家的角色。就医院而言，医生主要充当职业经理人、医院品牌形象代表和风险管理者的角色。就社会维度而言，医生主要扮演医疗保险费用管理者、主要责任人和普通劳动者的角色。就医药公司而言，医生主要扮演合作伙伴、药品器械使用者、反馈者、改进者的角色。医生在医院工作就是专家角色，很多

---

① 胡梦珠，沈春明. 刍议医生“道德人”与“经济人”的角色平衡[J]. 医学与哲学，2016（2）.

② 杨同卫，陈晓阳，曾波涛，等. 论医疗制度变革时期的医生角色冲突[J]. 中国医学伦理学，2006，19（6）：3.

医生还从事医学教育工作，站上讲台就是教师角色，医生还在家庭和其他社会交往中扮演独立个人性质的多样角色，总之医生是医疗服务的提供者、医改的参与者、健康的倡导者和传播者、医疗卫生领域的管理者、国家卫生行政政策的执行者。社会赋予医生多样的角色，在其身上得到了完整的统一。①

4. 公共人

公共人是指医生是道德价值取向以公共利益为归依的公共组织以及身处其中的个人。医生是提供公共产品和公共服务的人，是政府公共健康政策的直接实践者和实施者。当前，我国卫生事业的性质是政府实行一定福利政策的公益性事业，不再是纯粹的福利事业，需要政府、市场、社会各方面各种理论同时发挥作用。公共人的角色定位给医疗卫生部门、医疗机构和医务工作者指明了方向：公益性仍然是医疗卫生部门最主流的价值追求、特定社会功能和责任的担当。这与公共人理论中公共组织以维护公共利益为宗旨的内涵完全契合。唯有如此，才能体现医生公共人的角色定位，找回公共性的价值内涵，才能让医生回归其职业使命，彰显他们人性中真善美的一面，也体现他们“尊重生命、慈善为本、道德为魂”的特质。更进一步地，如果最终能够实现患者和医生都树立公共人的伦理价值观，保持公共性意识，能关心他人的幸福，以自己的感受体验他人的困难和痛苦，互助友爱，互相帮助，追求公共的善，那么真正实现医疗卫生领域理想境界即“医疗大同”社会成为可能。②

（二）医生角色冲突的表现

伴随全球化、信息化、医疗卫生体制改革、医院内部管理改革、社会文化对健康的重视和民众医疗卫生知识的普及提升，医生角色扮演受到了很大的影响。医生角色与上述因素之间的互动关系极其深刻地影响了患者、社会等不同利益主体之间的行为方式。医生成为不同利益方角色期望的最终实践结合体，从而产生了角色期盼与角色要求不一致的角色冲突。

1. 角色内冲突

角色内冲突是指某一角色同时拥有太多角色期望，以致内心感到左右为难、无所适从的冲突场景。③它往往是由于人们对同一角色的期望与要求不一致所产生的角色冲突形式。例如有的患者希望医生既能够改进他们的服务态度、提升医疗技术，以提高服务质量，同时又希望医生能够减少检查费用或者减少一些收费以解决“看病难、看病贵”的问题。这种来自患者对医生角色不同要求的内生冲突会导致患者出现矛盾的

① 刘瑞明. 中国医改进程中的医生角色[M]. 北京：中国社会科学出版社，2018：108.

② 钱小泉，徐虹，施晓华，等. 医患关系的核心是做好医生[J]. 医院管理论坛，2012（10）：3.

③ 刘瑞明. 中国医改进程中的医生角色[M]. 北京：中国社会科学出版社，2018：134.

心理，对医生产生超越医生本身实际的期望。而从医生角度看，如果医生没有能够有效回应患者的这种期盼，单纯只是从医学专业这个角度回应，而没有很好扮演沟通者这个角色，显然就会让这种角色冲突成为一种医患障碍。另外的角色冲突表现为角色主体对规定的角色行为有不一样的理解，甚至有相反的想法，但是必须履行，导致角色内部发生剧烈冲突，比如公立医院院长究竟是“官员”身份还是“医生”身份。

2. 角色间冲突

角色间冲突是指医生不同角色义务的履行无法同时进行，不能满足不同利益主体的角色期望，或其所扮演的不同角色之间的角色期望存在矛盾。如医生经常会在医疗专家、健康传播者、患者经济人、医院经理人的角色中转换，医生在难以兼顾这几个方面的利益的时候就会出现严重的冲突。

3. 角色外冲突

角色外冲突是指医生发生角色转换时，过去担任的角色与正在担任的角色会发生矛盾与冲突。比如有的医生担任医院管理岗位后，因为行政管理事务严重影响原有的专业业务，很多医生难以适应这种双肩挑状况，难以适应新角色，这就是新旧角色间的冲突。

4. 角色与人格的冲突

角色与人格的冲突是指医生本人所具有的人格特征与医生角色要求之间不相协调而出现的冲突。比如医生作为一个特殊的社会群体，其人格特征有许多异于常人的独特之处。“在 16 种人格中，有 11 种与一般人形成独特的人格模式，具体表现为‘七高四低’：七高是指高乐群性、高聪慧性、高稳定性、高敢为性、高世故性、高忧郁性和高自律性；四低是指低持强性、低有恒性、低怀疑性和低实验性。因此要加强医生的心理素质教育、职业品德教育、实行人岗匹配，创造有利于医生良好人格特征形成的人文环境；同时强化对不良人格特征行为医生的行为调控，多途径培养塑造医生良好人格特征，以减少角色冲突的发生。”[①]

（三）医生角色冲突的调适

角色冲突是客观存在的，做好这种冲突的调适显然对各方主体都是十分有利的事情。这种调适可以从自我调控和社会调控两个方面去进行。

1. 自我调控

自我调控是解决冲突的首要之法。踏实通过角色承担者个体的自身努力来化解角色冲突，即通过自身的学习和技能培训，理解他人的内在角色期望，努力提升自我各

① 刘瑞明. 中国医改进程中的医生角色[M]. 北京：中国社会科学出版社，2018：137.

方面的综合素质。医生主要应该从以下四个方面开展自我调控：

第一是在强化角色意识中增强责任自觉。医生在工作中要时刻谨记自身职业职责，以医生的工作准则来规范自己，特别注意自身服务意识、责任意识、道德意识以及大局意识、忧患意识、安全意识、防线防范意识、维权意识、质量意识等多方面意识。

第二是通过角色的自我调控，承担有价值的角色。医生应该选择对医疗卫生事业和人们健康有意义的角色，把必要的精力放在主要的事情上，以患者和社会公众对医生角色的合理期待为标准要求自己，严格自律。

第三是通过心理换位法，化解角色冲突。医生要将心比心，通过设身处地为其他角色进行假想式体验思考，站在对方角度上思考问题，从而选取有针对性的最佳方案来处理问题，增进双方理解与沟通，防止误解和不良情绪产生。

第四是正确审视媒体报道，进行正确的理解、恰当的评价和行动。面对媒体不利于医生的报道，医生应该将其作为一种警示，从中吸取教训，反思自身工作中的不足。特别在自媒体中，可以恰当运用自媒体发出自己的声音，对公众进行专业、正向的宣传教育，这也是一种十分有效的沟通调适角色冲突的方式。

2. 社会调控

医生角色冲突很多是由他人、社会等外在因素造成的，因此利用社会等力量多层面、多渠道缓解医生角色冲突十分必要。这是一个系统工程，可能涉及国家医疗卫生体制的系统改革和全社会价值观、健康意识、科学意识的全面优化。如建立并完善我国公立医院的法人治理结构，实现以人为本的现代化管理模式；完善公立医院补偿机制，国家财政更多给予医院建设费用、医务人员劳务费用补偿，减少医生完成“任务和创收”压力；建立和完善各级政府和部门的监管机制，为医生正常履职提供“稳定器、导航仪和保护罩”。积极推进公立医院职业化管理，让医生从大量非医疗性事务中解脱出来；加强媒体的监管，引导媒体客观、科学恰当地进行报道，维护医生良好形象和引导社会公众的正确评价；加强社会公众健康教育、科学教育、价值观教育，提升患者对医疗行为的正确认知水平，理解和尊重医生的感知和合理诉求，形成医患同心同德的良好格局；医院优化管理，努力营造化解医生角色冲突的良好人文环境等。

这样的角色冲突调适显然对政府、社会、医院及医生个人提出了更明确、更高水平的道德建设目标要求，这也正是全社会需要大力改进和完善的方向。

思考题

1. 如何准确、深入认识医生的多重角色？
2. 中国医生如何有效应对社会转型带来的多方面影响？
3. 新时代中国医生应该如何全面优化与国家、社会和患者的关系？

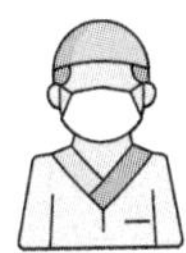

第二章　道德与医生职业道德概述

随着社会分工的发展，人们已进入一个以职业生活为中心的时代，职业道德也就成为人们耳熟能详的名词，人人经常接触或使用。在医疗卫生领域，医生职业道德就成为指引医生行为、评价医生素质的词汇。但是，什么是道德，什么是职业道德，一直都是一个有争议的问题，人们从不同的角度给出了不同的解答。因此，要厘清什么是医生职业道德，就必须从道德着手，从词源学上将道德的概念确定并充分理解，并在此基础上对职业道德、医生职业道德这一道德术语做出科学的界定与深入的理解。

第一节　道德与职业道德

“道德”概念界定是伦理学研究的基础问题，也是中国社会主义道德规范体系建设的理论基石。

一、“道德”的概念

2012 年马克思主义理论研究和建设工程重点教材《伦理学》对于“道德”的定义是：由经济基础所决定，以善恶、正当与不正当为评价标准，依靠社会舆论、传统习俗和内心信念来维系，调整人与人、人与自然关系的原则规范，以及与此相关的观念品质、行为活动的总和。

要理解这一概念，需要把握以下几个要点：

（一）道德是由经济基础决定的

经济基础决定上层建筑，上层建筑反作用于经济基础。一方面，社会经济关系的性质决定着相应的道德体系的性质，它所体现的利益关系决定着道德的基本原则和主要规范。社会经济关系的变化必然引起道德的变化。在阶级社会中，社会经济关系主要表现为阶级关系，因此道德或多或少地会打上阶级的烙印。另一方面，道德对社会经济关系的反映不是消极被动的，而是积极能动的。道德可以推动社会经济的发展，也可以阻碍社会经济的发展。

（二）道德的评价标准是善恶、正当与不正当

道德评价，是指在道德活动中，依据一定社会或阶级的道德标准对个人或集体的道德行为和品质进行是非、善恶、荣辱、正当与不正当等道德价值的判断和评论，通过表明肯定或否定、赞成或反对的倾向性态度，以达到“褒善贬恶”“扬善抑恶”的目的。对善的行为给以赞扬、褒奖，对恶的行为加以批评、谴责，进而帮助人们明确自己承担的道德责任。它可以揭示一个人行为的善恶价值，判明这些行为是否符合一定的道德原则和规范，是否符合道德理想，从而通过社会舆论和内心信念，形成一种巨大的精神力量，弃恶扬善，以调整人与人之间以及个人与社会之间的关系。

（三）道德的维系力量是社会舆论、传统习俗和内心信念

道德不是靠外来的强制力量发挥作用，而是依靠社会舆论、传统习俗、人们的内心信念的维系而自觉发挥作用的。这就是道德这种社会意识形式区别于政治、法律等社会意识形式的地方。伦理道德原则和规范能否从“应然”到“实然”，社会舆论、传统习俗、内心信念所起的维系作用是十分重要的。

二、职业道德概述

职业道德概念由来已久，但由于各种场合所强调的重点不同，人们往往从不同的侧面对职业道德的概念进行界定。概括起来，主要有规范说、品质说、综合说等三种界定。

职业道德是道德在职业领域中的体现，是主体在一定的行为规范下行动并在职业活动中所体现出来的一定的精神境界。简单来说，它是主体一定的实践状态的反映。可以从以下几个方面对职业道德进行深层的理解：

（一）职业道德本质上是一种意识

从概念的外延来看，职业道德是从属于道德的，是道德的一部分，因此职业道德的本质与道德的本质是相同的。对于道德的本质，马克思和恩格斯曾经作出过如下表述：“思想、观念、意识的生产最初是直接与人们的物质活动，与人们的物质交往，与现实生活的语言交织在一起的。人们的想象、思维、精神交往在这里还是人们物质行动的直接产物。表现在某一民族的政治、法律、道德、宗教、形而上学等的精神生产也是这样。人们是自己观念、思想等等的生产者。”[①]“道德、宗教、形而上学和其他意识形态，以及与它们相适应的意识形式便不再保留独立性的外观了。它们没有历史，没有发展，而发展着自己的物质生产和物质交往的人们，在改变自己的这个现实的同

① 中共中央马克思恩格斯列宁斯大林著作编译局. 马克思恩格斯选集（第 1 卷）[M]. 北京：人民出版社，1995：72.

时也改变着自己的思维和思维的产物。不是意识决定生活，而是生活决定意识。”[①]在《德意志意识形态》中，马克思、恩格斯从历史唯物主义观点出发，从物质决定意识的前提去论述人们的道德、法律、宗教都属于意识，都是由物质生产所决定的精神产物，这实际上将道德的本质界定为无形的精神层面。既然道德的本质是一种意识，那么职业道德本质上也属于意识的范畴。

正是由于职业道德本质上是一种意识，属于精神层面，所以依据“物质决定意识”“社会存在决定社会意识”等原理，职业道德这种意识是会随着社会存在物质的变化而变化的，即职业道德具有非固定性。同时，由于职业道德本质上是一种意识，属于精神层面，所以职业道德并不能单独存在，总要依附于人们的言行，人的行为是职业道德的载体，所以职业道德必须通过主体的一定的行业表现才能表达出来，这也意味着职业道德与行业紧密结合。

（二）规范是职业道德的重要内在要素

虽然从本质来看，职业道德是一种精神境界，是受物质生产决定的社会意识，从而揭示出职业道德的一般社会本质。但是，在职业道德这一精神境界背后，也包含着外在的规范和要求。即规范或要求的存在是职业道德存在的前提，这也就是说，职业道德与外在的规范密不可分。

职业道德是一种精神境界，但这种精神境界并不是人天生的本性，而是个人在后天的社会化过程中，将外在的社会要求行为内化并在这些社会性要求影响下行动所表现出来的精神境界。所以，对于后生的社会个人来说，先存的社会行为要求就是一种外在的规范。如果没有这些外在的规范表述，就不可能有人的行为要求，也就没有人行为评判的依据，也就没有精神境界。因而，规范是职业道德的重要表现形式，没有道德规范或要求，也无法对人的职业行为做出评定，自然也就没有“精神境界”的存在了，“精神境界”内含着规范与要求的存在，没有规范或要求就没有职业道德概念本身。正如涂尔干所言：“首先，我们通常称之为道德的所有行为，都有一个共同的方面。所有这样的行为都遵循着预先确定的规范。使每一个人自身的举止合乎道德，这是一个遵守规范的问题。”[②]同样，当代国内也有学者认为“道德在把握世界时，在把握人们的社会关系时，最重要的就是以规范的风貌来表现自己”[③]。上述这些言论都强调了职业道德与规范的密不可分性，职业道德概念的内涵中都包括规范的要素。总之，道德规范是职业道德的重要内在要素，职业道德与规范密不可分。

① 中共中央马克思恩格斯列宁斯大林著作编译局. 马克思恩格斯选集（第 1 卷）[M]. 北京：人民出版社，1995：73.

②〔法〕爱弥尔·涂尔干. 道德教育[M]. 陈光金，等，译. 上海：上海人民出版社，2001：25.

③ 夏伟东. 道德本质论[M]. 北京：中国人民大学出版社，1991：95.

（三）职业道德是一种实践精神

职业道德的体现依赖于外在行为规范被主体内化并影响人的实际行动这一过程。也就是说，职业道德的展现依赖于人的实践活动，没有人的实践活动，就没有道德的表现，所以，职业道德是与人的实践密不可分的。从这个角度讲，职业道德具有实践性。

职业道德的实践性首先来自道德的本质。正如前面所言，职业道德本质属于一种精神层面的意识存在，所以，职业道德离不开主体表现，职业道德是主体在日常行为中所表现出来的精神境界，所以职业道德离不开人的实践活动。

其次，职业道德离不开规范，但这一规范是包含着由外在规范转变为内在规范的过程。如果规范只是永远保持外在规范的状态，这就意味着规范与人的脱离，而规范都是人们制定出来并要反作用于人的一种理论总结，所以离开人、不对人产生影响，这种规范就不符合规范的定义，不能称之为“规范”。因此，从保持道德的规范性来说，规范必须作用于人，影响到人的行为实践，这样才能保持道德的规范性。进一步说，职业道德内涵中的规范要素决定了职业道德本身必然包含着主体在规范影响下的实践过程。同时，从主体的角度来看，道德精神境界的体现，是主体在社会化过程中接触到一定的行为要求，并将这些要求内化为人的内在自我，并在内在自我的指导下，约束自己的行为表现，从而体现出一定的精神境界。所以，从道德精神境界的体现来看，职业道德离不开内在自我引导下的人的行为表现，离不开人的实践活动。

第二节　医生职业道德概述

在现代伦理学语境之下，医生职业道德是职业道德的一种，是医务人员的职业道德品质以及在医学科学、医疗实践中应遵守的职业道德原则和规范。从理论层次上看，是一般伦理道德观念的医学职业表现。由于医务工作是一种救死扶伤、带有强烈伦理性的特殊职业，因此，古今中外，医生职业道德历来备受重视。

一、医生职业道德内涵的厘定

医生职业道德，可以根据“医”与“德”的不同阐释，有以下几种理解：当“医”指代“医学”，作为一门学科简称时，可以将“医生职业道德”理解为“医学中的伦理规范”；当“医”指代“医生”，作为一种职业理解时，“医生职业道德”就自然而然表达的是“医生的职业道德”的含义；当“医”微观化，作为单一的“医者”的个体来理解时，“医生职业道德”可以理解为一名医生所具有的品质与修养。可见，医生职业道德的内涵由大而小可以从三个层面理解，不同层面的内涵理解也给医生职业道德培育提出了相应的要求。

（一）“医生职业道德”是医学中的伦理规范

《中国百科大词典》指出，医学是认识、保持和增进人体健康，预防和治疗疾病，促进机体康复的科学知识体系和实践活动。医学研究的对象是人，是与自然和社会相互联系着的人，鉴于人的自然与社会的双重属性，医学也具有自然科学和社会科学的双重属性。学科理论的医生职业道德是医学发展过程中，用以指导和评价相关医学实践的道理，可以从三个方面理解。

一是医生职业道德是医学研究中的伦理约束。医学是人研究人、人干预人、人改变人的科学。在医学的研究中必然涉及人与人的关系问题，随着人类社会的发展，伦理道德的标准也在变化，适应人类社会的发展阶段。医学道德阶段性地约束着医学研究和发展的方向，告诉从事医学活动的人们，什么允许做、什么不允许做，以调节人类社会的伦理关系，维护人类社会自身的和谐有序发展。

二是医生职业道德是医学实践中的是非判断。在医学实践过程中，每一种不同的选择都将面对医学道德的是非判断，而每一次的医学实践也是在医学道德是非判断后做出的抉择。医学道德告诉进行医学实践的人们：做什么是错的，是不应该的；做什么是对的，是值得肯定的。从而发挥医学道德作为是非准则的标准作用，决定着医学实践发展的主流方向，提升人类社会的文明程度。

三是医生职业道德是医学教育中的价值向导。在医学的传承和发展中，必将面对医学教育的价值引导问题。在培育医学传承者和接班人的教育中，医学道德向从事医学学习的人们指明了什么是最重要的，什么是次要的，什么是可以忽视的，从而指导人们在学医的道路上做好价值排序，作为相对稳定的价值向导，在每一个发展阶段保障医学价值的趋同，促进医学科学的发展。

（二）“医生职业道德”是医生的职业道德

道德是人类社会的一种重要的意识形态，它是调整人与人、人与社会之间关系的行为规范和准则。医生职业道德是在社会道德制约下，依靠社会舆论、传统习俗等方式向医生这一职业的群体表达的积极角色期望，是通过规范要求、信念内化等途径实现医患关系、医际关系、职业与社会间的关系调整的行为准则。

一是医生职业道德是社会对医生职业的积极角色期望。随着人类社会分工的发展，当医生成为一种社会职业，医生职业道德就成为医生这一职业群体的公德。医生职业道德就是社会从社会整体利益出发，对于从事医生职业的群体做出的积极正向的角色期望，表达社会整体对于医生职业群体应该做什么、怎么做的一种最佳道德表现的希望，从而明确社会对这一职业群体的要求。

二是医生职业道德是医生职业群体要遵循的行为准则。在社会生活中，每一种职业都承担着一定的社会责任，也要履行这一职业的社会义务，医生职业道德就是对于医生这一职业的所有从业者提出的行为准则的要求。医生职业道德告诉从事医生这一职业的群体什么行为是正确的，什么行为是错误的，什么行为是符合要求的，什么行为是违背要求的，从而实现对医生群体的行为规范。

（三）“医生职业道德”是医生的品质修养

医生职业道德作为从医者的道德人格理解，可以将之称为从医者的品质与修养，也可以定义为从医者在长期的医疗实践活动中产生、积累、发展并逐渐稳定下来的心理状态。在内表现为医者个体对于自身的一种品质自律，在外表现为医者个体对于自身的一种行为控制。

一是医生职业道德是从医者的自律品质。医生职业道德作为从医者的一种道德品质理解，体现的是从医者个体的自我约束、内化要求。只有从他律发展到自律，从社会期望、职业要求转化为从医者内心认同的信念和持续坚持的信仰，才能成为一个从医者真正稳定的道德人格。

二是医生职业道德是从医者的修养行为。医生职业道德作为从医者个体的一种品质，也必然体现在从医者个体的外化行为模式中。从医者有什么样的医生职业道德品质，就会有什么样的医生职业道德修养行为，医生职业道德既是一种可评价的道德品质，也是一种可表现的道德行为。只有通过外化的道德行为的观察才能实现对道德品质的评价。

医生职业道德的内涵随着时代的发展不断进化充实，在不同的视野下也有着不同角度的表达，无论从学科领域论述医生职业道德，或是从职业规范论述医生职业道德，还是从个人修养论述医生职业道德，都体现着一种约束，或是他律或是自律；还体现着一种取舍，或是选择或是放弃。医生职业道德通过隐形的力量调整医生与其他社会人的关系，促进社会的和谐与发展。

二、现代医生职业道德的继承与借鉴

古今中外一直传承着一些优秀的医德传统和誓言，这些传统和誓言时刻激励和引导医务工作者朝着医生职业道德的最高境界奋斗。在医生职业道德异化的今天，我们有必要回顾这些优秀医德传统和誓言，继承优良传统，借鉴有益经验，并进行创造性转化和创新性发展。

（一）中国传统医生职业道德

中国传统医生职业道德就是指中国传统医学在历史发展过程中，在儒家思想的主导下所形成的医生职业道德和医学从业准则。其核心思想就是“医乃仁术”对医学宗旨与医学本质的界定，具体表现形式如下。

1.“医乃仁术”的行医宗旨

“医乃仁术”的行医宗旨是中国传统医生职业道德的核心，是对医学本质最简要的概括与说明。它是儒家的仁爱思想与医学本质的完美结合。唐代医家孙思邈在《大医精诚》中强调："凡大医治病，必当安神定志，无欲无求，先发大慈恻隐之心，誓愿普救含灵之苦。"明代医家龚廷贤在《医家十要》中说："一存仁心，乃是良箴，博施济众，惠泽斯深。"在古代医家看来，怀有"仁心"是行医者开展医事活动的内在依据，正如晋代医家葛洪在《肘后备急方》中所说："岂直一方书而已乎？方之出，乃吾仁心之发见者也。"行医者对"仁"的修养的先在性与根本性体现在中国传统医生职业道德思想体系的方方面面。

2. 尊重生命的"贵生"思想

"贵生"思想是"医乃仁术"行医宗旨的思想基础，强调行医者首先要珍视患者的生命，把患者的生命看作是至高无上的。《黄帝内经》中有："天覆地载，万物备悉，莫贵于人。"晋代王叔和在《脉经》序中说："医药为用，性命乃系。"孙思邈在《大医精诚》中说："人命至重，有贵千金。"有感于此，他将自己的医学著作命名为《千金方》。只有把尊重人的生命和敬畏人的生命作为最高价值取向，才能在具体的行医过程中体现"医乃仁术"的价值追求。

3."一视同仁"的行医原则

在中国古代医家的行医理念中，对不同社会地位、远近亲疏、经济状况等的患者都要一致对待。孙思邈在《大医精诚》中要求行医者要做到："若有疾厄来求救者，不得问其贵贱贫富，长幼妍媸，怨亲善友，华夷愚智，普同一等，皆如至亲之想。"明代医家陈实功在《医家五戒十要》中指出："凡娼妓及私伙家请看，亦当正己视如良家子女。"《小儿卫生总微论方》中要求行医者"贫富用心皆一，贵贱使药无别"。身处社会等级观念明显的封建社会的古代医家，坚持无论患者财富、身份地位差异均能持平等相待的"一视同仁"的行医原则，在今天看来也是十分可贵的。

4."重义轻利"的职业价值观

中国的传统医生职业道德思想中的"重义轻利"职业价值观，是儒家所推崇的重义轻利价值观在医学职业中的具体体现。"重义轻利"强调以医济世而非以医谋利。晋代医家杨泉在《物理论·论医》中说："夫医者，非仁爱之士，不可托也；非聪明理达，不可任也；非廉洁淳良，不可信也。"孙思邈强调："医人不得恃己所长，专心经略财物，但作救苦之心。"明代医家李梴在《医学入门·习医规格》中强调："治病既愈，亦医家分内事也。纵守清素，借此治生，亦不可过取重索，但当听其所酬，如病家赤贫，一毫不取，尤见其仁且廉也。"龚廷贤在《医家十要》中说："十勿重利，当存仁义，贫富虽殊，施药无二。"古代医家同时认为图利行医是有违医道的，清代医家费伯雄说："欲救人而学医则可，欲谋利而学医则不可。"清代医家夏鼎在《幼科铁镜》也说："贪婪之人必以此网利，不可学。"更是对欲学医之人提出了"入门"要求。

5. 推己及人的“笃于情”行医理念

推己及人的“笃于情”行医理念是古代医家倡导的对待患者的基本态度。元代医家朱丹溪说：“疾者度刻如岁，而欲自逸耶？”清代医家喻昌在《医门法律》中言：“医，仁术也。仁人君子必笃于情，笃于情，则视人犹己，问其所苦，自无不到之处。”明代医家江瓘在《名医类案·二卷·医戒》中说：“人身疾苦，与我无异。”清代医家费伯雄指出：“我之父母有疾，欲求医相救者何如？我之妻子儿女有疾，欲求医相救者何如？”清代医家王士雄亦曾言：“医以活人为心，视人之病，犹己之病。”推己及人的“笃于情”理念与换位思考的职业态度，体现出古代医家们对患者的深切同情与真诚关爱。

（二）国外代表性医生职业道德誓言

医生是一个古老的职业，社会对医生的道德操守有很高的期望，那些道德高尚的医生深知这一点，为医生这个职业所必须遵守的道德规范提出了明确的戒条，其中之一就是医学界人所熟知的《希波克拉底誓言》。《希波克拉底誓言》对西方影响极大，一直被用作医生从业的誓词。在此基础上，世界医学协会 1948 年发布了全球性医生职业道德宣言——《日内瓦宣言》。

1. 《希波克拉底誓言》

希波克拉底于公元前 460 年出生在爱琴海科斯岛的一个医生世家，自幼师从父亲学医，具备良好的医学素养。他曾向德谟克利特、高尔吉亚等名家学习哲学，也有良好的哲学素养。在职业生涯中，希波克拉底施展出高超的医术，不知为多少人解除了病痛，也不知挽救了多少生命。他的崇高品德，体现在日常生活的点滴之中，浓缩在千古绝响的誓言之中。希波克拉底年轻时立志从医，曾在一棵梧桐树下庄严宣誓：

我愿以自身判断力所及，遵守这一誓约。凡教给我医术的人，我应像尊敬自己的父母一样，尊敬他……

我愿在我的判断力所及的范围内，尽我的能力，遵守为病人谋利益的道德原则，并杜绝一切堕落及害人的行为……我志愿以纯洁与神圣的精神终身行医。

无论到什么地方，也无论需诊治的病人是男是女、是自由民是奴婢，对他们我都一视同仁，为他们谋幸福是我唯一的目的……在治病过程中，凡我所见所闻，不论与行医业务有否直接关系，凡我认为要保密的事项坚决不予泄露。

上述誓言表明了希波克拉底的职业道德原则，可以归结为四点：对知识或技能传授者心存感激；为患者着想，竭尽全力服务好患者；绝不利用职业便利做缺德或违法的事情；平等对待每个患者，尊重他们的隐私权。

2.《日内瓦宣言》

1948 年，世界医学会在希波克拉底誓言的基础上，制定了医生从业宣誓誓言《日内瓦宣言》。1948 年，世界医学会在日内瓦召开全体会议，通过了著名的《日内瓦宣言》。

1968年、1983年、1994年、2005年、2006年、2017年分别做了补充修订，最新版本如下：

日内瓦宣言（2017年版）

作为医学界的一员，

我庄严宣誓，为服务人类而献身；

我将患者的健康和福祉置于首位；

我将尊重患者的自主权和尊严；

我将保持对人类生命的最大尊重；

我将不容许年龄、疾病或残疾、信仰、民族、性别、国籍、政治立场、种族、性取向、社会地位或其他任何因素干预我的职责和我的患者；

我将尊重所寄托给我的秘密，即使患者死后；

我将以良知、尊严和高尚的行为践行我的职业；

我将维护医学的荣誉和高尚的传统；

我将给予我的老师、同事和学生应有的尊敬和感谢；

我将为了患者利益和医疗进步分享我的医学知识；

我将照料自身健康，维持能力，以提供最高质量的服务；

我不会利用我的医学知识侵犯人权和公民自由，即使受到威胁；

我郑重地、自愿地做出这些承诺，以我的名誉担保。

这里强调的是“一定把病人的健康和生命放在一切的首位”，而不是把医院的“创收”和自己的收入放在一切的首位。不难看出，《日内瓦宣言》与《希波克拉底誓言》有惊人的相似之处，从根本上说它是希波克拉底精神的传承与再现。二者是对从医者道德和行为的规范，也是对医生忠实履行神圣使命的巨大鼓舞、鞭策和激励。时至今日，《希波克拉底誓言》依然光彩夺目，作为职业道德的圣典，它的规范作用深刻影响着医学界，同时也超越了医学界，成为一切人类组织抑制人性之恶的道德法典。

（三）《中国医学生誓言》

《中国医学生誓言》，通称《医学生誓言》，是中华人民共和国国家教育委员会（今中华人民共和国教育部）于1991年宣布在全国医学院校实施的宣誓誓词。《医学生誓言》是目前所知的唯一由中国官方颁布实施的针对医学生的习医行为规范，是每一个中国的医学学生进入学校、步入医师行列的宣誓。誓言如下：

健康所系、性命相托。

当我步入神圣医学学府的时刻，谨庄严宣誓：

我志愿献身医学，热爱祖国，忠于人民，恪守医生德，尊师守纪，刻苦钻研，孜孜不倦，精益求精，全面发展。

我决心竭尽全力除人类之病痛，助健康之完美，维护医术的圣洁和荣誉。救死扶伤，不辞艰辛，执着追求，为祖国医药卫生事业的发展和人类身心健康奋斗终生！

三、医生职业道德的特征

一定社会、一定阶级的道德不仅要通过婚姻家庭生活表现出来，而且要通过各种职业生活表现出来，并扩展到整个社会的公共生活领域。职业道德、婚姻家庭道德和社会公德，各有自己的不同特征，那么医生职业道德的基本特征是什么呢？

（一）稳定性

各种职业作为社会的分工形式，各自都有着特殊的利益和义务、特殊的活动对象和任务、特殊的活动内容和形式、特殊的职业环境和职业关系、特殊的职业培养方式。职业道德正是产生于这种特殊的职业生活实践之中。因此，长期从事某种职业的人们适应这诸多特殊的职业生活内容，形成某种特殊的职业心理、职业习惯和职业传统，以及特殊的职业道德观念和语言，并世代相传，从而构成了职业道德内容的相对稳定性。在医生职业道德领域，从古希腊的医学奠基者之一希波克拉底的《希波克拉底誓言》，到我国唐代名医孙思邈的《大医精诚》和阿拉伯犹太医生迈蒙尼高斯的《祷文》，再到世界医生联合会所制定的《日内瓦宣言》，都始终强调医生对患者要一视同仁、救死扶伤、实行人道主义。

（二）专业性

职业道德是道德在各个具体职业领域的具体表现，与各行各业的职业活动内容、活动方式和活动环境的特点和具体条件密切相关，具有专业性，并以其专业属性来确定和贯彻职业生活实践中具有鲜明职业特色的道德规范和要求。医生职业道德的专业性不仅体现在内容的专业性上，还体现在监督、评价的专业性上。对于医生职业道德实施情况的监督应由医生专业组织负责，对医生在医院或其他社会场域中的道德表现进行监督，及时对医生道德表现进行反馈，使医生能及时调整自身的道德行为，使其符合医生职业道德规范的要求。

（三）发展性

尽管医生职业道德内容相对稳定，但是医生职业道德仍然处于不断丰富之中，具有“与时俱进”的特点。医疗实践是不断发展变化的，不同时代和不同文化背景下的医疗实践活动都会有自身的特色，因此医生职业道德也需要根据医疗实践不断地建构和重构。在这一过程中，职业道德主体的主动性和创造性会得到充分的发挥。从医生职业道德外部形成来看，不管是医生职业道德氛围的形成、医生对于自身专业身份的认识，还是医生对职业道德的认同以及职业道德评价机制的形成，都是一个动态发展的过程。从医生职业道德内部结构来看，医生职业道德是一个涉及医生与患者、医生与社会、医生与医院、医生与自身发展四部分的完整结构，其各部分之间不是一成不变的，而是动态发展的。当然，医生职业道德的发展性不只是医生职业道德内容的丰富和结构的调整，更是内涵的提升。医生职业道德是随着医生职业发展而发展的，医生职业道德的内涵也随着医生职业的发展而不断丰富。

四、医生职业道德的功能

医生职业道德功能主要有认识与调节功能、引导与控制功能、凝聚与团结功能、教育与促进功能。

（一）认识和调节功能

从认识角度看，医生职业道德从医生与国家、社会及患者的关系，特别是从医生对医疗卫生行业整体利益和他人利益尤其是患者利益的态度这一角度，描述医生职业现实状况，展望其未来发展理想图景。从认识方式看，医生职业道德以理想信念和行为准则形式，表达其对医生执业现状和理想的认识成果，通过道德理想、道德准则、道德评价等方式，反映执业领域的利益关系及其调整原则，为医生选择适当的职业行为提供导向。

调节功能是医生职业道德指引、矫正医生职业行为进而协调各种利益关系以维持职业秩序的功能。在调节范围上，医生职业道德涉及医生与国家的关系、医生与患者的关系、医生与社会的关系、医生应承担的道德责任。在调节尺度上，医生职业道德以“应当怎样”的准则为调节尺度，但又不限于“合道德性”的最基本要求，而是将“合道德性”进一步划分为“非恶”“小善”“大善”“至善”等不同层次的要求和判断。在调节侧重点上，医生职业道德侧重于引导行为主体承认、尊重和维护其行为客体的利益和应有的权利，主要以确认行为主体的义务为前提和归宿。在调节方式上，既有他律性的社会调节，又有自律性的自我调节。

（二）引导与控制功能

作为一种自律性强又具有一定强制力的规范，医生职业道德能够较好地控制和引导医生职业行为，以使其安守救死扶伤的神圣职责。

引导功能是指为医生职业道德提供现在怎样和应当怎样的图景，引导医生向职业道德理想境界发展。职业道德现状如何？其应然状态和未来趋势如何？医生职业道德会对此做出描述，这种描述不是依据现实而是依据理性做出，并非出自个人情感而是职业集体意识的结晶，其目标并不仅限于把职业道德事实描述出来，更重要的是确定从业者应该履行的行为原则。医生职业道德为医生提供一种共同的价值标准，告诉他们哪些行为是道德的行为，哪些行为是不道德的行为，哪些行为是道德中立的行为；哪些行为在道德上是肯定的、应当提倡的，哪些行为在道德上是否定的、应当禁止的，从而为医生的职业行为指明方向，为医生的道德行为选择提供价值导向，引导医生的职业行为向着符合职业道德的方向发展。

控制功能是指医生职业道德为医生职业行为划定界限，规定何者可为与何者不可为。医生职业道德的控制功能既在于支配个体以迫使其按照特定方式行动，同时也对个体取向加以限制以禁止他们超出界限，其使命就在于“保证人们遵守这些道德”。

（三）凝聚与团结功能

作为职业集体意识结晶的医生职业道德能够发挥其凝聚、团结功能，使医生树立坚定的职业信念、追求崇高的职业理想，进而构建职业共同体。

凝聚与团结功能是指医生职业道德为从业者提供一种核心价值观，这种精神力量使从业者具有或者追求一致的价值理想和信念，形成共同的文化气质。医生职业道德的凝聚与团结功能源于职业自身的需要，是职业功能正常发挥的保障。涂尔干在《社会分工论》一书中表达了对职业伦理这种功能的信心。他指出，社会相似性产生了法律和道德以保证这种相似性，同样地，分工也产生了规范以保证相互分化的各种功能得以进行稳定和正常的协作，规范随着劳动分工的发展变得越来越多，有机团结在没有规范的情况下是不可能的，或不完善的。在《职业伦理与公民道德》一书中，涂尔干在论述法团组织的存在根源时指出，尽管在我们眼里，法团完全是一种精心守护自身特权和排他性权利的组织，甚至致力于增加这些特权和权利的组织，但是倘若法团仅仅专注于其狭隘的职业特征，它是不可能对协作团体及其成员的道德产生非常积极的反应的。因此，法团或法团体系的必要性似乎不在于经济基础，而是源于道德理由。唯有借助于法团体系，才能形成经济生活的道德标准。于是，医生职业道德作为职业共同体的共同信念和集体期望，就成为“将个体维系于由个体组成的群体的纽带”，成为“将个体维系于所有与群体有关的事物的纽带”[①]。

（四）教育与促进功能

医生职业道德能够发挥教育与促进功能，使医生了解相关学术规范并促使其内化为信念，进而自觉体现于职业行为之中。

医生职业道德的教育功能是指医生职业道德通过道德评价等引导社会舆论、形成良好风尚、树立道德榜样、塑造理想人格，从而培养医生正确的职业价值观念和达到高尚的职业道德境界。促进功能是指医生职业道德对社会道德的积极影响和形成良好社会风尚的推动作用。医生通过参加社会活动如义诊、知识讲座等，宣传积极、高尚的道德思想和道德观念，发挥净化社会道德环境、促进社会良好风气的作用。医生还通过在社会生活中自觉根据职业道德规范来约束自身行为，给公众树立道德楷模和学习榜样，从而促进社会风气的好转。人们对医生职业应该是什么、应该承担怎样的社会责任、应该有怎样的职业和社会追求形成全面认识，医生职业道德是社会评价医生的价值标准和参考体系，通过这个评价促进医生职业道德的提升。

---

① ［法］爱弥尔·涂尔干. 职业伦理与公民道德[M]. 渠东，付德根，译. 上海：上海人民出版社，2006：18.

五、医生职业道德的原则

医生职业道德原则是医务工作者处理医疗活动中各种关系的最高准则，是各种规范/范畴和要求的本质和基础。医生职业道德原则可以按其适用范围分为基本原则和具体原则。

（一）社会主义医生职业道德的基本原则

“救死扶伤、防病治病、实行社会主义人道主义，全心全意为人民身心健康服务”是我国社会主义医生职业道德基本原则。在社会主义医生职业道德基本原则的表达中，“救死扶伤、防病治病”突出了医疗卫生工作的职业特点；“实行社会主义人道主义”反映了社会主义医生职业道德的基础；“全心全意为人民身心健康服务”强调了社会主义医生职业道德的宗旨。因此，社会主义医生职业道德基本原则能够统率医生职业道德规范和范畴，指导医学领域和医疗卫生活动中社会关系的调整，具有科学性和现实性。

1. 救死扶伤、防病治病

这是社会主义医疗卫生事业的基本任务，是全心全意为人民服务的科学手段，也突出了医疗卫生工作的职业特点。它要求医务人员把救死扶伤、防病治病作为自己的神圣职责，利用自己所掌握的医学专业知识及技能，努力做到减轻或消除患者的疾苦。随着社会的进步和医学科学的发展，医务工作者的社会责任逐渐由治病扩大到防病，由个体防病扩大到群体以至社会的预防。医生不仅要对患者个人负责，还必须对社会负责。防病治病，保护人民群众的身心健康，成为医务人员义不容辞的义务。

2. 实行社会主义医学人道主义

医学人道主义是贯穿医生职业道德发展中的一根红线，它是社会主义医生职业道德的基础。社会主义社会性质决定了社会主义国家的公民更具有获得平等医疗权利以及人格、人权平等的社会条件。社会主义医学人道主义把对广大人民群众生命的尊重和爱护，平等对待一切患者，扩展到采取社会行动，进行广泛的防病治病，以保障人民群众的身心健康；并通过实行公费医疗、集资医疗保健等，努力实现人民群众享有防病治病、保障健康的平等权利。因此，它是对我国医务工作者的根本要求。

3. 全心全意为人民身心健康服务

全心全意为人民身心健康服务是社会主义医生职业道德的根本宗旨，是区别于其他医生职业道德的基本特征。这是社会主义意识形态、道德价值观的充分体现，是社会主义集体主义道德原则和“为人民服务”道德要求在医疗卫生服务中的具体体现。新中国成立后，毛泽东同志指出，医疗卫生工作必须“一切为了人民健康”。他特别强调要重视解决占中国人口绝大多数，又最受疾病之苦的农民的卫生问题，并号召“把医疗卫生工作的重点放到农村去”。因此，社会主义医生职业道德就要求医务工作者应当追求“全心全意”的最高医学境界，不仅要热爱本职工作，刻苦钻研业务，对技术精益求精，而且在为患者服务上，做到优质服务，关怀、体贴患者，让患者在心理和社会上也处于健康状态。

（二）社会主义医生职业道德的具体原则

基本原则是总纲和精髓，也可以说是社会主义医生职业道德的根本原则、基础原则或最高准则，其他具体原则由此而派生。适用于整个医疗活动的具体原则主要有：生命价值原则、有利无伤原则、公正原则、公益原则、患者自主原则。

1. 生命价值原则

这是医生职业道德基本理论生命价值论与生命质量论的具体体现。它包含了两层意思：尊重人的生命和尊重生命的价值。这一原则较突出地体现了生命神圣论、价值及质量论思想的统一。一方面将尊重、珍惜、爱护人的生命作为医学活动的基础，另一方面也强调重视生命的价值及质量，避免生命绝对神圣论的误导，主张有条件地、人道地、合法化地淘汰质量较低的生命，维护整体权益。

2. 有利无伤原则

这是医生职业道德基本原则的具体化，要求医务工作者在医学活动中应当从行为动机到效果均应对患者有利，尽量避免对患者的伤害。对患者有利无伤的行为要鼓励和提倡；对患者利大于弊的行为要取得患者的同意才能实施，并应当尽量减轻损伤；对弊大于利的行为应当坚决禁止；坚决反对无端、故意损害患者。

3. 公正原则

这是公正论的具体化，要求尊重每个人平等的健康保健权，并按需要进行合理的差等分配。

4. 公益原则

这是公益论的具体化。要求医疗卫生行为应当照顾到大多数人及社会的整体利益。

5. 患者自主原则

这是患者医疗权利的具体化。它是指在医疗活动中，患者有独立的、自愿的决定权利，即患者对自身疾病的论断、治疗、手术、用药等诸过程中，在了解有关信息的基础上，有独立做出决定的权利。

六、现代医生职业道德异化的现实表现

医生是一种救死扶伤、带有强烈伦理性的特殊职业，作为医学职业道德的“医学

道德”，历来备受重视。然而，当今医界伴随着医疗工具理性的过度张扬，资本对医学人性的大肆入侵等原因，医生职业道德异化倾向发生和不断蔓延。

（一）科学技术的至高权威化

在生物医学模式统治医学的历史阶段，随着近现代科学技术的长足发展与大量引入，医学领域形成了科技至上的观念，认为科技是万能的，唯有通过科学技术，人们才能治疗病痛、战胜疾病，越来越显现出科技的至高权威化。于是，西医界盲目追求科技、过度依赖科技、不当使用科技，中医界也赶时髦地或不惜失去自身优势而盲目地应用科技、过分依赖科技，医学科技逐渐涵盖了医学的全部内容，医疗过程逐步演变成单一的技术过程，医患关系被视为完全的技术关系。正如恩格尔所指出的：“生物医学模式认为疾病完全可以用偏离正常的可测量的生物学变量来解释，在它的框架内没有给疾病的社会心理和行为方面留下余地。”①

客观地讲，在一些特定的社会历史条件下，这种医学观念有其存在的必然性，即使是当下，也不可否认科技在医学实践中的重要作用。但不幸的是，在现代医学模式提出与运用已近半个世纪的现今，世界范围内各个领域对技术的崇拜与依赖愈演愈烈。

（二）诊疗过程的过度物理化

诊疗过程中医生职业道德异化的表现，主要体现在对患者的态度与责任心偏差和诊疗方式方法的人性化缺失两个方面。医疗过程减少甚至失去了应有的人性温度、人与人之间的语言情感交流，从而形成了医学的过度物理化。在现代医学生物工程面前，人体犹如一部机器，医生的任务是对各种理化成分的测定、对人体机器进行修理，医生与患者直接接触的机会相对减少，医生与患者的思想交流越来越少，感情越来越淡化。有的医生为了满足自己的研究需要，把患者当作纯粹的实验对象。医生只注重患者的“病”，而忽视了患者是一个身心失调的完整的人，只注重人的生物性，而忽视了人的“身—心—灵—境”四维多元整体性和需要思想交流、情感表达以及人格尊重的人文性。

因而，患者被数据化、图像化，失去了生命的多元文化特性；医患关系被物质化、物体化，失去了身心合一的整体性和医患之间的人情味，似乎医患之间根本就不存在道德元素。

（三）医疗对象的局灶分割化

随着现代临床医学三级分科和众多的专业细化，在实际的医学实践中，医疗的视野越来聚焦于人体系统、器官组织甚至分子基因的病变局灶。医生的处理对象，越来

---

① ENGEL GL. The need for a new medical model：a challenge for biomedicine[J]. Sfience，l977 (196): 129-l36

越集中或局限于自己所从事的专科专业、所分管的局部结构、所关注的检测数字或图像；对患者的病变判断、疾病诊断、治疗措施和疗效评价，不顾个体、地域和人种的差异性和各种生命机能、生理状态的动态变化特性，只是机械地依据所谓的统一公认的标准。

（四）医疗经营的资本商业化

随着市场经济的发展和医疗的过度资本化、商业化运营，医患关系中渗进了非技术性的第三者，医疗服务发生了市场化变化，一些医疗机构将患者当成了消费主体，医患关系也演变为消费关系。有些医院将患者看病就医当作增创效益的机会，致使医生对医疗高新技术无序应用，甚至滥用。有的医疗机构与制药商、药代商或广告商结成利益共同体，诱导医药消费，致使医学边界无限扩大，加重了患者和国家的医疗负担。一些医生私欲膨胀，拜金主义摧毁了道德底线，收红包、拿回扣、要提成等有悖于医生职业道德的现象屡有发生。

如此这般偏离医学人文精神和医生职业道德良知的异化行为将医患关系变成商品交换关系，医学成了患者的对立物和异己的力量，医疗成了谋取利润的商业市场手段。

（五）医患关系的对立与激化

医患关系本应该是相互协同、并肩作战、一致对病的“战友情谊”。然而，种种医生职业道德与医学异化现象，一方面致使医生认为患者仅是疾病的载体、医疗技术施予的对象，逐渐养成了以医生为中心的医疗习惯；另一方面，因患者未能得到应有的尊重、医疗负担难以承受或诊疗愿望得不到满足，致使患者怨恨、仇视医务人员，甚至胸怀报复、侵害之心。医患关系紧张，甚至发展到对立、敌视的程度，导致医闹、伤医杀医、打砸医院等非事故性医疗纠纷或案件经常发生，引发一系列危害医界和社会的严重问题。

以上因医生职业道德异化与医学异化引发或并发所导致的严重社会问题，已成为人们不可回避的社会现实，除国家政府应给予体制或管理层面的高度重视与变革外，医界自身更应当进行全面深刻的反思。如何从行业角度、职业精神层面和医学道德、医学思维范式和医学模式的层次，寻求消解异化、回归正道和复兴良德的有效途径，已成为医界同仁们不可推卸的责任。

七、加强医生职业道德建设的必要性

医生职业道德建设对于提高医疗质量、维护社会稳定、守护人类健康具有重要的作用，当前，医生职业道德建设的重要性体现在以下几个方面。

（一）由医疗工作的地位和作用决定

医学是人类与疾病作斗争实践的一门独立学科。是建立在医学科学基础之上，在社会科学、自然科学理论指导下的一门综合性应用学科。它不仅有自己的特点、规模和理论体系。而且在新技术应用方面有许多新的进展和作用。就是说医生职业道德在整个医疗活动中是不可缺少的一个组成部分，具有十分重要的地位和作用。众所周知，患者到医院就诊主要需求在两个方面，一方面是医疗技术；另一方面就是医务人员的服务。如果没有全心全意为人民服务的观念，没有良好的技术水平、和蔼可亲的态度、科学严谨的作风，是不可能医治好疾病的，弄不好还会因医生职业道德问题造成新的疾病。有关资料显示，在所有医疗纠纷中，几乎没有一例不涉及医疗的服务态度问题，可见医生职业道德工作的重要性。医务工作者担负着救死扶伤、保护人民健康的特殊的重大责任，其医疗工作的好坏直接关系到患者的生命安全和千家万户的幸福。人们常把医务人员誉为“白衣天使”“生命的保护神”，称赞他们“心灵清泉般的纯洁，不是亲人胜似亲人”。众所周知，人是最重要最活跃的生产力，有了人就可以创造人间奇迹。而医务人员保护健康，就是保护生产力。所以说，作为一名医生，首先要有一种崇高的理想，要有高尚的医生职业道德风貌、无私的奉献精神；其次要有精湛高超的技术，只有这样，才能在保护人民健康中发挥作用。

（二）由提高医疗质量与水平的密切关系决定

医生职业道德的好坏直接影响到医疗质量的优劣。首先，医生职业道德是提高医疗质量的必备条件，医务人员要实现自己的神圣责任，必须深知自己对患者、对社会担负的道德责任；必须在工作中对患者亲切、同情、耐心、和蔼，不论职务高低、贫富、美丑、男女老幼一律同等对待。其次，医生职业道德是提高医疗质量的动力。精神的力量、道德的力量，可以转化为物质力量。特别是随着生物医学模式向生物—心理—社会模式的转变，心理、社会因素对人类健康和疾病的发生发展，愈来愈被人们重视。科学研究证明，不良的心理、社会因素可以损害人体健康，良好的心理、社会环境有利于疾病的治疗与恢复。医生在工作中如主动与患者接触，服务及时，亲切温暖，都会增加患者的信心和力量，使患者减少顾虑，减轻烦恼，这对患者的治疗和康复会起到医疗技术和药物所起不到的作用。由此可见，医生的职业道德是与医疗技术、医疗质量密切相关的，是辩证统一的。

（三）医生职业道德是医生任职的必备条件

有关资料显示，在西方发达国家，报考医学院校，不仅要看文化分数，而且还要看气质、仪表等。毕业实践不仅要提高理论技能，还要注重医生职业道德素质的审核。真正称职的医生是要具备许多特有条件的，其中之一，就是要有为人民服务的思想，有崇高道德情操。通俗地说，就是对患者要细心、爱心、耐心，成为患者的知心朋友，这种美好的心灵是做医生的基础。条件之二是要尊重患者，不随意暴露患者的隐私。条件之三是同事之间要相互尊重，以礼相待，共同发展与提高。条件之四是在拥有良好的职业道德的前提下，加强业务知识的学习，不断提高自己的专业水平，热爱本职工作，只有这样，才能为人类健康做出贡献。

思考题

1. 医生职业道德的主要功能有哪些?
2. 社会主义医生职业道德的基本原则有哪些?
3. 为什么必须要加强医生职业道德建设?

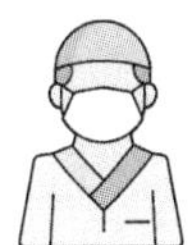

第三章　医生职业道德历史回顾

在医生职业实践中，逐步形成了与医生职业实践密切联系的道德心理、道德观念、道德标准和道德理想，也就是医生职业道德，简而言之即医德。自有人类历史以来，医生职业道德随着社会的发展和医药科学的进步而不断得到充实和提高。回顾医生职业道德的历史演进，有助于继承和发扬优良的医德传统，促进当今医疗行业的健康发展。

第一节　中国医生职业道德历史回顾

一、中国古代医德的起源和发展

中国是一个具有五千年历史的文明古国，以“礼仪之邦”著称。医德的源头也可以追溯到上古时期。在原始社会中，人类为了寻求生存发展，与大自然斗争，逐步积累了原始的治病、疗伤的方法与经验。古人对疾病处于蒙昧状态，遇到问题，除了寄希望于神灵的庇佑，也有一些粗浅的处理。这些处理，往往来自人们在自救与互救的过程中，通过尝试得来的经验。古代先贤为氏族的利益，甘愿自我献身，勇于体察。《淮南子·修务训》中记载：“神农……尝百草之滋味，水泉之甘苦，令民知所避就，当此之时，一日而遇七十毒。”《帝王世纪》记载：“伏羲氏……画八卦……乃尝味百药而制九针，以拯夭枉焉。”《通鉴外纪》记载：“民有疾病，未知药石，炎帝始味百草之滋，尝一日而遇七十毒，神而化之，遂作方书，以疗民疾，而医德立矣。”这些典籍反映了“医源于圣人”的现象。在生产力落后的条件下，为了部落的繁衍，氏族首领不惜以身试险，探求去除病痛的方法。这种部落成员间的相互关心与帮助，是医德的最初萌芽。

到了奴隶社会，经济、文化有了较大发展。西周时期，人们已经对多发流行病有了一定的认识。《周礼》记载：“春有痟首疾，夏有癣疥疾，秋有疟寒疾，冬有嗽上气。”出现了专门从事医疗活动的医师，对不同季节出现的病症进行医治。《周礼·天官》记载，当时已出现了医学分科，分为食医、疾医、疡医和兽医四种，并且进行严格的考核。“岁终则稽其医事，以制其食，十全为上，十失一次之，十失二次之，十失三次之，十失四为下。”医生考核的结果，将作为俸禄发放的参考标准。这时，也主张医生对待患者不分贵贱，《疡医》记载：“凡有疡者受其药焉。”

春秋时期，社会生产力进一步发展，思想上百家争鸣。其中，儒家思想对医德影响很大。儒家提倡的“仁”成为医德的核心。“医乃仁术”被奉为医生普遍的职业道德原则，强调医生自身的道德修养，主张“爱人、行善、慎独”。儒家学说指出从医者应满足的一些具体要求。比如，医生有义务精进技艺。《孟子·梁惠王上》称：“无伤也，是为仁术。”强调治病救人不能给患者带来新的伤痛。再比如，医生要热爱自己的工作，坚持钻研技艺。《论语·子路》指出：“人而无恒，不可作巫医。”

战国时期，中国封建社会开始形成。科学文化的发展，特别是医学的发展，为医德的发展提供了基础。这一时期产生了中国第一部医学典籍《黄帝内经》，简称《内经》。《内经》托名黄帝所作，包括《素问》《灵枢》两部分，共 18 卷，162 篇，以朴素唯物主义思想阐发了有关病理、诊断、预防、治疗等医学问题，使中国中医学基本理论初步确立起来，成为中医学发展到新阶段的标志。同时，对医学道德也有系统的阐述。《素问》中称“拘于鬼神者，不可于言至德”，反映了人们对自然规律的认识已有较大发展，开始否定天命鬼神说，把医与巫医区分开来。《灵枢·师传篇》阐述了医师的责任与良心。《素问·疏五过论篇》详细列举了五种行医过错，即：① 不审人事变迁、经济变化引起的疾病，医术虽高，“不知病情，此亦治之一过也”；② 不审生活不检点引起的疾病，“愚医治之，不知补泻，不知病情”“此治之二过也”；③ 不高明的诊断，“此治之三过也”；④ 不做转变患者的精神意识工作，“此治之四过也”；⑤ 粗枝大叶的临症工作，“此治之五过也”。“疏五过”强调医生需要根据不同情况仔细诊断，以避免造成过失，对后人行医起到了警示作用。《素问·征四失论篇》指出医生在诊疗过程中容易犯的四种过失，分别是：① 不懂医理，“此治之一失也”；② 一知半解，或强不知为知，“此治之二失也”；③ 不了解生活情况，“此治之三失也”；④ 不调查病因，“此治之四失也”。其中，明确指出医师之所以造成过失，达不到“十全”的原因是：“所以不十全者，精神不专，志意不理，外内相失，故时疑殆。”也就是医生的工作作风和工作态度对行医十分关键，这实际上强调了医德问题的重要性。《素问·金匮真言论》对医学传授提出了严格的要求，即：“非其人勿教，非其真勿授。”严格择徒，对规范医生队伍，保证其医德品质有重要意义。《内经》还提出了“天覆地载，万物悉备，莫贵于人”“人之情莫不恶死而乐生”等朴素的尊重生命的观念，提倡医生要“济群生”。总之，《黄帝内经》在确立中国古代医学理论体系雏形的同时，引导医生职业道德的初步发展，对后世产生了深远影响。

战国时期出现了一位著名的民间医生扁鹊（姓秦，名缓，字越人）（前 407—前 310）。他不仅医术高超，而且医德高尚。据文献记载，当时学技术的人只能以“一技见称”，“秦法不得兼方”。而扁鹊体察民情，处处为患者着想，为了满足民众“人之所病，病疾多”的医治需要，他“周游列国”“随俗而变”，兼学了各种医疗技术。不仅精通针灸、砭石、熨帖、按摩、手术等治疗，也善于运用汤药，并且常用几种疗法合并治疗，被后世尊为医祖。扁鹊既是内科医生，又是妇科、五官科、儿科医生。他从医疗实践的需要出发，适时探求不同的行医技艺，体现出对患者的体贴关心。扁鹊虽技艺不凡却为人谦逊。被人称颂“能生死人”，他却解释说：“越人非能生死人也，此只当生者，越人能使之起耳。”另外，扁鹊还提出著名的“六不治”作为行医准则，即：“骄恣不论于理，一不治也；轻身重财，二不治也；衣食不能适，三不治也；阴阳并，藏气不定，四不治也；形羸不能服药，五不治也；信巫不信医，六不治也。”“六不治”一方面主张早期发现病情，早加治疗；另一方面意在维护医生的声誉。它的提出，开启了医学的“专业行为准则时期”，为医生在医疗实践中进行伦理抉择提供了依据。

与扁鹊一起被《史记》合并立传（《扁鹊仓公列传》）的汉初名医淳于意（约前 215—约前 140），留下了中国现存最早、最完整、最实际的病历记录，即后世所称的“诊籍”。在诊疗过程中，为了积累和总结经验，淳于意首创了病例医案。但在“诊籍”中，他不仅记录了成功病例，也真实地记录了医治无效而死亡的例子。他坦诚自己也有诊断错误的时候，“时时失之，臣意不能全也”。他用实事求是的科学态度，为后世医家诚实记录医案树立了榜样。此外，淳于意是一位了不起的医学教育家，改变了医术的传授方式。因古人保守，有一技之长不外传，所以医术传承在过去是非常神秘的单传方式，并不公开传授，医术传播非常局限。淳于意不计个人得失，破除陋习，公开带徒，悉数传授自己的技艺，并且因材施教，培养了一大批汉代名医，促成了一个初具规模的齐派医学群体的形成。这对避免医术失传、扩大医学队伍具有开创性的意义。

东汉后期著名医学家张仲景（约 150—215）生活在政治黑暗、战乱频发的年代。民间病疫流行，死亡枕藉。张仲景的家族原有 200 多人，十年不到的时间竟有三分之二死于伤寒病。张仲景在残酷的现实面前痛下决心，潜心钻研，博采众长而写成《伤寒杂病论》，开创了中医临床的辩证论治体系。《伤寒杂病论・自序》是一篇高价值的医德文献，明确地阐释了治病救人的从医目的，谴责了当时医学界因循守旧、“孜孜汲汲，唯名利是务”“不留神医药”的不良风气。张仲景本人热爱学习，也提倡终身学习，刻苦钻研。对待医学，提倡“忌浮言”“知真医”“精究方术”，遇到有疑处，需“考校以求验”。他的著述风格朴实简练，毫无浮辞空论，为医学界树立了淳朴无华、勤恳踏实的学风。张仲景心系大众，在任职太守时定期打开衙门“坐堂”，为民众看病，用实际行动阐释他提倡的“爱人、知人”。因其在医理、医术和医德方面的贡献，张仲景被尊为“医圣”。

与张仲景同时代的名医华佗（约 145—208），与董奉、张仲景并称为“建安三神医”。华佗一生淡泊名利，不畏权贵，多次谢绝朝廷的征召，安于在民间行医，深受百姓爱戴。晚年由于不愿做曹操的侍医，被曹操所杀。由于在狱中无人敢收藏其所著医书，华佗的著作最终被“索火烧之”，未得流传。但《三国志》和《后汉书》对华佗治病医案有所记载，能反映出华佗高超的诊疗水平。他精通内、外、妇、儿、针灸各科，对外科尤为擅长。由于他发明了“麻沸散”实施腹腔手术，开创了全身麻醉手术之先河，被后人称为“外科圣手”“外科鼻祖”。华佗也是中国古代医疗体育的创始人之一，不仅善于治病，还提倡养生之道，重视疾病的预防，强调体育锻炼增强体质的作用，创编了著名的“五禽戏”。另外，华佗的好学精神特别值得后人学习。他善于向医者学习，亦重视和应用民间的医疗经验。除了向扁鹊等前人学习外，华佗也研究张仲景的《伤寒杂病论》，并真诚赞誉其为“此真活人书也”。他一生游历，到处采集草药，其间坚持向群众学习，从民间搜集了不少单方，并加以应用。

董奉（220—280）也是三国时期的名医。他一生行医济世，医术高明，而且医德高尚。董奉对于慕名求医者，无论病情轻重，从不拒绝，而且从不索钱财，只要求重病愈者在山中栽杏 5 株，轻病愈者栽杏 1 株。数年之后，有杏万株，郁然成林。春天杏子熟时，董奉便在树下建一草仓储杏。需要杏子的人，可用谷子自行交换。所得的谷子，董奉除日常食用外，还用于赈济贫民和供给行旅。后来，人们便以“杏林春暖”“誉满杏林”“杏林望重”等词，来颂扬医者高超的医术和高尚的医德。杏林佳话，一直传颂至今。

魏晋南北朝时期，玄学、道教、佛教等思想对医学和医德造成深刻影响。长期战乱，宗教、迷信盛行，带给了医学更多的社会责任。这一时期的医德突出地反映在医学“拯救夭亡”的社会道德义务方面。先后出现了王叔和（210—?）、皇甫谧（215—282）、葛洪、陶弘景、褚澄（470—480）等著名医学家。他们投身医学，济世救人，将医学精神发扬光大，展现出令人称道的医德品质，包括：王叔和编纂古医书，严格注明文献出处的严谨态度；皇甫谧发奋著述的作风；葛洪坚持重视实验的思想；陶弘景“一事不知，深以为耻”的探索精神；褚澄“用药如用兵”的审慎态度。

隋唐时期，中国封建社会渐入鼎盛，经济高度繁荣，医药事业更为发达，医德理论进一步发展。唐代医学家孙思邈（541—682）治学精勤，知百家，精医学，成为中国医德传统中影响最大、最具有代表性的人物之一。他所撰著的《备急千金要方》（简称《千金要方》《千金方》）以“人命至重，有贵千金，一方济之，德逾于此”的含义而命名，将前人较为零散的医德思想系统化、理论化，并阐述自己对医德的独到见解。其中开卷序列的《大医习业》《大医精诚》篇，系统论述了医德修养，是中国传统医德的经典之作。孙思邈将医德归纳为两个方面：第一，医术要精湛严谨。学医者要穷究医理，博极医源，专心勤奋，用心精微，不可至粗至浅、道听途说；省病诊疾，要至意深心，详察形候，纤毫勿失；处判针药，无得参差，不得自逞俊快，邀射名誉。第二，医德要高尚。一方面，对患者要有同情心，一视同仁。如：“凡大医治病，必当安神定志，无欲无求，先发大慈恻隐之心，誓愿普救含灵之苦。若有疾厄来求救者，不得问其贵贱贫富，长幼妍媸，怨亲善友，华夷愚智，普同一等……如此可为苍生大医，反此则是含灵巨贼。”另一方面，要维护医者的形象，作风要正派。如：“夫为医之法，不得多语调笑，谈谑喧哗；道说是非，议论人物；炫耀名声，訾毁诸医，自矜己德。”总之，孙思邈认为，只有具备了“精”与“诚”条件的医家才能成为大医。这些精辟的论述，对后世医德发展产生了深远影响。另外，孙思邈也多次拒绝了统治者要他做官的要求，潜心医学，甘做民间医生。他虚心求教，广泛收集民间验方，医术日渐精进，被尊为“药王”。

两宋时期，国家重视医药事业，中国医学得以快速发展。宋代的文官政治使知识分子的社会地位得以提高。一部分文人也是医学家，医学结构发生变化。受范仲淹“不为良相，当为良医”观点的影响，世人以知医为风尚，政治家王安石、文学家苏轼、科学家沈括，都通晓医学，被称为“儒医”。这些文人志士进入医学队伍后，促进了医学和医德的发展。诗人医学家林逋（967—1028）在《省心录·论医》中指出：“无恒德者，不可以作医，人命生死之所系。”将医疗活动中贪图钱财、沽名钓誉和粗疏轻率的，斥为“庸医”。文臣张揆（990—？）世代业医，治病救人不计报酬。患者家属以厚礼相谢，他坚持不受，翩然而去。张杲（1149—1227）发挥以儒业医的特长，从事医学史料和禁方秘方的搜集整理。其所著《医说》成为我国现存最早的医史传记，也是第一部较完整的新安医学著作。书中保存了许多当时的文人或医家的见解，并较多着墨于医生应重视医德，如提出“医不贪色”“医以救人为心”等主张。法医学家宋慈（1186—1249）所著《洗冤集录》是世界上最早的法医专著。书中确立了法医检验的道德规范。要将检验之事做得充分、到位，一方面需要将证据摆在首要位置，即“旁求证左，或有伪也；直取证验，斯为实也”。强调检验勘察，事关人命，必须将事后检验之事充分做到位，以尽最大可能还事实以真相。另一方面为官者要司法公正，即“吏不良，则有法而莫守”。宋慈本人任提点刑狱司，以身作则，慎重狱事，做到了“独于狱案，审之又审，不敢萌一毫慢易心”。他被奉为“法医学之父”。宋人撰《小儿卫生总微论方》亦提出：“疾小不可言大，事易不可云难，贫富用心皆一，贵贱使药无别。”提倡实事求是和平等对待患者的医疗作风。在医学发展的背景下，宋代医事管理有所改进，医学置于国子监的管理之下，在中国教育史上第一次被正式纳入国家官学系统。在医疗人才的选拔上十分重视医德。建立了校正医书局、国家药局、太医局及医疗慈善机构，以法律的形式规定医生职业道德以及医疗事故的处理条例：“凡利用医药榨取钱财者，以匪盗论处；庸医误伤致人死命者，以法绳之；主管官员不恤下属疾病者，予以惩处。”

金元时期，战乱频繁、瘟疫流行、民不聊生。这一时期的医学道德，主要表现为：关心人民疾苦、热心救治、不计名利；遵古不泥古、勇于创新；勇于实践、反对巫医骗术等。医学界以著名的四大学派，即寒凉派刘完素（守真）、攻下派张从正（子和）、补土派李杲（东垣）、养阴派朱震亨（丹溪），构成了金元四大家。其中，刘完素在医学著作中提出：“医道以济为良，以愈疾为善。”另外，他认为：“主性命者在乎人，去性命者亦在乎人，养性命者亦在乎人，何则修短寿夭皆自人为。”注重人自身的价值和尊严，而不是求诸天数命运。刘完素有一次在乡间行医，路遇一少妇难产“假死”将被下葬。刘完素观察到棺木流出的血液，敢于质疑，大胆开棺为其把脉用针。孕妇苏醒，产下婴儿。从此，“神医刘完素”大名远播；“一针救二命”为人乐道。因为治好公主的重病，皇帝欲封其为太医。刘完素坚辞不受，选择在民间行医授徒，终成为中国古代十大名医之一。朱震亨心系百姓，素怀惠民之心，从儒转医。遇到苛捐杂税太重的情况，其挺身而出为百姓恳求减免。《丹溪全书·宋濂〈丹溪先生墓表〉》记载：“四方以疾迎候者无虚日，先生无不即往，虽雨雪载途，亦不为止，仆夫告痛，先生谕之曰：‘疾者度刻如岁而欲自逸耶？窭人求药无不与，不求其偿。’其困厄无告者，不待其招，注药往起之，虽百里之远，弗惮也。”

明清时期，中国封建社会已进入后期，开始出现资本主义萌芽，对外贸易有所拓展，开阔了一些医学家的眼界，中国医学继续发展，基础医学和临症医学都有很大进步，各种学术著作中关于医德的论述更加广泛、深入和完善。

明代著名医药学家李时珍（1518—1593）在数十年行医及阅读古典医籍的过程中，

发现古代本草书中存在着不少错误，立志要重新编纂一部本草书籍。为此他虚心学习，不耻下问，走遍大江南北，足迹遍及诸多名山大川，收集药物标本和处方，拜渔人、樵夫、农民、车夫、药工、捕蛇者为师，参考大量历代医药书籍，考古证今、穷究物理，记录上千万字札记，弄清了许多疑难问题，用27年的奋斗，三易其稿，终于完成了巨著《本草纲目》。该书的完成，体现出李时珍顽强的意志与坚定的恒心。他相信“人定胜天”，也冒着违反统治者意志的危险，昭示迷信神仙说之误，批判服食飞升举之谬，列举服食丹药之害，指出：“求仙而丧生，可谓愚也矣。”

明代医学家徐春甫（1520—1596）治学严谨，认为“学问始于诚意”，要有“纯一不二”的学习精神，“精心研习”“学功精深”。他在《古今医统》中提出“医本仁术”；用“慎疾慎医”“论医”“庸医速报”和“医业不精反为夭折”等篇，列举了庸医的五大罪状；“医为大道”，医生不应计较个人功利；主张早期预防和治疗。徐春甫参与组织成立了中国第一个医学民间组织“一体堂宅仁医会”。该学会对会员的要求有22项：诚意、明智、格致、审政、规鉴、恒德、办学、讲学、辨脉、处方、存心、体仁、忘利、自重、法天、医学之大、戒贪鄙、恤贫、自得、知人、医箴、避晦疾。学会强调治学态度、治学方法，提倡良好的医德医风。

明代医家龚信著有《古今医鉴》，其中《明医箴》指出：“今之明医，心存仁义。……不计其功，不谋其利，不论贫富，施药一例。”其子龚廷贤（1522—1619）有“医林状元”之誉，一生著述极丰，以《万病回春》和《寿世保元》两书流传最广。《万病回春》分析了正常和不正常的医患关系，提出“医家十要”和“病家十要”。

明代医学教育家李梃（？—1619）在《医学入门·习医规格》中对医生的学习和品格修养提出了明确而具体的要求。他认为，医生应有钻研精神，多思多问，“熟读后潜思默想，究竟其间意义。稍有疑难，检阅古今名家方书，以广闻见；或就有德高明之士，委曲请问”。医者要学会将知识融会贯通，不可局限于某一方面，“如欲专小科，亦不可不读大科；欲专外科，亦不可不读内科”。李挺将“不欺”作为医生的准则，即“或问一言为约，曰：不欺而已矣”。他认为，医生应避免发生这些“欺”的情况：“读入门书而不从头至尾，零星熟得一方一论，而便谓医者，欺也；熟读而不思悟融会贯通者，欺也；悟后而不早起，静坐调思，以为诊视之地者，欺也”“诊脉而不以实告者，欺也；论方用药，潦草而不精详者，欺也”“病愈后而希望贪求，不脱市井风味者，欺也”。欺与不欺，关系到医道的兴衰，“欺则天良日以蔽塞，而医道终失；不欺则良知日益发扬，而医道愈昌”。李梃也提出了诊疗实践中遇到情况的处理，如：“仔细察脉”“先问证起何日，从头至足，……逐一详问”“如有察未及者，直令说明，不可牵强文饰”；“如诊妇女”，要做到礼节上的避讳，“寡妇室女，愈加敬谨，此非小节”。他认为将患者疾病治好，是分内之事，不可过取重索。如果患者贫困，可以不取报酬，以彰显医家的“仁”和“廉”。

明代外科学家陈实功（1555—1636）改变了过去外科只重技巧而不深研医理的落后状况，在发展外科医学方面起到了重要作用。他所著的《医家五戒十要》对当时的医德思想做了系统的总结，就医师的专业学习、思想修养、举止言行、服务态度、医患关系等，提出详尽具体的医德规范条例。“五戒”是指：一戒重富嫌贫，“凡病家大小贫富人等，请观者便可往之，勿得迟延厌弃，欲往而不往，不为平易。药金毋论轻重有无，当尽力一例施与，自然阴骘日增，无伤分寸”。二戒行为不检，“凡视妇女及孀尼僧人等，必候侍者在旁，然后入房诊视，倘旁无伴，不可自看。假有不便之患，更宜真诚窥睹，虽对内人不可谈，此因闺阃故也”。三戒图财贪利，“不得出脱病家珠珀珍贵等送家合药，以虚存假换”。四戒玩忽职守，“凡救世者，不可行乐登山，携酒游玩，又不可非时离去家中。凡有抱病至者，必当亲视用意发药，又要依经写出药帖，必不可杜撰药方，受人驳问”。五戒轻浮虚伪，“凡娼妓及私伙家请看，亦当正己视如良家子女，不可他意见戏，以取不正，视毕便回”。“十要”指出：作为医生要刻苦钻研医道，向前人学，“勤读先古明医确论之书”；多读书，多了解，坚持学习，才能厚积薄发，少出差错，“古今前贤书籍及近世名公新刊医理词说，必寻参阅以进学问，此诚为医家之本务也”“书需旦夕手不释卷，一一参明融化，印之在心，慧之在目，凡临症时自无谬矣”。作为医生要谦虚恭敬，以礼待人，“凡乡井同道之士，不可生轻侮傲慢之心，切要谦稳谨慎。年尊者恭敬之，有学者师事之，骄傲者逊让之，不及者荐拔之，如此自无谄怨”。《医家五戒十要》被美国 1978 年出版的《生命伦理百科全书》列为世界古典医学道德文献之一。

明末著名中医学家、中医教育学家李中梓（1588—1655）所著的《医宗必读》批判了七种败坏医风的人，即：便佞之流、阿谀之流、欺诈之流、孟浪之流、馋妒之流、贪倖之流、庸浅之流；批判了不一视同仁、不负责任、不懂医而信口开河、不任怨而用太平药的现象。他指出：“坐失机夜，谁之咎乎？由此知医不真，任医不专也。”

清初医家喻昌（1585—1664）提出医生对患者要“笃于情”，将这一思想贯彻于《医门法律》一书。该书突破了箴言式的说教，结合临床四诊和治疗来谈论医德。以临床四诊、八纲辨证论治的法则，作为医门的“法”，以治疗中易犯的错误作为“律”，明确地对医生提出在诊断与治疗时的医德规范和是非标准，把医德融于医疗实践中。该书被誉为“临床伦理学之书”。

清初医学家张石顽（1617—约 1699），与喻昌、吴谦齐名，是清初三大医家之一。他所著《张氏医通》卷帙浩繁，而叙述条理清晰，系统具体，为医家案头必备之工具书。其中的《医门十戒》篇强调端正对习俗风尚的态度，不要被坏的社会风气熏染，不可同流合污，不乘人之危索取非分之财等。

清代医学家徐大椿（1693—1771）精勤于学，平生著述甚丰，其所评论阐发，一扫成见，独树一帜，可谓中医史上千百年独见之医学评论大家。他成名之后，仍然耐心对待患者，仔细分析病情，详记病案，决不因循敷衍。

清代医学家王清任（1768—1831）是第一个接受经验医学向实验医学转变、从传统医学向近代医学转变的医家。他在长期的医疗实践中，体会到古书中对人体构造与实际情况不符，敢于提出修正批评，提出“业医诊病，当先明脏腑”，否则“著书不明脏腑，岂非痴人说梦；治病不明脏腑，何异盲子夜行”“本源一错，万虑皆失”。他不畏谴责，冲破封建礼教的束缚，勇于进行解剖学研究。不顾风险、不避污秽，亲临刑场、亲赴义冢，观察和解剖尸体。他经过四十余年的努力终于编著出《医林改错》一书，纠正前人记载脏器结构及功能的某些错误，为医世者留下了宝贵的资料。

清代医学家费伯雄（1800—1879）针对医风不良大声疾呼："欲救人学医则可，欲谋利而学医则不可，我若有疾，望医之救我者如何?我之父母妻子有疾，望医之救我者如何?易地以观，则利心自淡矣!利心淡则良心现，良心现则畏心生。"又说，"医虽小道系甚重，略一举手，人之生死，因之可不敬惧乎!"他临症施治，不敢掉以轻心，小心谨慎。费伯雄认为医学发展多年，难免杂乱，需要执简驭繁救弊纠偏，故而孜孜不倦博采古今学术之精华，不掺杂门户偏见，努力探求平允不偏的醇正医学，完成《医醇》书稿（共 24 卷），不料却毁于战火。他追忆往昔著作内容，随笔录出，撰成《医醇剩义》4 卷。

二、中国近现代医德的发展

鸦片战争以后，中国开始沦为半殖民地半封建社会，中国近代医德思想是伴随着反帝、反封建、反官僚资本主义的革命斗争而形成和发展的。中国近代医德思想，很明显地具有爱国主义、人道主义和中西方文化交流的特征。

鸦片输入带给中华民族巨大的生存危机。对于当时的中国医学界来说，鸦片烟瘾的治疗和戒除，是一个全新的问题，没有先例可循。面对民族存亡，出于对鸦片泛滥的忧愤，江苏名医何其伟（1774—1837）认为自己有责任运用医学知识，探索治疗之法，救国救民。经过努力循古方、总结实践经验，他编撰成了我国现存的第一部戒烟专著《救迷良方》。林则徐在禁烟事业中发挥了它的作用，将它在湖北、广东等地大量发行，将它作为《筹议严禁鸦片章程》的重要支撑上奏道光皇帝。在民间，根据《救迷良方》制成的忌酸丸效果好，人们按方制成药丸或者熬成膏汁服用，称为"林文忠公戒烟丸"或"林文忠公戒烟膏"，俗称"林十八"，对于拯救吸烟者起了很大的作用。

晚清时期，许多具有爱国主义思想和民族主义思想的医生，开始探索救国救民的道路。其中，最杰出的代表人物有孙中山、鲁迅等。孙中山先生怀着"医亦救人之术"的意愿去学医。毕业后行医，以仁爱为本，坚持"济世为怀""粟金不受，礼物仍辞"的原则。但看到国家日益衰败的现实，他从"医人"转向了"医国"。鲁迅也是抱着"医学不仅可以给苦难的同胞解除病痛，但愿真的还可以成为我们民族进行社会改革的杠杆"的愿望去学医，但由于中国当时积弊太深，令他转变了想法，最终弃医从文。他们都是富有民族责任感的医者。

民国时期，西学东渐，西方医学在我国广泛传播，出现了中西医并存的局面。国内出现了中西医问题长期论争的三派观点：一派主张全盘西化；一派主张完全复古；一派主张中西汇通。这三派中，以中西汇通派看到了中西医各自的长处，符合传统医德不同流派相互贯通、共同提高的精神实质。他们思想比较开放，深感中医学要继续提高和发展，需要扬西医之长、避中医之短，加以汇通。他们著书立说，发表自己的观点，对后世产生了较大的影响。从此，中国逐步形成了中医、西医、中西结合并存，共同造福民众健康的局面。

1926 年，中华医学会制定了《医学伦理学法典》，规定了医生的职责应是人道主义，而非谋取经济利益等；论及了经验不足的中国医生和经验丰富的外国护士之间的关系。中国的医德思想，开始与国际上的近代医学伦理学接轨。

1932 年，中国医学伦理学先驱宋国宾（1893—1956）撰写出版了中国第一部医学伦理学专著《医业伦理学》。宋国宾曾在法国学医，获得博士学位，回国后任震旦大学医学教授，拟定了《震旦大学医学院毕业宣誓》《上海市医师公会医师信条》。他的伦理思想是以“仁”“义”为基础，指出：“医业伦理学一言以蔽之曰仁义而已。博爱之谓仁，行而宜之为谓义。不为广告自炫，不受害人之方法。不做无益于患者之试验，不徇私情。”在《医业伦理学》中，具体阐述了医生人格、医患关系、同道关系、医生与社会的关系等，呼吁医生必须加强医德修养。讲“医师之人格”，强调医生的才能、敬业、勤业和良好的仪表言辞；讲“医生与病人”，强调重视应诊、治疗、健康人事指导、手术、医业秘密等伦理问题；讲“医生与同道”，强调应注重“敬人”与“敬己”；讲“医生与社会”时，强调医生对社会、国家应尽的义务。他的学说为中国近现代医学伦理学的发展奠定了基础。

新民主主义革命时期，在中国共产党的领导下，中国人民浴血奋战，取得了民族独立与人民解放。这一时期的医德，是在长期的革命斗争实践中产生的，许多先进的医务工作者在医疗实践中，将医疗卫生事业与共产主义事业联系起来，把爱国主义与国际主义相结合，建立了同志式的医患关系，并逐步萌发了新的医学道德原则与规范，将医德发展到一个崭新的历史阶段。

这一时期，党领导的医疗卫生工作持续发展。开辟了根据地以后，创建了红色医院；成立了卫生学校及医训班，培养医护人员；在军队和地方建立了医疗卫生行政机构，领导医疗卫生工作。在与各种反动势力作斗争的过程中，无论前线或后方，医疗卫生的条件都十分有限，设备简陋，药物紧缺。但是在艰难的条件下，许多医务工作者却展现出高尚的医德风采。为了抢救伤员，他们把个人安危置之度外，出生入死，穿梭在枪林弹雨中。他们用自己的鲜血抢救战友，用自己的血肉之躯掩护伤员。对受伤的战俘或放下武器的敌人，也实行革命的人道主义。

在革命战争中，涌现出了许多医德高尚的医务工作者，白求恩、李兰丁是其中的典型代表。加拿大医生白求恩，为了发扬国际主义精神，不远万里来到中国，以对中国人民的极度热忱和对工作极端负责的精神，辗转于太行山区、冀中平原。他兢兢业业、废寝忘食地为伤员疗伤，把自己有限的营养品和生活用品送给伤员，多次用自己的鲜血抢救危重伤病员，最后以身殉职，为中国革命献出了自己宝贵的生命。新四军模范医疗队长李兰丁，与卫生所的同志们，在一次日军的扫荡中被困包围圈。他们把伤病员安置在渔船上，冒着生命危险，每天驾着小船到各渔家为伤病员治疗。粮食断绝，就以生鱼虾、芦草根充饥，强忍饥饿与疲惫，坚持二十多天，直到胜利。由于她的精心护理，许多伤员得以恢复健康，重返前线。

新民主主义革命时期的医德，超过了以往的传统医学道德，具有丰富的内容。如：

忠诚于党的医疗卫生事业，全心全意为人民服务；坚持集体主义，反对个人主义；团结友爱，生死与共；艰苦奋斗，自力更生；排除万难，尽职尽责；刻苦钻研，精益求精；救死扶伤，无私奉献。1941 年，毛泽东为延安医大题词："救死扶伤，实行革命的人道主义。"这反映了当时我军医疗卫生工作的道德要求，成为新民主主义医德基本原则的基础，激励着广大医务工作者舍己为人，兢兢业业，为中国革命保驾护航。

新中国成立以后，随着社会主义革命和社会主义建设的蓬勃发展，中国医疗卫生事业取得巨大成就。大致说来，医德的发展经历了三个发展阶段的演进。

首先，1949 年到 1966 年为第一个阶段。从旧中国刚刚走过来，中国的医疗条件非常落后，疫病流行，各族人民承受着疾病和贫困的折磨，人均寿命很短。从新中国成立到 1956 年，实现了从新民主主义到社会主义的过渡，国民经济得到恢复。1957 年到 1966 年，开始全面大规模的社会主义建设。中国的医疗卫生条件在逐渐变好，医德观念也有所发展。这段时间，防病治病、救死扶伤、全心全意为人民服务这些医德理念得到更进一步的彰显。

1949 年，《中国人民政治协商会议共同纲领》将"提倡国民体育。推广医药卫生事业，并注意保护母亲、婴儿和儿童的健康"赋予了宪法的意义，作为国家的基本政策。1950 年，毛泽东为第一届全国卫生会议题词："团结新老中西各部分医药卫生人员，组成巩固的统一战线，为开展伟大的人民卫生工作而奋斗。"1952 年，第二届全国卫生会议上确定了中国卫生事业"面向工农兵，预防为主，团结中西医，与群众运动相结合"的四大方针。1954 年，国家第一部宪法明确规定了保护人民群众健康的权利，确立劳动者有权享受休息、休养、治疗和福利设施。1956 年，公布了《农业发展纲要（草案）》，提出"除四害、讲卫生、消灭疾病"的任务。

在党和政府的方针指引下，众多的医务工作者努力学习马克思列宁主义、毛泽东思想，批判地继承了中国传统医德，发扬新民主主义时期的医德光荣传统，培养高尚的道德品质，严格要求自己，涌现了大量的先进医务工作者。他们不为名利，一心为人民的健康着想，辛勤地工作。他们以人民的利益和需要作为自己行动的出发点，把医药送到农村，送到边疆，送到偏远地区，送到人民最需要的地方，改变了中国落后的卫生面貌。在防治疾病的过程中，当个人利益与患者利益有冲突时，自觉放弃个人利益。这是社会主义时期先进医务工作者的医德实践。如抗美援朝战争中，全国医药卫生界先后组织了 300 多个医疗防护队赴朝工作，发扬了国际主义精神。川康地区长期抽调医务人员，组织赴少数民族地区医疗队，解决少数民族地区缺医少药问题。少数民族同胞将这些医疗队赞为"毛主席派来的'门巴'（医生）"。中国现代妇产科学的主要奠基人之一林巧稚，献身于医学事业，并做出杰出贡献，成为全国学习的楷模。

从 1966 年到 1976 年为第二个阶段。这段时间社会主义的经济基础和上层建筑遭到严重破坏，医德的发展受到影响，甚至出现一些倒退的情况。

1976 年至今为第三个阶段，社会主义医德得以持续健康快速地发展。党的十一届三中全会以来，物质文明和精神文明建设得到大力推进，社会生产力得到恢复与极大提高，人们越来越重视道德风尚与精神追求。

在党中央加强精神文化建设的号召下，卫生工作者开始重视社会主义医德建设，积极进行思考与研究。关于医学伦理学的文章引起了卫生部门领导的重视。1981 年，卫生部部长钱信忠发表了题为《研究医学伦理学，提高医学道德水平》的文章。此后，医德教育与医德研究在一定范围内首先开展起来。1981 年 6 月，在上海召开了全国第一次医学伦理道德学术讨论会，拉开了我国新时期医学伦理学建设的序幕，使医德教育与医德研究得到更大力度的推广，在全国各地逐步广泛地开展起来。此后，中华医学伦理学全国性的学术研讨会不断召开，医德研讨内容也由临床实践扩大到了预防、教育、科研、管理、社会保障、社会公益等医学相关的领域。

1988 年，在西安召开了全国第五次医学伦理学研讨会暨中华医学会伦理学会成立大会；由西安医科大学创办了中国第一本医学伦理学研究专刊《中国医学伦理学》杂志。中国的医学伦理学研究步入专业轨道。

1988 年，卫生部颁布了《医务人员医德规范及其实施办法》；1999 年，为医学教育医德质量把关的《高等医药院校教师职业道德规范》《高等医药院校学生行为规范》《医学生誓词》等出台。1999 年，《执业医师法》正式实施，对医师素质、执业规则、考核培训、法律责任等方面做了严格的法律规定。中国的医学伦理学进一步规范化、法制化。

经过多年的发展，中国的社会主义医德已经逐步走向成熟。可是在市场经济高度发展的过程中，新的社会问题层出不穷，不断给医德建设提出新的难题与挑战。然而，从医德发展的历史看，正是在不断遇到问题、处理问题、解决问题中，医德才得以提高，越来越科学、有益、有效。

第二节　国外医生职业道德历史回顾

一、国外古代医德的起源和发展

国外医学道德的形成和发展也有着悠久的历史。早在原始社会时期，国外也有使用植物性药物的历史。欧洲古代称药物为“drug”（即干燥的草木）。荷马史诗有记载，一些精通医药的妇女，把一些草药的使用方法教给他人。原始人认为生病是外物进入身体所致，要拔除外物才能治愈，拔除的方法为揉摩，或用口吸引患处（近于放血），将异物引出。考古学家发现，人们在狩猎过程中，有摸索着对伤者的简陋的救助。随着原始医疗活动的产生，医德也开始萌芽。

在古希腊神话中，阿斯克雷庇亚（Aes-clepios）是著名医神。他为了提高医术，不畏艰险采集植物，冒着生命危险辩尝各类药物，总结治疗经验。这些传说反映了人类在早期医药活动中的无畏探索和无私奉献。

古希腊成为西方医学的发源地，古希腊医学大约在公元前 6 至 4 世纪形成。被称为“西方医学之父”的希波克拉底是西方医德的奠基人。他生活的年代，医巫并存，医德也带有浓厚的僧侣医学和寺院医学的色彩。他的主要功绩在于把古希腊元素论思想应用到了医学领域，创立了“体液说”和“整体机能说”，使医学逐渐摆脱宗教迷信的束缚。他的医学成就被收集在《希波克拉底文集》中，其中的《誓词》《原则》《医师》《操行论》《箴言》等篇章，广泛论述了医生的道德问题。特别是其中的《希波克拉底誓言》成为西方乃至世界许多地区医德著作的经典，对各国医德产生了深远影响。

《誓言》规定了医生与患者、医生与患者家属、医生与师长、医生与医生之间的关系准则，代表了当时医生的优良传统。直到今天，在世界不少医学院举行学位授予仪式上，还要全文诵读《希波克拉底誓言》。因为历史的局限，《誓言》有一些不科学的方面，所以学生诵读的内容一般不是原文，而是根据所处的时代精神做了修改、加工的新版本。

当希腊文明逐渐衰落，融合了尚武传统和希腊文明的罗马帝国兴起。希腊是西方文明的摇篮，而罗马则是希腊文明的继承者。古罗马深受希腊文明的影响，罗马医学也可谓是古希腊医学的继续与传承。在医德方面，古罗马很早就提出了医德要求，如公元前 450 年颁布的《十二铜表法》中记载“禁止将死者埋葬于市之外壁之内”和“妊娠妇女死时应取出腹中之活婴”等。公元前 2 世纪，罗马人占领了古希腊地区。之后，继承了古希腊的医学和医德思想。主要代表人物是古罗马医学家、西方古代医学之集大成者盖伦（Galen，约 130—200）。他继承了希波克拉底的医学思想，发展了机体的解剖结构和器官生理概念，创立了医学和生物学知识体系，而且对医学道德也多有论述。

盖伦认为，只有经过长期培养和训练才能成为一名合格的医生。他反对不重医术、只重钱财的庸医。他的名言是：“作为医生，不可能一方面赚钱，一方面从事伟大的艺术——医学。”“我研究医学，抛弃娱乐，不求身外之物。”他认识到医生具备多学科知识和医德素养的重要性，指出要做一个好医生，仅懂医学不够，还必须掌握更广博的知识，包括哲学、逻辑学、自然科学和伦理学。他认为逻辑学可以帮助医生对疾病做出正确的分类，以了解疾病的差异及其治疗的方法；物理学可以教给医生关于自然构造及每一部分功能的知识，这对临床实践有很大帮助；学习伦理学，就不会有行恶的危险。

盖伦和希波克拉底代表着西方医学史上的两座高峰。但由于盖伦的学说贯穿了唯心论并带有一定的宗教色彩，认为人体的每个部分的功能都是上帝精心安排的结果，因而被基督教神学所利用，在中世纪长达一千多年的时间里被奉为信条，医学道德蒙上宗教色彩。

古代印度是四大文明古国之一，其医学的起源和发展也很早。梵语“吠陀”（Veda）是“知识”“求知”的意思。《吠陀》经记载了古印度公元前 2000 年至公元前 1000 年的史料，其中记载了药用植物、人体解剖、常见疾病及蛇毒咬伤的病例，反映出古印度的医学水平。医德方面，最早记录在公元前 5 世纪的名医、外科鼻祖妙闻的《妙闻集》和公元前 1 世纪的名医、内科鼻祖阇罗迦（120—162）的《阇罗迦集》中。妙闻认为：医生应有正确的知识、广博的经验、聪明的知觉和对患者的同情；要以一切力量为患者服务，甚至不惜牺牲自己的生命；要有良好的仪表、习惯和作风；要全面掌握医学知识和技术；在外科治疗中，医生要和助手密切配合等。阇罗迦在其学术著作

《阇罗迦集》中也有对患者应有四德的论述，反对医学商品化。他曾说："医生治病既不为己，亦不为任何利欲，纯为谋人类幸福，所以医业高于一切；凡以治病谋利者，有如专注于沙砾，而忽略金子之人。"尔后，在公元1世纪的印度医书《查拉珈守则》中，又有关于医德的规定：医生应"不分昼夜，全心全意为病人""即使医术高明，也不能自我吹嘘"，要"为病人隐讳""生命的知识无涯，因此必须努力"等。古印度医德思想表现了医学人道主义精神，对后来印度、阿拉伯地区的医德发展产生了极大影响。

中世纪，当欧洲的医学和医德由于宗教神学的影响停滞不前的时候，阿拉伯医学和医德却有所发展。我们所说的阿拉伯医学，指的是中世纪时期在伊斯兰地区用阿拉伯文汇聚的医学。就地域而言，包括阿拉伯半岛、波斯、埃及、中亚以及中国新疆的一部分；就内容而言，主要来源于希腊，也包括波斯、叙利亚、中国和印度等民族的医学。阿拉伯医学的出现与发展，大约从6世纪到13世纪，构成了世界医学史上的重要发展阶段。阿拉伯医学成为当时除中国以外最先进的医学。阿拉伯医学道德突出代表人物是犹太人医学家迈蒙尼提斯（1135—1208）。他撰写的《迈蒙尼提斯祷文》是世界医德史上一篇具有重要学术价值和广泛社会影响的文献，堪与《希波克拉底誓言》相媲美。《迈蒙尼提斯祷文》所列医德标准很高。其基本思想是，为了人类生命与健康要时时刻刻怀有医德之心，医生要一切为患者着想，不要为贪欲、虚荣、名利所干扰而忘却为人类谋幸福的高尚目标。祷文中强调："愿吾视患者如受难之同胞""启我爱医术，复爱世间人。存心好名利，真理日沉沦。愿绝名利心，服务一念诚。神清求体检，尽力医患者。无分爱与憎……一视如同仁。"《迈蒙尼提斯祷文》依然具有时代的局限性，将医生的医德行为归功于神的启示。"神乎，汝既命予善视世人之生死，则予谨以身许职。予今为予之职业祈祷上天。"这些论述带有明显的宗教色彩。

被誉为阿拉伯第一医学著作家的阿里·勃·拉班（Ali B. Rabban，约生于810年），于830—850年编写了一部百科全书式的医学著作《医学纲要》（又称《智慧的天堂》）。此书收集了希腊、阿拉伯、印度医学的全部知识，综合了希波克拉底和盖伦以来的各医学派别的学说，并引述了不少典型病例加以说明。拉班认为，医学是最高尚的科学；学医的人必须出自良好的家庭，仪表端庄，身体健康清洁，精通各科学问。他特别重视医德修养，要求医生安分守己，要富有同情心，不慕钱财，不冒昧行事，不多嘴多舌，不得轻浮傲慢或自我夸张，也不应以同道的过失而幸灾乐祸。

二、国外近现代医德的发展

15世纪，欧洲文艺复兴的人文主义思想开始冲击传统的宗教神学思想。自然科学由于摆脱了宗教神学的束缚有了显著进步。医学界也从认识自己的哲学目的出发，开始了对人体的生命和病理的研究。

16世纪中叶，西班牙医学家塞尔维特（Servetus，1509—1553）通过解剖学的研究，提出了血液的肺循环学说，证明血液不是从右心室直接流入左心室，否定了被宗教神学奉为经典的"三位一体说"，被教会以火刑处死，为医学献出宝贵的生命。比利时医学家维萨里（Vesalius，1514—1564），在 20 多岁的时候，就无视盖伦的解剖学说的“权威”，敢于提出自己的观点，指出人体解剖学有必要从头开始。他不畏艰辛、勇于实践，在郊区荒冢盗取残骨，在绞刑架下盗取残骸，不顾教会禁令进行人体解剖研究，于 1543 年完成并发表了《人体的构造》一书，在学术界引起极大震动，为现代人体解剖学奠定了基础，最终被教会势力迫害致死。

17 世纪，英国医生哈维（William Harvey，1578—1657）在塞尔维特等前人研究成果的基础上，用实验方法发现了血液循环学说，成为生理学的先驱。生理学成为一门独立的科学，在此基础上，18 世纪的病理学建立起来，才有了近代临床医学的开始。随着近代医学划时代的发展和医疗卫生事业的日益社会化，医德也有了巨大进步，从医家的个人修养，发展到医疗组织集体遵循的道德原则和行为准则。医务人员的医德行为准则从个体走向群体，内容不断充实完善，影响面愈来愈大。

18 世纪，德国柏林大学医学家胡弗兰德（Hufeland，1762—1836）提出著名的“医德十二箴”，提出了救死扶伤、治病救人、应尽量减少患者的医疗费用等医德规范。它是《希波克拉底誓言》在新的历史条件下的发展，对医生的从业目的、处理医患关系技巧等提出了更为明确具体的要求。《医学伦理学》在西方医学界广为流传。

1772 年，英国爱丁堡大学教授格里高利（John Gregory，1724—1773）发表了《关于医生的职责和资格的演讲》，指出医生应该有他们职业特殊的伦理学，强调应将对医生的道德判断建立在道德哲学（伦理学）的基础上，认为在疾病的治疗过程中，医生理解患者的情感与医学科学的作用同样重要。他被认为是近代西方医学伦理学的奠基人，是现代生命伦理学的先驱。

1791 年，英国医学家、医学伦理学家托马斯·帕茨瓦尔（Thomas Percival，1740—1804）专门为曼彻斯特医院起草了《医院及医务人员行动守则》。他于 1794 年出版了《医学法学》，而后通过征求医生、律师、神学家及公众的意见，对其进行补充修改，于 1803 年再次出版并更名为《医学伦理学》。帕茨瓦尔的《医学伦理学》与前人相比，最大的特点是为医院而作，涉及医际关系、医院管理等，不仅限于医患关系，成为医学伦理学作为独立学科的标志性成果，侧重于实际操作，适合当时医学界的需要，被西方普遍运用。1847 年，美国医学会成立，以帕茨瓦尔的《医院及医务人员行动守则》为基础，制定医德教育标准，颁布了《医德守则》，明确医生对患者的责任和患者对医生的义务，医生之间的责任，以及医务界对公众的责任和公众对医务界的义务等。

19 世纪是资本主义的成熟时期，医学得到继续发展，西方医学真正走上了以现代科学为基础的道路。这个时期医学的职业化、医学行业协会的成立，制定了一系列医学行业内的医德规范，医学伦理又有了较大进步。如：1823 年，纽约医学会订立了医师道德规范；1847 年，美国医学会成立，订立了医师道德规范；1863 年，瑞士人杜南在日内瓦创立了红十字国际委员会，于 1884 年签订了万国红十字会公约。

随着医学日益社会化、国际化，国际医学交往的日益增加和国际性医学组织的陆续建立，一系列国际医德规范和法律文献相继问世。随着科技的高速发展，人类对生命的探知越来越精细，医学伦理道德面对和讨论的问题也日新月异。

1948 年，世界医学协会出版了经过修改的《希波克拉底誓言》。以此为基础，制定了《医学伦理学日内瓦协议法》，于 1949 年予以采纳公布，成为全世界医务人员共同遵守的行为准则，标志着现代医学伦理学的诞生。1969 年，进行修订后形成著名的《日内瓦宣言》。

1949 年，世界医学会在伦敦通过了《世界医学会国际医德守则》，进一步明确了医生的一般守则、医生对患者的职责和医生对医生的职责共三个方面的内容。

1953 年，国际护士会议制定了《护士伦理学国际法》。1965 年在德国法兰克福会议上修订并采纳，并于 1973 年通过时做了重要修改。

1964 年，在芬兰赫尔辛基召开的第 18 届世界医学大会上，通过了《赫尔辛基宣言》，其成为人体实验研究的伦理准则。这一文献，先后在 1975 年、1983 年、1989 年、1996 年、2000 年、2002 年、2004 年、2008 年、2013 年的世界医学大会上进行过修订。

1968 年，在澳大利亚悉尼召开的第 22 届世界医学大会上，通过了《悉尼宣言》，对死亡的概念、死亡的诊断、死亡的确定和器官移植的道德原则做了明确界定。

1972 年，第十五次世界齿科医学会议在墨西哥举行，通过了《齿科医学伦理的国际原则》，作为齿科医生的道德指南。

1975 年，在东京召开的第 29 届世界医学大会上，通过了《东京宣言》，规定了关于对拘留犯和囚犯给予折磨、虐待、非人道的对待和惩罚时医师的行为准则。

1977 年，在夏威夷召开的第 6 届世界精神病学大会上，通过了《夏威夷宣言》，规定了关于精神病医生的道德原则。

1988 年，世界医学教育会议通过了《爱丁堡宣言》，提出面对社会的新挑战、新需求，号召进行医学教育改革的问题。

1997 年，联合国教科文组织大会第 29 届会议通过了《世界人类基因组与人权宣言》，成为关于人类基因组领域第一个国际性的医学伦理学文件。

1999 年，国际人类基因组（HUGO）的伦理委员会发布了《关于克隆的声明》，就动物克隆、人的生殖性克隆、基因性研究和治疗性克隆提出了伦理建议。

2000 年，世界生命伦理学大会通过了《生命伦理学宣言》。

2003 年，联合国教科文组织国际生命伦理学委员会（IBC）通过了《人类遗传数据国际宣言纲要（修正稿）》，规定了收集、处理、使用、存储遗传数据时应遵循的伦理原则。

2005 年，联合国教科文组织通过了《世界生物伦理和人权宣言》，规定在科技研发和应用中尊重人类的原则。

第三节　医生职业道德历史演进的特点

人类社会的历史演进是一本耐人寻味的教科书，而医德的发展变化是其中一段精彩的叙述章节。在医德发展的几千年历史中，呈现出鲜明的变化特点：

首先，医德的历史发展与人类社会生产力的进步有很大关系。医德从来都是适应生产力发展需要而萌生的。

人类处于原始社会时期，社会生产力极端低下，医学知识极为匮乏，强烈的氏族互助意识促成了医德的萌芽。在对大自然的了解极为有限的情况下，氏族社会中那些最为勇敢和最具责任感的人便勇于进行各类尝试，以身试险，辟出路径，拯救氏族。这是原始社会时期医德的突出表现。这样的人，也因德与才的突出，成为流芳千古的“圣人”。

随着社会生产力的发展，人类对自然规律的了解增加，医学知识逐渐积累起来，不再处于盲目粗浅的状态。这时，对医学的掌握，不再局限于“圣人”，而扩大到智识稍高、勤于钻研的人。同时，人类文明向前发展，古人对神灵的崇拜有所松动，开始有人提出“医”和“巫”关系中，“医”更具实际意义的观点，医德有了相应发展。随着漫长封建社会的发展，医德的内容逐渐丰富。

进入近现代，医学体系业已形成。医德的内容根据不同时期面对的新问题不断有所调整。战争频繁时，医德或表现为“大医医国”；社会化、全球化出现时，医德呈现从诉诸个体到诉诸团体的变化；科技发展到精细化、超级化程度时，医德反过来作为约束技术过度膨胀的伦理框架，将过快发展的技术限制在人的可控范围内。

其次，医德的历史发展与社会意识形态的变化息息相关。

在中国，儒释道思想对医德发展影响巨大。自儒家思想逐渐成为中国社会的主流意识形态以后，则成为医德的发展的理论基础。中国传统医德的内容，在相当长的时期内，都具有儒家思想的烙印。如：“仁爱救人”成为中国传统医德的核心；“普同一等”“济世天下”“内省”“慎独”“清廉”“推己及人”“尊师重道”等成为医德之典范。此外，道家的“淡泊名利”“清静无为”“知足”“寡欲”“明哲保身”成为传统医德的信条。佛教的悲悯之心成为传统医德对医者的基本要求。

中国的封建纲常伦理在一定程度上成为传统医德发展的桎梏。如李梴《医学入门·习医规格》中对医生品格提出的要求，大部分都彰显了优良的医德传统。但对妇女诊治时，要求的礼节上的避讳，如“隔帐诊之”“隔帏诊之”“薄纱罩手”等，就是封建意识对医德的禁锢。这样的医德意识，会限制医术的正常发展。在中国社会发展中，随着封建的纲常伦理思想被打破，这些医德糟粕也逐步被扬弃。

中国发展到新民主主义社会的时候，马列主义、毛泽东思想成为主流意识形态。与之匹配的医德思想，如全心全意为人民服务、集体主义、艰苦奋斗、救死扶伤、无私奉献等，鲜明地反映了新民主主义的时代特征。

在西方，宗教神学占主导地位的时候，医德思想发展迟滞。文艺复兴、宗教改革与启蒙运动打破了宗教神学的禁锢，西方医德才得以焕发出蓬勃生机，迅速发展起来。

再次，医德的历史发展与人类文明程度成正比，受市场经济发展程度的影响而有所波动。

医德的历史演进，基本反映了人类文明逐渐进步的状况。人类文明越发展，相应阶段的医德要求越精细与全面。在人类发展的过程中，市场的发展，经济的繁荣，对文明程度影响颇深。总的说来，随着市场经济的繁荣，人类文明在进步。但是，与文明相关的观念、道德、法律等，并不总是成比例地向上发展，而是呈现为一条总体发展趋势向上的曲线。医德属于其中的一部分，适用于这条曲线。这就意味着，随着市场经济的进步，医德的发展不一定总是向上发展，会有停滞甚至倒退的情况。但是，短暂的不发展或者倒退，只是阶段性的，医德的总体方向会向上攀升，越来越高。比如，在中国医学的发展过程中，在“中西汇通”之前，中国的确出现过由自然经济向商品经济转型过程中中医中药的乱象，有过庸医蒙骗、药品低劣频现的情况，最终通过中医自身的革新，重新恢复和发展了传统医德。当下中国社会，又进入市场经济的转型阶段，部分医务人员的医德观念受到 “拜金主义”“享乐主义”“利己主义”等不良思想的冲击，变得薄弱和扭曲。人类文明在不断发展，中国医德如何在经济发展中尽快通过曲折，继续攀升，需要中国人共同的智慧与努力。

思考题

1. 简要说明“六不治”、《素问·疏五过论篇》《大医精诚》《医家五戒十要》《希波克拉底誓言》的医德思想。

2. 中国古代有哪些优良的医德传统？

3. 国外有哪些医德思想的典型代表人物，其主要贡献是什么？

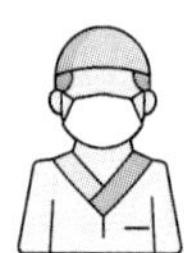

第四章　医生职业道德养成

医生职业道德是医务人员应具备的思想品质，是医务人员与患者、社会以及医务人员之间关系的总和，构成医德品质的基本要素包括医德认识、医德情感、医德意志、医德信念、医德行为和习惯。医生职业道德的养成包括医德教育过程和医德修养两个部分，是一个由不知到知、由知到行、知行统一的过程。

医德认识是指医务工作者对医德关系的理论、原则、规范的理解和掌握，以及对践行它们的意义的认识。一个人只有知道了应该怎样行动，以及了解到为什么这样去行动，才有可能产生自觉的医德行为。医德情感是医务人员对思想、动机、态度、言论、行动是否符合医德行为准则而产生的情绪体验。它不仅是客观现实的反映，也是表现医务人员面对患者的一种态度。正是这种医德情感使医务人员在调整医患关系、评价某种医疗行为时，能产生出赞赏、欣羡、厌恶、唾弃、激动、冷漠的情感，从而采取肯定、否定的态度，积极的或消极、抵触的行动。医德意志是指医务工作者自觉克服困难和阻力而达到践行医德义务目的的能力和毅力。医德意志是践行医德义务的一种精神力量，是克服困难，排除阻力，达到践行医德义务目的的重要条件。医德行为习惯是把外在的医德要求，转化为个人内在的性格特征，它无需任何强制性的约束，而能使得医务人员的行为符合医德原则和规范。这五个基本要素是相互联系、相辅相成的。医德认识是前提，医德情感和医德意志是医德认识转化为医德信念、医德行为的必要条件，医德信念是核心，它是把医德认识转化为医德行为的中间环节，医德习惯是医德行为的自然持续，而由各个基本要素构成的医德品质的形成和发展则是医德教育的结果。医德实践贯穿于医德教育过程的始终而成为各个基本要素之间相联结、相统一的基础。

医生的职业，生命攸关，死生所寄，非仁爱之士不可托，非廉洁淳良不可信。医生关乎人的生命，应由仁爱之心、廉洁之士、有责任之人担之，因此医生的职业道德建设是非常有必要的。

第一节　医生职业道德现状和职业道德建设的必要性

近年来，医患矛盾日渐凸显，中国社会科学院发布的《中国医药卫生体制改革报告》显示，2002—2012 年，全国医疗纠纷案件增长了 10 倍。国家卫生部统计数据显示，2013 年全国发生的医患纠纷案件为 7 万件左右，2014 年上升到 11.5 万件，2015 年为

7.1 万件，2016 年全国医疗纠纷数量同比下降 6.7%。虽然 2015 年和 2016 年医疗纠纷数量有所下降，但整体来看，医患关系总体呈紧张态势。其原因是多方面的，其中医生职业道德也是影响医患关系的重要方面。

一、医生职业道德现状

（一）市场经济时代下，以追求经济利益为目的

伴随着社会的不断进步，我国社会主义市场经济蓬勃发展，这推动了我国医疗卫生事业的发展，医疗卫生行业亦日渐市场化。与此同时，价值观多元化，个人主义、享乐主义、利己主义等思想对马克思主义提倡的爱国主义、集体主义提出了新的挑战，这对意志不坚的人来说是严峻的挑战。

同时在“以药养医”的医疗体制下，医院以追求最大利益为目的，部分医生渐渐忘了医生的神圣使命和行医的准则，将自己所学的知识和技能作为追逐利益的资本，将救死扶伤的事业商品化。“看病先看钱”“有钱才救命”“有钱才有德”等落后意识在医生行业内蔓延。在“一切向钱看”的思想指导下，部分医生不择手段获取不良收入，出现了医生给患者开大处方、小病大治，开新药、贵药，收红包、吃回扣等不道德甚至是违法行为。例如：患者翁某某在哈尔滨某医院两个多月的时间，共花去医药费 500 多万元。这一事件成为人们街谈巷议的话题。这严重影响了医生的形象，亦成为医患矛盾恶化的原因之一。

（二）医生服务意识淡薄，存在特权思想

在治病救人的事业被商品化的情况下，医生只关注疾病本身的治疗而忽视了患者本身，在就诊过程中，出现医生缺乏服务意识的情况。

1. 情感淡漠，缺乏责任心

部分医生对患者缺少耐心和热情，态度冷漠，缺乏人文关怀。美国著名医学家霍尔・雷在《病人》的序言中感叹道：“从现代医学舞台不幸消失的旧式医生尚能充分地了解每一病人的人格、家庭、工作和生活方式，而我们今天正在受医学教育和已经成为医生的人反而缺乏对病人道德和伦理方面的关怀。”[①]在商业化的背景下，在医患关系演变成了看病只能看好、救人只能救活的违背自然规律的高压标准下，医生战战兢兢地服务，采取过度的防御性医疗，忽略了问诊等传统诊断手段，让患者在治疗过程中与仪器机械对话，减少了医患之间沟通的机会和时间，医生和患者之间难以合作互信、宽容互谅，情感越来越淡漠。“由中华医院管理学会维权协会组织的对全国 326 所医疗机构的调查问卷统计表明：因诊疗技术原因引起的医疗纠纷约占 20%，因服务态

① 姜玲. 医生职业道德现状与对策研究[J]. 中国西部科技，2011，10（32）：3.

度问题所引起的纠纷占到 49.5%。调查指出，有些医务人员在诊疗过程中态度生硬、言语冷淡、缺乏耐心、漠视患者基本的心理需求。”①

有的医生缺乏工作责任心，玩忽职守，甚至造成重大医疗事故，如南京市儿童医院某医生上班玩游戏而导致患儿死亡。②2012 年，湛江某医院医生玩忽职守，对产妇漠不关心，造成新生儿患缺血缺氧性脑病。2016 年，广西钟山县某医院医生玩忽职守致 31 岁患者死亡。

2. 存在特权思想，不能一视同仁地对待患者

新中国成立以来，国家大力发展医疗卫生事业。但医疗卫生资源相对匮乏并且分布不均，“看病难、看病贵”成为社会备受关注的民生问题之一。这导致了医患的不平等地位，医生总是高高在上，患者在医生面前就是“任人摆布”。在老百姓眼里，就医需要找熟人，甚至送礼。有熟人的不用排队挂号、等床位，还能享受特殊待遇。有的患者因贫富、地位、职业、知识文化水平被不公平对待。

（三）个别医生缺乏钻研精神和职业道德精神

作为一名合格的医生，具备一定的医疗技术是最起码的要求。有的医生工作后就不学无术，不思进取，满足于现状，工作中用仅有的技术应付。但时代在不断变化，社会在不断发展，科学技术日新月异，医疗技术和水平亦在不断提高，作为医生也应该不断学习，刻苦钻研，不断提高自己的医疗技术，把理论的学习与临床实践相结合，更好地为患者服务。

医生职业关乎人的健康和生命，需要高度的责任心、耐心、爱心，工作要求认真、小心谨慎。一些医生的个人素质不高，职业道德水平不高，在工作中存在玩忽职守的情况，如对前来就诊的患者进行推诿、拖延，回答患者的问题时缺乏耐心；对患者的治疗不够认真仔细；对患者的病情推理不够严格、谨慎；对患者的病情处理不够恰当、严谨等。这些行为很容易造成医疗事故，也容易影响医患关系的和谐。

二、医生职业道德建设的意义

（一）有利于医生素质的全面发展，营造良好的医患关系

道德的自我完善和发展是人的全面发展的主要内容。马斯洛的人的需求理论把人的需求划分为生理需求、安全需求、社交需求、尊重需求和自我实现需求五个层次。这五个层次的需求直接或间接地在社会生活与实践中，推动或导致人们建立起某种道德。

---

① 蔡定彬，庄光杰. 和谐医患关系视域下加强医学生医德教育的思考[J]. 云梦学刊，2016，37（4）：4.

② “婴儿死亡”联合调查结果公布[N]. 扬子晚报，2009-11-13（A3）.

正是这种道德的不断规范和完善，反过来促进人的需要的满足。医学亦是人学，不仅仅是医学技术的掌握，亦包括职业道德、人文素养的提升。因此，医生的职业道德建设也是满足医生自身要求提高、自我完善和发展的需要，有利于自身素质的全面发展。

医生的职业道德建设，通过对医生职业道德内容、患者心理学、人际沟通能力、辩证思维、医学伦理等知识的学习，可以让医生意识到医学不仅是治病本身，我们面对的是人，因此，在对待患者时应“敬而无失”“恭而有礼”，在和蔼的态度，良好的沟通的基础上为患者提供有耐心、有热心、有责任心的诊疗服务，这有利于改善和缓解医生和患者之间的矛盾，营造和谐的医患关系，为患者提供精神上和病理上的双重诊疗。

（二）是构建社会主义和谐社会的重要组成部分

十六大以来，面对如何发展的问题，党中央提出了科学发展观，构建社会主义和谐社会的目标。社会主义和谐社会的科学内涵是“民主法治、公平正义、诚信友爱、充满活力、安定有序、人与自然和谐相处”。改革开放四十多年以来，中国社会经历了一个高速发展期，现在改革进入攻坚阶段，亦是社会矛盾凸显的阶段，分配不均、养老问题、就业问题、教育问题、医疗问题等民生问题亟待解决。在这个社会转型期，医疗问题是民生的重要方面，医疗部门是关系人的生命和健康的部门，和谐的医患关系是构建社会主义和谐社会的重要内容，而医生职业道德是构建和谐医院的核心，是和谐医患关系的重要组成部分。因此，医生职业道德的提高是适应人民群众日益增长的医疗卫生需要，不断提高人民群众的健康素质，是贯彻落实科学发展观、促进经济社会全面协调可持续发展的必然要求，是维护社会公平正义、提高人民生活质量的重要举措，是全面建设小康社会和构建社会主义和谐社会的一项重大任务。①

另外，医生职业道德是社会主义精神文明建设的重要组成部分，其道德取向对社会的道德导向具有重要的影响。医生职业道德，一方面要调节本职业与社会的关系，满足社会各方面对该职业的各种需要；另一方面，也调节职业内部的相互关系，解决职业内部的各种纠纷和各种矛盾。思想是行动的先导，通过职业道德建设，让医生养成良好的职业道德，有利于缓和医患矛盾，有利于增进同事之间的团结和协作，有利于社会精神文明建设整体水平的提高。

（三）符合“以人为本”的科学发展观

科学发展观明确地把“以人为本”作为发展的最高价值取向，即“尊重人、理解人、关心人，不断地满足人的全面需求、促进人的全面发展”。这种科学发展观体现在医疗卫生界就是要以患者为本，在医患交往中，要认识、接纳、理解、尊重、关爱患者，以及了解患者的诊疗信息及早日获得康复等心理需求，详细问询记录病患资料，

---

① 张国政．当前我国医生职业道德存在的问题与对策研究[D]．沈阳：东北大学，2010.

以此让患者获得认识指导、感情支持和意志激励。

随着社会的进步、医疗技术的发展及医学认识从生物学模式向生物—心理—社会医学模式的转变，大家越来越意识到医学的目的不仅仅是治疗疾病，更重要的是对人的关爱："使百姓无病，上下和亲，德泽下流，子孙无忧。"医学以治病救人和增进人的健康为天职。人是一切医疗活动的中心和目的。医学时刻以尊重人和人的生命，贯彻人的决定性价值为原则。所以加强医生职业道德契合以人为本的科学发展观。①

（四）是"以人民为中心"的健康中国战略的题中之义

中国特色社会主义新时代，社会的主要矛盾已转化为人民日益增长的美好生活需要和不平衡不充分发展之间的矛盾。因此，满足人民群众日益增长的医疗卫生需求是美好生活需要的重要内容。习近平同志强调："要把人民健康放在优先发展的战略地位，以普及健康生活、优化健康服务、完善健康保障、建设健康环境、发展健康产业为重点，加快推进健康中国建设，努力全方位、全周期保障人民健康，为实现'两个一百年'奋斗目标、实现中华民族伟大复兴的中国梦打下坚实健康基础。"②随后，党的十九大报告中正式提出"实施健康中国战略"。全民健康事关"两个一百年"奋斗目标的实现，"人民的安全是国家安全的基石"。健康中国的建立必须继续推动卫生事业的改革发展，建立覆盖城乡居民的基本医疗卫生制度，健全基本医疗保障制度，完善公共卫生和医疗服务体系，进一步提高人民群众健康水平。这一系列改革均与医生的医疗服务水平息息相关，医生职业道德教育又深刻影响着医疗卫生服务水平。医生应树立"以人民为中心"的服务意识，在医疗卫生服务中考虑到民众的实际情况和实际需求，一切从实际出发，因地制宜、因时制宜，方能更好地满足人民对医疗卫生服务的需要，缓和医患之间的矛盾。同时，在医生职业道德教育中明确了社会主义国家医疗卫生事业是"为谁服务"的问题，把人民群众的生命安全和身体健康放在第一位，有助于树立正确的价值取向，有助于推动健康中国战略的实现。

第二节　医生职业道德的内容和医生职业道德教育的现状

一、医生职业道德的内容

医学教育既是专业教育，又是素质教育。随着医学模式从生物学模式到生物—心理—社会医学模式的转变，医生的职业道德越来越重要，有必要从医学生开始就进行连续性的医生职业道德教育。

---

① 刘奕玲. 当代我国医生职业道德的缺失与对策研究[D]. 株洲：湖南工业大学，2010.

② 人民日报. 习近平在全国卫生与健康大会上强调：把人民健康放在优先发展战略地位，努力全方位全周期保障人民健康[EB/OL]. [2016-08-21].http：//health.people.com.cn/n1/2016/0821/c398004-28652254.html.

（一）救死扶伤，爱岗敬业

患者以健康所系，生命相托，这就要求医生竭尽全力做好自己的工作，树立正确的世界观、人生观、价值观和道德观，以强烈的事业心、责任感，全心全意为人民身心健康服务；要把患者的利益、社会的利益放在第一位；时刻关心人民的疾苦，把维护患者的生命，增进人类的健康，作为每位医生崇高的职责。

（二）钻研医术，精益求精

时代不断进步，科学技术日新月异，医生应不断与时俱进，不断更新自身的知识结构，钻研医术，提高自身的医疗水平。《医学集成》要求："为医之道，非精不能明其理，非博不能至其约。医本治人，为之不精，反为夭折。"①孙思邈在《大医精诚》中指出："世有愚者，读方三年，便谓天下无病可治，及治病三年，乃知天下无方可用。故学者必须博极医源，精勤不倦，不得道听途说，而言医道已了，深自误哉！"②明代徐春甫："医学贵精，不精则害人匪细。"精湛的医术与高尚的道德是一致的，清代温病学家吴瑭在《温病条辨·自序》中说道："学医不精不若不学医也。"清代名医赵谦在《医门补要》说："医贵乎精。"医务人员要博览全书，非博不能通，非通不能精。只有拥有高超的医疗技术、过硬的本领才能取得良好的疗效，才能更好地为患者服务。同时，刻苦钻研，精益求精，也反映了医务人员的高度责任感和不断进取的精神，对于加速医学的发展和提高人民的健康水平具有重要意义。

医生不仅要刻苦钻研，还应虚心向同行学习。清代王孟英著《回春录·序》说："为医无才，无学，无识不可也，心平必以察之，虚心次应之。"明代医药学家李时珍参阅医药书籍八百多种，访问名医宿儒，搜求民间验方，向药农、农民、樵夫、渔民请教，穷搜博采，远涉深山旷野，有一日遇二十七险，三易其稿，历时 29 年著成《本草纲目》，成为 16 世纪以来中国药物学的集大成者，为我国的医药学事业做出了巨大贡献。

（三）遵纪守法，廉洁行医

廉洁奉公，是每个医务人员都应该遵循的行为准则。在社会主义市场经济条件下，医生应该做到公正廉洁、不谋私利，自觉抵制和纠正拿回扣、收受红包等不良行为。正所谓：作为医生，不谋当谋之事，为医之耻；贪求身外之财，从医之危。在行医过程中，做到一视同仁，不开人情方、假证明等；对患者提出的不合理要求，要坚持原则，耐心说服。

（四）文明行医，慎言守密

文明礼貌是构建社会主义和谐社会的内在要求，是各行各业都应遵守的准则，既

---

① 张国政. 当前我国医生职业道德存在的问题与对策研究[D]. 沈阳：东北大学，2010.

②（唐）孙思邈. 备急千金要方[M]. 北京：中医古籍出版社，1999.

是尊重人，又是自尊，医务人员做到文明礼貌有利于促进建立友好合作的医患关系。因此，医生在行医过程中应举止有度、仪表整洁、言谈文雅、态度和蔼，真诚地对待患者，这样才能取得患者的信任，使之主动配合治疗，提高治疗效果。

语言是医生与患者沟通的工具，医生在与患者及患者家属交流时，要善于运用语言艺术，做到谨言慎行，建立良好的医患关系。在解释患者及家属提出的问题时，运用安慰性语言，消除其疑虑、焦躁等不良情绪；运用鼓励性语言，开导、鼓励患者树立战胜疾病的信心；运用科学性语言，准确、简明扼要、通俗易懂地向家属耐心地解释病情；在与患者及患者家属沟通时，提倡使用文雅、和气、善良、谦虚、优美、科学、保护性的语言。

医生在工作中应保守秘密，不得泄露患者的隐私。

（五）尊重患者，团结协作

“若有疾厄来求救者，不得问其贵贱贫富，长幼妍媸，怨亲善友，华夷愚智，普同一等，皆如至亲之想”“凡诸疾病者，一视同仁”“贫富虽殊，施药无二”“不分贵贱，普同一等”即要求医生对待患者要一视同仁，不因年龄大小、地位高低、经济条件好坏、知识文化水平、亲疏关系而不同，对待所有的患者都要尊重他们的人格和权利，以礼相待。对于任何患者的正当愿望和合理要求都应予以尊重，在力所能及的条件下，尽量满足。一视同仁，是对患者的权利和尊严的普遍尊重和关心，体现医患交往中社会地位和人格尊严的平等。

除了尊重患者、一视同仁外，医生在工作过程中还应尊重同事，与同事之间团结协作，为患者提供更好的服务。

二、医生职业道德教育的现状

在市场化和价值观多元化的今天，医生的价值开始仅用医技来衡量，“医德”被忽视，部分医生对医生职业道德认识不清。究其原因，跟医学院校和医院职业道德教育方面的不足有关。

（一）重专业知识教育，忽视人文素质教育

长期以来，我国的医学教育过分注重学生的专业知识教育，人文社科类课程开设较少。据统计，我国医学院校的人文社会科学课程学时占总学时的8%左右，而国外的人文医学类课程占总学时的比例为：美国、德国达 20%～25%，英国、日本约 10%～15%。[①]这种教育模式忽视了医学生的道德教育。有些学校片面地认为德育就是思想政

① 李鲁，郭永松，施卫星，等. 以医学人文课程为基础的全程医德教育改革与实践[J]. 中国高等医学院研究，2000（6）：25-28.

治教育，由思想政治理论课来完成即可，忽视了学生的心理教育、医学伦理教育、法律知识教育、沟通能力教育等。

同时，当前我国社会普遍重视实用技术的功用，医学生更看重医学实用技术层面的学习和掌握，急功近利，而忽视了医学是一门人学，其本质是关爱生命、为人民服务的深层价值。人文社科对他们来说显得可有可无，学习和选修课程仅是为了拿到学分或者是因为必修课，对于非专业课存应付心态，这种学习态度也影响了在校期间医学生职业道德教育。

在人文素质教育过程中，以传统的灌输式的教学模式为主，教学改革力度不够，教学效果不显著。一方面，学校人文社科类课程教学内容枯燥，上课方式单一，脱离学生实际，难以吸引学生的注意力，难以调动学生学习的积极性，难以达到教学的目的。另一方面，主要以理论讲授为主，缺乏实践和实训相结合。

（二）职业道德教育缺乏系统性，实习阶段学校角色缺失

职业道德教育体系是从基础课到专业课、从新生入学到临床见习实习、从理论到实践建立的全方位的医德教育体系。目前，大部分医学院校的职业道德方面的教育是由思想政治理论课和部分选修课来承担的，但思想政治理论课和选修课主要集中在大一到大三，在大学的最后两年中，学校缺乏对医学生德育方面的系统性教育，尤其是医学生在医院实习过程中更是缺少职业道德教育。

医学院校大力鼓励医学专业课教师多搞科研，多出成果，教师科研压力大，一些高等医学院校的专业课教师更加重视自己的科研能力，教育教学内容与教师重视领域和研究程度紧密相连，在课堂教学上更注重向学生讲解专业医学知识以及当今医疗科技前沿、未来医学的发展趋势等，忽视了医生职业道德教育这方面的隐性教育。

（三）医院忽视了对医生的职业道德教育

在市场化的情况下，医院以追逐利益的最大化为标准，高超的医疗技术成为院方关注的重点，在此导向下，淡化了对医生的职业道德教育，在组织的培训和学术交流中，重点是医学技术方面的，而对医生的职业道德教育较少，重视力度不够，出现了医术交流讲座常有，而医德教育讲座难开的现象，从而导致了医生职业道德无法衔接的情况。同时，医院没有形成对医生进行职业道德评价的体系，把医生的职业道德情况与奖励惩罚制度挂钩。

医生的职业道德的养成并不是接受了学校的教育后就形成了，它的形成是一个过程。同时，医学生在学校接触的医生职业道德教育更多是理论的，虽有实践，但亦有局限。工作后，进入社会，所处的环境、接触的人和事物都发生了变化，医院应该针对医生所处的不同阶段进行专门性的职业道德教育。

第三节　医生职业道德的培养方法和途径

医生职业道德是一个从医学生持续到医生的长期培养、循序渐进、逐步形成的过程，是一个从知到行到知行合一的过程，包括对医生进行的职业道德教育和医生自我的医德修养。

一、医生的职业道德教育

医生的职业道德教育应“晓之以理，让医学生重视医德认识，拓展医德教育内容、创新医德教育教学方法；动之以情，让医学生培养医德情感，建设优美文明的校园环境、打造高尚情感的师资队伍；笃之以信，让医学生坚定医德信念，以先进的理论武装头脑、以榜样的力量弘扬医德；炼之以志，让医学生锤炼医德意志，加强艰苦奋斗精神教育、加强迎难而上精神教育；导之以行，让医学生落实医德行为，建立有效监督机制、开展医疗实践活动”①。从知—情—信—志—行循序渐进地进行。

（一）在学校期间，实施以医学人文课程为基础的全程医德教育的途径

本科医学教育是整个医学教育连续体中的第一个阶段，其根本任务是为卫生保健机构培养完成医学基本训练，具有初步临床能力、终身学习能力和良好职业素质的医学毕业生。在思想道德与职业素质目标中，最核心的是医学生正确的人生价值取向，尊重生命、关注健康、体恤患者的职业精神，医学生的大爱之心、关爱之情和社会责任感的培养等医德教育。终极目标是使医学生能做到修身养性，进行医德养成，在临床诊断、治疗患者的实践中，医德修养能达到较高的境界。为达到这种教学效果，亦采用以思想政治教育为载体，培养职业道德精神；以专业教学为载体，把握职业道德规范；以实践教学为载体，形成职业道德行为；以校园文化和医院文化为载体，营造医学职业道德教育氛围，更好地为医学服务，促进和谐医院的建设和发展。

1. 在医学院校，以思想政治理论课为依托，加强医生职业道德教育

为提高“思政课”的教学效果，积极发挥思想政治理论课在职业价值观教育中的主阵地和主渠道作用，需从教学内容、教学方式、考核方式等方面进行教学改革。将职业价值观融入现有的思想政治理论课教学中，通过教育和引导，使医学生树立正确的职业价值观，既有个人远大理想，又有为国家、民族、社会做奉献的精神；既有正确的成长意识，又有正确的成才途径。

---

① 汪慧英. 知情意信行视域下医学生医德教育教学模式的建构[J]. 中国医学伦理学，2015，（28）4.

（1）在教学内容上将“思政课”与医学生职业道德教育相结合。

在“思政课”课程内容的组织与安排上结合人才培养目标和岗位素质要求，结合医学生关注的人生问题、社会问题和行业问题。以《思想道德修养与法律基础》为例，按照知、情、意、行职业道德的培养规律进行分配。在讲授“理想”时结合“职业理想”“医学理想”的内容；讲授“爱国主义”时融入医务人员“关爱患者”的内容；讲授“职业道德”时拓展医学道德的内容等（见表 4-1）。这样的设计增强了教学的职业性、实用性和吸引力。

表 4-1 《思想道德修养与法律基础》教学内容设计[①]

知识模块	教学内容		知识、技能、素质目标
	教学专题	拓展医学内容	
模块一思想篇	专题一 珍惜大学生活 开拓新的境界	医学院校的特点	知识：当代大学生的历史使命和成才目标，社会主义核心价值体系的科学内涵 技能：医学院校的特点，适应大学生活 素质：提高思想道德与法律修养的自觉性
	专题二 追求远大理想 坚定崇高信念	医学生的职业理想	知识：理想信念的内涵及意义 技能：树立崇高的理想和信念，树立医学职业理想 素质：积极投身社会实践
	专题三 继承爱国传统 弘扬民族精神	关爱患者：一切以患者利益为重	知识：爱国主义、民族精神、时代精神的内涵 技能：培养爱国热情，学会关爱他人 素质：自觉维护国际利益、弘扬民族精神
	专题四 领悟人生真谛 创造人生价值	医疗人际关系	知识：正确认识世界观、人生观、价值观 技能：正确对待人生环境，正确认识医患关系 素质：树立积极进取的人生态度、追求高尚的人生目标
	实践项目 课下—社会调研 课上—人生观价值观个人演讲		知识：确立科学人生观，正确判断人生价值 技能：正确对待人生的顺境与逆境 素质：确立进取的人生态度，追求高尚的人生目标
模块二道德篇	专题五 加强道德修养 锤炼道德品质	医生职业道德的基本原则	知识：道德的内涵，社会主义道德的核心和原则，医德原则 技能：自觉践行社会主义荣辱观 素质：追求高尚的道德境界

① 彭勇军. 医学院校思政课开展职业道德教育的思考[J]. 大庆社会科学，2016，196（3）：3.

续表

知识模块	教学内容		知识、技能、素质目标
	教学专题	拓展医学内容	
模块二道德篇	专题六 遵守社会公德 维护公共秩序		知识：社会公德的主要内容，公共生活中的法律规范 技能：运用社会主义道德理论，正确分析社会道德现象 素质：自觉遵守公共道德规范
	专题七 培育职业精神 树立家庭美德	临床工作中的道德要求	知识：职业道德的含义及要求，恋爱婚姻道德法律规范 技能：正确分析职业道德、医学道德现象，正确对待恋爱问题 素质：自觉遵守职业道德、医学道德及职业法律规范
	实践项目 课下—医院现场教学活动 课上—观影讨论医德案例		知识：临床医学道德要求 技能：正确分析医务人员的医德行为 素质：提高医德素质及医德修养的自觉性
模块三法律篇	专题八 增强法律意识 弘扬法律精神	卫生法	知识：法律的内涵，我国社会主义法律体系，卫生法的含义 技能：树立法治观念，正确认识社会法律问题 素质：提高遵守法律规范的自觉性，增强国家安全意识
	专题九 了解法律制度 自觉遵守法律	医疗侵权民事责任；卫生犯罪	知识：我国实体法律制度及程序法律制度，医疗事故的含义及其法律责任 技能：运用相关法律知识正确分析解决法律问题 素质：提高自身的法律素质
	实践项目 课下—法院旁听 课上—模拟法庭		知识：掌握法律基本知识，熟悉法院审判程序 技能：正确分析法律问题 素质：自觉遵守法律规范

在《中国近现代史纲要》课程中，通过对中国近现代历史的学习，让学生们了解中国的国情，了解中国近现代社会医疗卫生事业发展情况，培养学生的爱国情感、社会责任感。通过学习《马克思主义基本原理概论》，让学生辩证地看待医患关系、医患矛盾，学会用物质的辩证的发展的思维思考问题，正确对待人生道路上遇到的挫折，坚信前途是美好的，道路是曲折。通过《毛泽东思想和中国特色社会主义理论体系概

论》的学习，了解我国的国情，了解国家的大政方针，认识并自觉践行社会主义核心价值观，坚持以人为本，树立“以人民为中心”的服务意识。总而言之，在课程内容设计上，把课程内容与医学生关心的问题结合起来，引发学生学习的兴趣，并在潜移默化中达成教育的目的。

（2）改变教学方式，加强社会实践。

教学方法对教学效果的取得起到很大的作用。笔者的一份调查问卷的数据显示，学生基本不赞同满堂灌的教学方式，更喜欢理论与课内外实践相结合、互动教学、引用材料和实际案例来说明课本理论知识等教学方式，这反映出现在的大学生喜欢主动参与到课堂教学中来，而非一味的被动接受。基于学生的这种需求，在思想政治理论课的教学中可以引入慕课、翻转课堂、对分课堂等新的教学方式，同时，在课内实践环节，可以设计演讲、辩论、经典朗读、课件成果展示、历史情景剧、微电影、微视频等活动，充分发挥学生的学习主动性和课堂参与度，强调对学生探索精神和学习能力的培养，充分发挥其学习主体作用。“授之以鱼，不如授之以渔。”知识是无穷的，应教会学生学习的能力、思考的方式，学会主动去发现问题和解答问题。总而言之，改变教学方法有利于深化课堂教学效果，学生走向讲台、师生互动、案例分析讨论的教学模式，有利于启发学生思考，培养理论分析能力，提高理论联系实际的水平，积极展开多角度的思考讨论，充分发挥学生主体的积极性和自觉性，促进医学生知识、素质、能力的协调发展。

理论来源于实践，实践是检验真理的唯一标准。学生不仅要掌握理论知识，也应将学到的理论用于实践中，从而加深对理论知识的理解和认识，因此，在教学过程中，应合理增加课内课外实践。同时，注意实践课的设计，不是走形式，而是要切实让学生从中有所收获。因此，实践教学时，教师提出问题，学生查找资料、确定主体、展开调研、完成调研报告等，实践结束后应进行课上交流。在课外社会实践方面，可以组织大学生进社区、医院见习，参加公益活动，进行警示教育，参观爱国主义教育基地等，从中培养学生的爱国情感、社会责任感、服务意识、仁爱之心和法律意识等。这些社会实践有利于政治理论教育与实践教育相结合，有利于引导大学生树立正确的世界观、人生观和价值观，能够加深大学生对现实社会中诸多问题和矛盾的认识。[①]

（3）“五年一贯制”德育教育。

“思政课”主要开设在大一到大三，为了保证学生在实习期间的思想道德教育，特制定《实习生临床德育评价手册》，思想政治理论课教研部联合实习医院的各科室对实习期间的学生的思想道德情况进行鉴定和评价。

实习生临床德育评价手册由临床德育量化考核、实习生个人医疗职业道德心得体会和实习期间思想政治教育实践量化考核三部分组成。第一部分，临床德育量化考核内容包括实习生的政治思想、劳动纪律、医疗作风与医疗道德、学习态度和科研精神、沟通能力、爱心等职业素养，由实习所在的各科室带教教师根据学生表现进行评价。

① 韩志，薛慧娜. 医学生职业道德教育融入辅导员工作的思考[J]. 学理论，2015（18）：2.

第二部分，考核内容为每位临床实习学生撰写个人医疗职业道德认识和心得体会文章，再结合自身实习期间经历，重点总结自我对医疗职业道德认知、自我医德医风表现及提高等内容。第三部分，各队根据具体条件组织开展参观考察当地爱国主义教育基地或文化古迹。请实习医院领导介绍本院的改革与发展，请实习医院优秀医务工作者介绍先进事迹，开展奉献日活动如参加当地的科普宣传或进行卫生咨询等，组织开展或参加医院专题学习等活动，鼓励开展特色活动。学生实习结束后，将《实习生临床德育评价手册》统一交回思想政治理论课教研部，部门教师对每位实习生实习期间的思想道德情况作出评价，将之作为医学生实习期间的思想道德鉴定装入学生档案中。

在学生实习期间，思想政治理论课教研部教师可以联合实习医院，展开有关医学生职业道德教育、诚信教育、法治教育、医患沟通等方面的讲座，结合医学生的临床实践，加强对医学生的思想道德教育，使之形成正确的人生观、世界观和价值观。

2. 合理安排人文课程，培养医学生人文素养

一名优秀的医生不仅仅要有精湛的技术，还要有高尚的品德修养、良好的人文素养。因此，医学院校应通过多种方式培养学生的人文素养。在人文教育中应遵循两个基本原则：第一，广而博，对医学生进行人文教育的目的是拓宽其知识面，使其具有广阔的人文知识，进而内化为良好的人文精神，非专业性教育，因此不宜过于深奥和专业。第二，从教育内容到手段、方法，都要贯彻与时俱进的思想。医学人文教育不仅是传统人文教育中的文史哲美的教育，还应包括与医学相关的、带有人文类的交叉学科的教育。

（1）调整和适当增设医学人文课程。

调查显示，现在大部分医学院的医学人文类课程以选修课方式呈现，课时少，涉及的内容单一，缺乏整体设计和明确的要求。适当增设医学人文课程，如医学心理学、医学史、医学社会学、医学法学、医学礼仪、人际沟通课程等，对医学生的心理素质、举止行为规范、沟通能力、法律基础知识等进行教育，强化医学生的服务意识，提高医学生的品德修养和人文素养。

人际沟通能力是医生人文素养的重要内容，现在很多医患矛盾都是因为医生较差的沟通能力和技巧产生的。中国医师协会 2013 年的《医患关系调查白皮书》显示，80.9%的医患纠纷源于医德医风、服务态度和医患沟通障碍，只有不到 20%是医疗技术原因造成的，63.98%的人认为医院管理体制改善是能促进医患关系良好发展的，61.6%的人选择建立医患双方更多沟通渠道；还有 49.53%的人认为跟医护人员多一个笑脸、多一句问候都能大大改善医患关系。[①]作为一名医生，面对各种不同的患者，在与患者沟通时，要注意方式方法，需要根据患者的年龄、职业、性格特点、文化程度、病情等，采取不同的沟通方式。比如：与年轻人交流时，应避免沉默和教训的语言；与老年人

① 健康网. 中国医患关系调查白皮书[EB/OL]. [2020-04-11]. http://news.39.net/39dt/086/28/529926_1.html.

交流时，应用尊重、关心和体贴的语言；与病情较重的患者交流时，应用关怀和安抚的语言，注意使用解释和保护性语言；与病情反复、病程较长的患者交流时，多采用讨论或交换意见的方式，切忌生硬或武断的语气。

（2）将医学人文教育融入医学专业课程中。

加强医学生的人文教育，仅仅靠增加课时是不够的，受时间限制也不可能同时增加大量课程，因此我们尝试将人文教育融入医学专业课程中，挖掘专业课中的人文教育因素，发挥其人文教育功能。例如医学史的一些内容可以融入每门专业课的发展简介和历程中去，在解剖课教学中可结合教学，进行进化发展的观念、形成与功能互相制约的观点、局部与整体统一的观点和系统整体性观点的医学哲学内容的教育。通过把生死教育、医学史教育、医学哲学、医患沟通、患者心理、法律知识等人文教育内容融入医学专业课程中，使医学生懂得医学科学知识与医学人文知识间的密切联系，形成医学人文与医学专业课程相互融通、紧密结合的长效机制，达到双赢。

（3）拓展人文教育渠道，加强校园文化建设。

人文类课程受课时数、师资力量等方面的限制，难以达到预期效果。在“互联网+”时代，我们可以充分利用网络新媒体拓展人文教育的渠道。根据现在大学生的特点，可以依托网络建立医德医风教育网站和微信公众号。在 “医学生医德医风教育网”中设置“医德医风资料库”栏目，以文字、图片和多媒体资料的形式展现医德医风现状、医患关系、中国医疗体系改革、中国医疗卫生状况及医学最新进展等内容，并开展网上咨询、辅导和讨论。[①]通过微信公众号可以推送经典书籍、国家的医疗卫生方面的方针政策、学院开展的各类活动、身边的典型模范人物事迹等内容。同时，学校可以购买加强医学生人文教育方面的网络课程，网络课程种类多，不受时间、空间限制，学生可以根据自己的兴趣和爱好涉猎多方面的知识。

校园文化对大学生的影响是巨大的，可以营造良好的人文教育的文化氛围。高水平的校园文化可以集社会功能、学术功能、审美功能于一体，对学生具有潜移默化的影响。校园文化一方面通过校园自然景观、人文景观、医学历史博物馆等建设，彰显医学人文学精神；另一方面通过学术讲座、医学纪念日等校园文化活动的开展，使学生学习、生活在浓厚的文化氛围之中。学生会、团委、院系加强学生社团的建设，时常举办各种形式的知识竞赛、辩论比赛、演讲比赛、文艺汇演等，通过学生亲自参与，起到耳濡目染、思学问辩，不断拓展自己的人文知识，开阔自己的观察视野，从而提高文化底蕴。同时，在校园中摆设相关的展板、宣传报等，以形成一个良好的人文空间环境，让学生在日常的熏陶中慢慢领会人文素养的内涵，自觉提升自身的人文素养。在校园中，建设融思想性、知识性、趣味性、服务型于一体的校园网站，积极开展健康向上、丰富多彩的网络文化活动，牢牢把握网络文化建设主动权。[②]举办人文素质学

① 程子军. 完善医学生职业道德培养教育途径[J]. 医学与哲学，2005，26（10S）：2.

② 熊瑛. 新形势下加强高校医学生医德教育的三个维度[J]. 内蒙古师范大学学报：教育科学版，2015（9）：3.

术讲座，邀请杰出校友和医学专家来校交流，开展“名人名家进校园”、先进人物事迹报告会等活动，帮助学生形成基本的人文修养、思想觉悟和精神感悟。

（二）在社会实践中体验

实践出真知，社会实践有利于学生加深对理论知识的理解和掌握。现阶段医学生的职业道德教育的弊端之一就在于重理论教学而缺乏实践。美国医学院校的医德教育突出的一点就是鼓励医学生早期接触患者，通过从事一定的医德实践活动，培养医学生服务意识和良好医德品质，这一点是值得我们借鉴的。

在理论课教学的同时，可以开展多种多样的社会实践活动。比如：鼓励学生走进医院，贴近患者，为患者提供义务服务；走进社区，走入农村，帮助残疾人和弱势人群；组织学生到贫困地区义诊（由具有医师资格的教师带队），搞科普宣传，为贫困地区的群众做贡献。通过这些活动可以较早接触和了解患者，培养学生对患者的仁爱之心，加强与患者间的沟通、理解患者的病痛之苦，运用自己所学知识为患者服务，从而获得成就感，进一步增强学医的信念和动力；可以培养学生的责任意识，树立帮助他人、奉献社会的意识；在走进社区、暑期“三下乡”社会实践活动过程中，可以锻炼学生的意志、培养他们吃苦耐劳的精神、团队协作意识和人际交往能力，更深刻地理解医德的内涵。同时，学校可以组织学生参观一些主题教育基地或者生命意义教育展馆，培养医学生敬畏生命、尊重生命和呵护生命的意识。也可以组织医学生参加医生和患者角色互换体验活动，通过角色互换，让医学生以患者的身份亲自体会整个医疗过程，更直接、全面地感受到患者看病就医的不易，充分了解患者被理解、受尊重的需求，学会从患者的角度反思总结，学会与患者建立起理解、尊重、信任的和谐医患关系。①

（三）在临床实习过程中形成

高等医学教育的总体目标是“培养有良好的思想品德和职业道德，较广泛的社会科学知识，较宽厚的医学基础理论，较熟练的专业实践能力和解决医学实际问题的医学专门人才”②。即对于医学生既要求其有专业技能，同时还要具备良好的思想品德和职业道德。临床实习阶段既是医学生通过临床把理论知识与专业技能相结合的好机会，同时也是医学生接触社会、服务患者、强化医务人员职业道德信念的关键时期。在这个阶段会出现已有的医学伦理观、道德观与现实发生矛盾冲突的情况，医德认识尚未形成坚定的医德信念和良好的医德行为和习惯。因此，必须在临床实习阶段加强对医学生的职业道德教育，引导学生正确看待身边的非道德现象，强化“以患者为本”的基本思想。

---

① 郭茜，刘惠军. 医学生在职业道德冲突中的选择倾向[J]. 中国医学伦理学，2017，30（1）：4.

② 中华人民共和国卫生部. 中国医学教育改革和发展纲要[Z]. 2001.

1. 建立临床实习中的职业道德教育体系

在学生入院实习前，学校和教学医院应组织对学生进行岗前知识技能培训，可以在卫生法律法规知识、医患沟通技巧和职业理想信念等方面进行培训，重点讲解实习中可能出现的问题及对策，提升学生自我效能感。

在临床实习过程中，可以充分发挥医学人文课程的载体作用和渗透作用，将职业道德教育连续贯穿于医疗实践中。比如：在临床实习工作中，要求参加一定时限的临床护理工作；派医学伦理教师，对实习医生定期举办讲座，并巡回指导；设立病房伦理小组，定期组织学生与医师讨论诊疗活动中遇到的道德问题；定期或不定期地开展“关爱生命”的医院义工活动，走向基层、农村、社区开展医务活动。[①]

2. 加强实习带教教师队伍建设，强化榜样示范作用

身教重于言传，实习带教教师的综合素质将直接影响到实习生的职业道德的养成。因此，必须加强带教教师队伍建设，使之不但业务能力强，还要有高尚的品德、责任心和耐心。作为实习带教教师，应做到传知识、授技能、传医德、带作风，帮助实习生规范医疗实践活动中的医疗行为，加强实习生医德修养，引导他们树立良好的职业道德。带教教师应该在以下几个方面做好示范：第一，强化沟通能力的示范。第二，问题意识导向的示范。通过把最新研究成果介绍融入实习指导，和医学生分享科研、临床诊治过程中的方式方法、体会感悟与科学精神，激发医学生提升发现和解决问题的能力。第三，强化职业理想的示范。带领指导医学生开展临床实习、创新性项目研究、社会实践调研等，将医学知识融入专业实习实践中，引导他们增强职业使命感，坚定职业理想。

重视榜样的示范作用，选择医疗行业的典型人物的先进事迹来教导实习生，同时，实习医院要注意观察、挖掘实习生队伍中表现优异、道德高尚的实习生，给予荣誉或者其他形式的精神奖励，并将职业道德品质优秀的实习生树立为榜样，引导学生积极模仿和学习，从而营造人人向上的道德氛围，进而影响更多学生的行为。

3. 建立并执行卫生职业道德评估体系，建立健全完善的考核体系

（1）建立高校与医学机构的双向交流反馈机制。

对于医学教育中基础教育和临床实习脱节的问题，应采取自上而下的方式，由学校设立相应的机构，统筹管理医学基础教育与临床实习，制定科学的系统的培养计划，建设好临床教学基地，把学校的职业道德理论教育和实习医院的职业道德实践教育贯通起来。这个机构成为学校教育和医院教育间的桥梁，为医生职业道德教育的连续性进行提供了基础。

---

① 鲁瑾，徐晓璐. 浅谈在临床实习中加强医学生职业道德教育[J]. 西北医学教育，2013，21（2）：404-406.

医学院校和各实习医院各自组织的临床教务科，实施横向对接，负责解决学校教育与医院教育的衔接问题以及学生在临床实习阶段出现的各种问题。

（2）建立实习生职业道德考评体系。

在临床实习阶段，建立医学生职业道德教育指导委员会，加强教育教学的指导和监控。

第一，建立医院、临床科室、带教教师、病患对实习医学生职业道德的考核评价体系，作为临床考核内容之一。学生按照统一制定的自我评价指标体系进行职业道德表现的自我评价；带教教师或科室负责人根据学生的表现在实习结束时写出评语；在学生实习的科室，针对住院患者进行实习医生职业道德调查，从住院患者的问卷调查中关注实习医生的查房情况、病情解释、问题解答以及服务态度等。这种对实习学生的考核制度，引导学生在实践中开展医德的自我评价和自我监控，强化学生的自我教育意识，使学生对自身医德修养的提高形成自觉，从而使他们将来走向工作岗位后将医德的培养与医术的提高同等看待，形成一种长效机制。

第二，建立学校—实习医院—学生个人的考核评价体系，对医学生从在校期间到毕业之前的职业道德素养水平进行考核和评估，并建立每个医学生个人职业道德素养档案，把它作为用人单位选人用人的条件之一。

第三，建立医学生职业道德评价反馈体系，将在校期间和实习期间的评价考核结果同时反馈给学生和教师，学生根据考核结果，针对自己的问题进行反思、调整、改善，而教师根据考核结果对学生的整改提供必要的辅导和帮助，并根据学生普遍存在的问题，有的放矢地调整德育培养方案。

第四，建立医学生职业道德素养奖惩体系，对职业道德素养较高的学生进行表彰和鼓励，对职业道德素养较低的学生进行指导和诫勉，并把职业道德素养和奖学金挂钩，坚持德才兼备、以德为先的奖学金评选标准。

4. 教学医院营造良好的医德教育氛围

教学医院积极向上的文化氛围对医学生高尚医德的形成可以起到潜移默化的作用。在实习基地通过广播、杂志、宣传海报、条幅标语及网络等有效的宣传手段，大力营造积极向上的医德氛围，开展以医德教育为主题的文艺演出、专题讲座、先进事迹报告会、辩论赛等活动，在实习生中树立高尚的道德榜样，让实习生在组织活动、参与活动的过程中受到耳濡目染的影响。

（四）在职业活动中强化

医生是医疗行业的主体，关系人民群众的生命和健康，关系到国家社会保障的重要组成部分，关系到民生问题的解决，这更需要一支高素质的医生队伍，不仅要具有精湛的技术，还需要高尚的道德修养。医院对医生进行职业道德教育，对医生的职业道德进行考核。

1. 坚持“以人为本”“以患者为中心”的道德教育原则

科学发展观强调“以人为本”，促进人的全面发展，在对医生进行职业道德教育时，应把道德灌输与尊重教育对象的理智能力和自主意识结合起来，进行激励和引导，培养有独立人格精神、有独立自主道德能力的医生，使医生能够在特定的价值冲突环境中创造性地运用道德原则和道德规范，成为有创造性个性、追求崇高道德境界的道德人。

2. 医院建立医生职业道德指标体系

医院对医德医风的监督、考核和评价要有一套完整的措施，如设立医德医风领导小组、监督小组，建立医德医风考评制度、承诺公示制度等。对全院工作人员建立个人医德医风档案，每年进行一次考评（见表 4-2）。

表 4-2 医生职业道德评价指标体系①

一级指标	二级指标	三级指标	分值
责任心（30 分）	技术过硬（15 分）	1.是否及时处理病情	7
		2.是否有效了解病情	8
	工作严谨（7 分）	3.询问是否仔细	2
		4.检查是否仔细	2
		5.病例是否完整清楚	3
	对症处理（8 分）	6.是否有不合理检查	2
		7.是否有不合理用药，如乱用抗生素	2
		8.对病情推理是否合理	2
		9.对病情处理是否适当	2
服务质量（24 分）	平等对待患者（10 分）	10.是否尊重患者	3
		11.是否对所有患者一视同仁	3
		12.是否对患者解释详尽	2
		13.对患者语言是否适宜、适度	2
	服务热情周到（4 分）	14.是否微笑服务	1
		15.是否耐心细致	1
		16.是否动作轻柔	1
		17.是否语气温和	1
	为患者提供便利（6 分）	18.是否为患者提供注意事项及禁忌提醒	3
		19.是否能主动为患者提示下一步就医程序	3
	尊重患者选择（4 分）	20.在治疗方式上是否征询患者或家属意见	2
		21.在用药上是否如实向患者做介绍并征询意见	2

① 张国政. 当前我国医生职业道德存在的问题与对策研究[D]. 沈阳：东北大学，2010.

续表

一级指标	二级指标	三级指标	分值
依法行医（26分）	廉洁行医（12分）	22.是否收受患者红包	3
		23.是否接受患者吃请	3
		24.是否接受药商回扣	3
		25.是否开大处方、人情方	3
	不私自外出行医（6分）	26.是否工作期间不假外出	2
		27.是否有外出行医行为	4
	不“倒卖”患者（8分）	28.是否向别的医疗单位介绍患者	4
		29.是否介绍患者到外单位买药	4
接受监督（10分）	无医患纠纷（4分）	30.是否有医疗投诉	2
		31.是否有医疗纠纷	2
	自愿接受患者监督（6分）	32.8小时内生活作风是否严谨	2
		33.是否与药商频繁接触	2
		34.在工作时间是否有处理私人事务的情况	2
人际关系（10分）	无同事间纠纷（5分）	35.同事之间是否能团结协作	5
	无不正常病患关系（5分）	36.是否与异性患者有不正常关系	5

采取灵活的形式，开展丰富多彩的活动，寓职业道德教育于活动之中。通过丰富多彩的活动，使广大医务人员潜移默化地受到“四有”教育，增强医务人员的集体感、荣誉感，净化他们的心灵，改变精神面貌，从而提高他们的整体素质。

二、医生医德修养

医生职业道德养成不仅依靠职业道德教育，还需要医生自身的修养。医德修养主要是指医学生和医务工作者为培养医德品质所进行的自我审度、自我教育、自我锻炼、自我改造和自我塑造的实践活动，也就是医务工作者在协调与患者、与其他医务工作者、与社会的关系中对自己医德品质的锻炼与改造的过程与功夫。古语有云：“医之道，必先正己，然后正物。”医生道德修养是医生道德要求由“他律”向“自律”升华的关键，是医生道德要求内化的必要条件。

（一）医德修养的要求

1. 目标明确，高标准

医德修养是按照道德品质形成的基本规律，紧紧围绕构成医德品质的“知、情、意、信、行”五要素而逐步培养、提高和完善的，目标明确。医疗行业关乎人的生命和健康，再加之社会的进步、医学科学的发展，会随时提出新的问题，因此医德修养必须坚持高标准，不断提高，不能停留在一个固定的水平上。

2. 多学习，勤实践

一个人修养的高低，不是全以知识深浅来衡量，但知识的丰富性对提高修养是非常重要的。医务工作者服务的对象是复杂的“人”，没有广博的知识，难以精通医术。所以，医务工作者除了认真学习医学专业知识以外，还应涉猎一些人文社会科学方面的书籍，提高自身的人文素养。

“理论来源于实践”“实践是检验真理的唯一标准”“读万卷书，行万里路”都强调了实践的重要性。医学是实践性很强的学科，所以我们不但要博览群书，还要勤于实践。医德修养的形成、完善与发展，以及对它的检验和评判都离不开社会实践。医学修养是讲与做、知与行的统一。要想成为医精德高的人，就必须不断丰富自己的知识与学识，不断反复实践。

3. 贵在自觉，持之以恒

道德修养是自我学习、自我教育、自我锻炼、自我提高的过程，没有高度的自觉性是不可能坚持的。因此，要做到经常自我解剖，结合自身的职业生活，反思自己的态度是否端正、感情是否诚挚、工作是否负责。要勇于把自己的不良行为诉诸内心的“道德法庭”进行自诉、忏悔，从而提高自身医德修养。

道德品质的形成非一日之功、一蹴而就，更非一劳永逸，是一个长期的过程，需要持之以恒地不断提高。

（二）医德修养的途径

1. 自我反思和领悟

医生职业道德、职业规范从认识到践行是个质的飞跃，医生在接受职业道德教育的同时也要不断地进行自我反思和领悟。在名和利的面前，医务工作者是否能一如既往地遵守医德原则，做出正确的选择，需要在内心深处开展不同道德观的斗争。医务工作者要时常进行认真反省，认真进行自我评价，只有经历多次斗争和锻炼，才能步入高尚的精神境界。

2. 向榜样学习

班杜拉指出：“大部分人类是通过对榜样的观察而学习，即一个人通过观察他人的行为而知道了新的行动应该怎样做。”[①]由此可见榜样的作用是巨大的。在医德修养过

---

①〔美〕阿伯特·班杜拉. 社会学习心理[M]. 郭占基，周国韬，译. 长春：吉林教育出版社，1988：37.

程中，我们可以观看“寻找最美乡村医生”的纪录片或颁奖典礼，让这些乡村医生的感人事例来洗礼思想；也可以听德高望重的老专家或者医德高尚的榜样人物的现场报告会来学习他们的高尚的医德。经常拿榜样的修养情况和自己的修养情况进行对比，查找自身的不足，找到改进的方式方法。

3. 慎独

慎独出自《礼记·中庸》:“道也者，不可须臾离也；可离非道也。是故君子戒慎乎其所不睹，恐惧乎其所不闻。莫见乎隐，莫显乎微。故君子慎其独也。”意思是在无人监督的情况下，坚持自己的道德信念，自觉地遵守道德原则和规范，不做违反道德的事。可见慎独是道德修养的一种崇高的思想境界，也是一种必要的道德修养方法。

医疗工作的特殊性决定了医生很多时候是在无外界约束和监督情况下的独立操作，其医疗行为是否正确规范，处理是否及时到位，用药是否合理、安全有效，都是由医生单方面认可的，因而慎独对医生来说尤为重要。所以医生必须加强医德修养，提高自身思想素质，树立以患者为中心、救死扶伤、除人类之病痛的坚定的道德信念，培养良好的自控能力和较强的自律精神达到慎独之境界，做到慎隐、慎欲、慎省、慎微。

慎隐是慎独的基本要求，指没有人在场、个人独自活动无人能知晓、无人监督的时候，也不能无所顾忌，为所欲为，要做一个善于自我控制、自我管理的人。

慎欲是必须把握欲望的度。欲望要适度，要用正当、合法的手段去实现自己正当适度的欲望。医生在面对红包和回扣时应以坚强的道德信念和意志严格要求自己，坚决抵制违背医德、有损医学尊严之事，努力践行符合医德要求之事。

慎省即自我校正和反省。坚持以患者为中心的理念，坚决维护患者的利益，经常进行自我检查，反思自己的所作所为是否符合各项准则、制度和规定。

慎微即注重细节、小事。医务人员要谨小慎微，注意小节，从一点一滴做起，从小事做起，防微杜渐。

4. 提高道德选择能力

道德选择是指人们在一定的道德意识支配下，对道德行为或观念所呈现的善与恶的各种可能性进行抉择和取舍的一种道德活动，其目的是个人的生存与完善及社会的和谐与发展。对于医生而言，道德选择能力就是在收受红包等财务问题上，在治疗过程中开大处方、大检查等过度医疗问题上，在医患沟通上是否耐心的问题上，在遇到没钱但需要紧急抢救的患者时，在非执业场所遇到紧急医疗救护时等情况下做出的选择和应对能力。

提高医生的道德选择能力，在面对以上问题时，能做出符合医德医风的道德选择，和谐医患关系。提高个人的职业道德修养可以从以下几个方面入手：

第一，加强医生理想信念教育，提高医学生道德实践内在动力。年轻一代的医生性格较为自我，强调个性的张扬，集体主义观念较为淡薄，个人主义倾向明显。加之在网络时代，信息渠道多样化，接受的价值观复杂化，这对医生的职业道德培养，特别是职业道德实践能力培养提出了新的挑战。针对这种情况，更应该加强医生的理想信念教育，使之形成正确的人生观、世界观和价值观。

第二，维护其职业热情。在学校学习阶段，通过“早期接触临床实践训练课程”、进社区、三下乡等活动让医学生树立较强的医生职业意识，端正职业态度；加强医生的人文素质教育，优化人文社科类课程建设，改变传统教学方式，以学生为主体，教师为主导，提高学生的课堂参与度，综合运用小组讨论、角色扮演、案例分析、情景模拟等课内实践活动，让医学生能在课堂体验和讨论中增强其职业情感。在实习和工作阶段，医院通过开展各种职业教育活动、医院文化建设活动等提升医生的责任意识、使命感。

第三，通过加强对医生职业群体、职业素养以及职业生涯的认知，促进医学生对其职业的全面认识，客观合理地规划自己的职业发展道路。

医生良好职业道德的养成是一个长期的过程，需从“隐”处入手，从“微”处下功夫，从一点一滴做起，循序渐进，持之以恒。在新一轮医疗体制改革过程中，结合新情况、新问题，积极开展职业道德建设活动，将高尚的医生职业道德、精湛的医疗技术融洽在全面的医疗服务中，积极促进医疗卫生事业的新发展，为社会主义和谐社会的发展注入新的动力。

思考题

1. 新时代医生职业道德建设的必要性有哪些？
2. 新时代医生职业道德建设的方法和途径有哪些？
3. 请结合健康中国战略，谈谈新时代医生职业道德建设的现实意义。

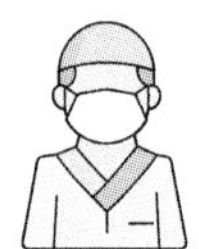

第五章　医生职业素养概述

医学生是未来医生的主力，虽然他们在医学院校中接受了多年的医学教育，也具备了一定的医学理论知识，但是很多医学生毕业之后却未能很快适应医生职业，甚至对医生这个职业感到迷茫。为此，非常有必要对医学生进行职业素质的教育，以帮助他们尽快成长为一名合格的医生。

第一节　医生职业生涯特点

要培养医学生的职业素质，首先要让他们充分了解医生这个职业的特点，尤其是我们国家医生职业的特点。当前我国医生职业有以下的特点：

一、专业化程度高，技术性强

医学特别是临床医学，既是一门自然科学，也是一门经验科学。提供医疗服务必须有专业知识和技术，只有受过正规的专门医学教育并获得执业资格的人，才能提供医疗服务。医学院目前普遍为本科层次，医学硕士研究生报考培养人次快速增长，且本硕的时间比普通专业学生时间都长，三甲医院对于医师的要求常常还需要博士学位，充分体现了医生职业培养周期长、专业化程度高的特点。

二、工作强度高，心理压力大

第一，目前中国社会老龄化明显，老年人越来越多。而老年人罹患疾病的概率要比年轻人高很多，因此现在中国的老年患者越来越多，很多医院甚至设立了专门的老年病科。第二，目前中国空气污染比较严重，呼吸系统疾病的发病概率越来越高。每到寒冷季节，各大医院的呼吸内科基本上都是一床难求。第三，人们的生活方式的改变，生活节奏的加快，生活压力的加大，等等，使得心脑血管疾病、糖尿病以及精神疾病等疾病的发病率明显上升。第四，随着中国经济的发展，机动车辆的普及，交通事故也呈现急剧增加的态势，因此各种外伤的发生率也明显增加。最后，人们对健康的重视程度较以往大大增加。以前是“小病拖，大病熬”，现在很多患者有不适就会及时就医，甚至还有部分患者小病大养。以上因素导致到医院就诊的患者人数呈爆发式增长。

而我国的医疗资源又主要集中在少数大医院，造成了病患一有病就往大医院跑，大医院可谓是人满为患。在这种供求矛盾的情况下，大医院的医生基本上都是超负荷工作。

由于医疗过程的连续性，医生的工作时间较长，劳动强度大，工作时间不固定，工作压力很大。医生经常面对急难危重患者，长期面对患者的顾虑、精神紧张、焦虑和烦躁等情绪变化，所以医生的精神负担和感情刺激较重。《生命时报》与丁香园进行的网络调查，以及对在北京、上海、广州、武汉、长沙、南京、西安、成都 8 个城市 19 家医院的 2 183 名医生进行的问卷调查显示：将近 80%的医生每天工作 8 ~ 12 小时，67%的医生曾连续工作超过 36 小时。在如此高强度的工作状态下，医生过劳死也不鲜见。2014 年 10 月，仅仅两周时间内，北京两家知名三甲医院接连倒下了三名医生。10 月 12 日，甲医院烧伤科主任医师张医生突发心脏病去世，年仅 55 岁。10 月 24 日，42 岁的乙医院麻醉医生昌医生在手术室内突然昏迷，发现时已无呼吸，在医院监护室住院近 40 天，最终还是未能挽回他的生命。10 月 25 日，甲医院骨科的骨肿瘤专家丁医生在泰国参加亚太骨科年会期间，突发心脏病去世，年仅 48 岁。医生这个职业的工作强度由此可见一斑。

三、拥有医疗决策优势和特殊干涉权

医生多年的专业训练和长期的职业经历及其职业角色，使其对医治病患所需要的知识技术和对医治过程的了解掌握与干预控制，具有患者无法企及和动摇的专有优势，这种知识技术等资源的独享优势就构成了医生对求医看病的患者拥有了近乎至高无上的职业权力。在特定情况下，需要限制患者的自主权利，实现自己的意志，以达到完成医师应对患者尽的义务和对患者的根本权益负责的目的，即医生的特殊干涉权。

四、医疗内容的非标准化

由于疾病具有多样性，医生必须按每个患者的病情处理。因而，服务标准和流程难以高度程序化和标准化。

五、委托代理关系

医患之间并非如同一般商品市场上的交易双方的平等交易关系，而是基于信息偏差产生的委托代理关系，患者无论事前还是事后，都很难对医方的行为有恰当评价。

六、职业风险系数高

医生职业的特点除了强度非常大以外，风险也非常高，一方面是医学本身的特点决定的。医疗确诊率只有 70%左右，各种急重症抢救成功率在 70% ~ 80%，相当一部分疾病原因不明、诊断困难，甚至有较高的误诊率或治疗无望。然而由于专业信息的不对称，加之沟通不畅，很容易导致医患矛盾冲突。近年来，各种辱医、伤医事件屡屡发生正是源于此。几乎大部分医生职业生涯中都会受到不同程度的言语威胁或者打骂等。现在社会中甚至还出现了一种新兴职业，叫作“医闹”，这类人群就是靠各种“医疗事故”威逼医院及医生来谋取利益。每当“医疗事故”发生时，这类人便化身“患者家属”，对医院进行打砸，对医务人员进行辱骂、殴打及威胁，逼迫医院让步赔钱。正因为少数患者、患者亲属及受雇于患者方的群体或个人，以医疗纠纷等为借口，采取威胁、伤害医护人员人身安全、侮辱医护人员人格或现场滋事、扩大事态、制造负面影响等形式严重妨碍医疗秩序，其社会危害性突出，以至于国家也从法律层面打击医闹行为。《中华人民共和国刑法修正案（九）》将刑法第二百九十条第一款修改为：“聚众扰乱社会秩序，情节严重，致使工作、生产、营业和教学、科研、医疗无法进行，造成严重损失的，对首要分子，处三年以上七年以下有期徒刑；对其他积极参加的，处三年以下有期徒刑、拘役、管制或者剥夺政治权利。”

为什么我国的医疗环境会变得如此恶劣呢？第一，医学的不确定性无法保证达到所有患者及家属的期望值。虽然目前医学已经有了长足的进步，但是仍然有很多疾病不能解决或者不能根本解决。第二，目前国家对医疗行业的投入不足。目前医院运营的经费主要依靠向患者收费，这就使得医院的诊疗行为带有逐利性，很多医生甚至有“要完成让患者花多少钱”的工作任务。在这种情况下，若患者医疗费直线上升，而疗效又不是很好的话，医患矛盾很容易被激发出来。第三，有一部分医生忽视了医患之间的沟通或者沟通技巧欠缺，使得医患之间沟通不畅，患者容易对医生发生误解，从而导致医患冲突。中国医师协会调查结果显示：90%以上的纠纷都是由于医患沟通障碍引起。最后，各种媒体的不实报道也起到了推波助澜的作用。如 2014 年湖南湘潭市“8·10”产妇死亡事件以及 2016 年潍坊“产妇纱布门事件”。在对这些事件的报道中，媒体没有站在公正的立场，丑化了医院和医生的形象，激起了老百姓对医生的仇恨。虽然这些事件最后都被证伪或不构成医疗事故，媒体也事后予以澄清，但是已经无法消除对医疗行业名誉的损害。

十八大以来，我国各项事业都有了进一步的发展，医疗行业也不例外。相信在不远的将来，我国的医生不会再如履薄冰地工作，医生和患者会充分信任，医生能安心工作，患者能放心看病。医学生们要充分了解医师职业的特点，尽早适应医生的工作，做一名称职的医生。

第二节　从医选择因素

一、不为良相，愿为良医——古代士人从医的原因

从古至今，医学无疑是一门专门的学问。但在中国传统社会，儒学才被视为真正的学问，是“大道”；其余皆为杂学，是“小道”。在极重科举的明清时期，虽然从中

央到地方都建立了官办医学（校），但医学却始终被视为技艺之学，无法与儒学并重。无论是正史还是地方志，把传统医家与天文、占卜、相命、遁甲、堪舆、绘画等都归入方技一类。文学家、政治家、艺术家、科学家若群星灿烂，光耀史册。在这些人物中，一群行医的士人不显于史，他们大多是科场的失意者，或身藏闹市，或隐居乡里，抱着“不为良相，愿为良医”的情怀钻研医典，磨炼技艺，悬壶济世，治病救人。

科举入仕是中国士人最重要的生存方式。中国古代传统社会的士散处于社会的各个角落，从事着不同的职业，他们的生存方式自然也呈现出多样性的特征。在中国古代，生存方式又称为“治生”。宋元以来，士人生存方式就渐趋多样化。元代理学家许衡提出了“治生最为先务”的观点：“为学者，治生最为先务。苟生理不足，则于为学之道有妨。彼旁求妄进，及作官嗜利者，殆亦窘于生理之所致也……治生者，农工商贾士君子当以务农为主。商贾虽为逐末，亦有可为者，果处之不失义利，或以姑济一时，亦无不可。”因此士人也有首先谋取生存的权利。但科举之路艰辛异常，乡试每百人中举者不过三四人而已，罔论会试、殿试，能入仕者更是寥若晨星。如此高的淘汰率，使得大多数入仕不成的士人转谋他途。士人从事的各式行业中，医道的悬壶济世与儒家的“仁者爱人”有殊途同归之处，行医不必放弃“士”的身份，既能养家糊口，又能以另一种方式实现“士志于道”的人生价值，自然而然成了很多中国古代士人的选择。

考诸中国各地方志及其他史籍，大量士人从医的原因，大致有以下几种情况：

（一）屡试不第，转攻岐黄

弃儒从医的士人俯首皆是，不胜枚举。放弃仕途的原因或屡试不第，或厌于仕途，有志之士怀着“不为良相，便为良医”的理想转而行医，“读书贵有用，不能达而济世，医而济人亦可也”。古语有云：“秀才学医，笼中捉鸡。”因中医理论和中国传统文化具有相类似的哲学观和思维方式，所以他们学医往往能快速入门，得心应手，很快便能有所成就。历史上的医家多为儒生，他们自幼习儒通经，或专攻岐黄，或兼以钻研医学，后世称之为“儒医”。统计发现两汉至唐代 52 位著名医家中，习儒者居大多数，而宋代以后，儒医成风，医学与儒学相贯通，业医者处处有儒者之风骨，“通经博史，修身慎行，闻人硕儒，兼通乎医者，精究玄机，洞明至道，每见立言垂教，后学禀为法程”。

代表医家：张元素（生卒年不详），金代医家，字洁古，河北易县人，易水学派创始人。其八岁考童生，二十七岁考进士。但因考试时犯了已故皇帝的庙讳而落第。他最终选择了学医，开始深入反复地研究《黄帝内经》。后撰《脏腑标本药式》《医学启源》等。喻嘉言（1585—1664），明末清初医家，名昌，江西南昌人。崇祯年间，其四十五岁时被擢为副榜贡生，进入了京城的国子监。在京三年，郁郁不得志，后因痛恨官场昏庸，无法实现自己抱负而辞官钻研医学。撰有《寓意草》《尚论篇》《尚论后篇》《医门法律》等。王肯堂（1549—1613），明代医学家，字宇泰，别号损庵，又称念西居士，江苏金坛人。曾授翰林院检讨，参与国史编修，由于朝廷不纳其抗倭疏议，愤然称病辞职回乡，从此重拾少时喜爱的医学。撰《证治准绳》等。龚廷贤（1522—1619），明代医家，字子才，号云林、悟真子，江西金溪人。受家庭影响，从小爱好医学，虽少时曾习举子业，然屡试不中，后转而学医，以"良医济世，功同良相"自励。撰《古今医鉴》《万病回春》《寿世保元》等。张锡纯（1860—1933），近代医家，字寿甫，河北盐山人。出身于书香之家，自幼读经书，习举子业，两次乡试未中，继而改学医学，上自《黄帝内经》《伤寒论》，下至历代各家之说，无不披览。同时阅读西医著作，成为中西医汇通派代表人物。

（二）家学渊源，世代行医

中国古代世代行医的家族不少，他们薪火相传，名医辈出。家族传承主要在世医之家进行，父辈丰富的医学经验经过子辈的继承，不断发扬延续。尤其在元、明两代，医家与工匠等技术行业一样盛行子袭父业，自幼受家庭熏陶，辨识中药，继承家学便理所当然。这种职业的世袭，使继承家学在古代从医缘由中占据重要比例。由于中医学的专门性和一定的利益性，历史上出现了许多医术、医方秘不外传，由家族历代相继的医学世家，造就了一大批有成就的世医与名医。继承家学者往往入门较早，自幼学习中医经典，跟随亲人辨识中药、熟悉药性，中医药功底扎实，且多随亲人应诊，早年即积累了较多临床经验。

代表医家：李时珍（1518—1593），明代伟大的医学家、药物学家，字东璧，号濒湖，湖北蕲春人。李家世代业医，其父李言闻为当地名医，李时珍继承家传医学，刻苦钻研，尤其重视本草，并富于实践，肯于向劳动人民群众学习。著《本草纲目》《濒湖脉学》等。钱乙（1032—1113），宋代儿科学家，字仲阳，山东郓城人。自幼成为孤儿，为其姑父乡村草医吕医生带大，并亲授医学，钱乙精勤好学，认真钻研《内经》《伤寒论》《神农本草经》，撰有《小儿药证直诀》。杨继洲（约 1522—1620），明代针灸学家，字济时，浙江衢县人。家族世代从医，祖父杨益为太医院御医，父亦业医，家藏秘方、验方与医学典籍颇丰。其自少时潜心医书，研医术，卓然有悟，尤擅针灸。撰《针灸大成》。薛己（1487—1559），明代医家，字新甫，号立斋，江苏苏州人。家为世医，父亲薛铠曾为太医院医士，薛己自幼继承家训，得其家传，精研医术，兼通内、外、妇、儿各科，名著一时。著有《外科枢要》《内科摘要》《女科撮要》《口齿类要》等。

（三）久病成医，遂以治生

"久病成医"是中国的一句俗语，却恰好是很多行医士人的写照。部分医家因自身有疾或亲人患病难以治愈，故而立志钻研医术治愈顽疾。如自幼体弱多病，屡医不效，便想刻苦研习医学自治己病；或亲人长期为顽疾所困，中国传统以"孝"为立身之本，百行孝为先，故而习医；或亲人为庸医误治，愤而学医等。其中由于亲人患病而习医者居多，因见亲人为顽疾怪病折磨，或被误治身亡，而悲愤万分，故立志习得岐黄之真谛，在为亲人诊治同时悬壶乡里，以医为业。经粗略统计，因亲友有疾而从医者约占 5/6，因自身疾患而从医者约占 1/6。从部分医家后期著作和成就来看，其钻研学科的主攻方向与从医原因休戚相关，如薛雪因母亲患湿热病而钻研医学，后著有温病学重要著作《湿热病篇》；唐宗海因其父患血证多方求治无效始潜心探索血证，经十一年时间写成《血证论》，集血证诊治之大成。

代表医家：药王孙思邈（581—682），隋唐医家，自幼体弱多病，汤药之资罄尽家产，时即立志以医为业，刻苦研习岐黄之术。其诊病治疗不拘古法，兼采众家之长，撰《备急千金要方》《千金翼方》等。朱震亨（1281—1358），元代医家，金元四大家之一，字彦修，人称丹溪翁，浙江金华人。35 岁时其母因长期的操劳患上了“脾疼”，众医束手无策，以孝立身的他遂开始研习《素问》，五年后治愈其母之疾。撰《格致余论》《局方发挥》等。徐春甫（1520—1596），明代医家，字汝元，号东皋，安徽祁门人，新安著名医家。出生于诗书之家，祖、父俱业儒。徐氏早年攻举子业，因苦学失养，体弱多疾，遂改攻医，师从当地医家汪宦，后著有《古今医统大全》。方有执（1523—？），明代医家，字中行，号九山山人，安徽歙县人。其初非学医，在《伤寒论条辨·痉书叙》中记载，其“两番丧内”，儿女“历殇者五”，病皆起于中风伤寒，而遍求诸医不识病由所致；同时自己又险遭病厄的逆境，在“厄苦惨痛，凄凄无聊”之余，开始研究《伤寒》，开“错简重订派”之先河，拉开了伤寒学派百家争鸣的序幕，著有《伤寒论条辨》。徐灵胎（1693—1771），清代医家，原名大椿，晚号洄溪老人，江苏吴江人。其年近三十，家中三个兄弟接连病故，遂开始钻研《难经》《黄帝内经》，攻研历代名医之书，速成深邃。悬壶济世，洞明药性，虽至重之疾，每能手到病除。著有《医学源流论》《医贯砭》《神农本草经百种录》《兰台轨范》等。薛雪（1661—1750），清代医家，字生白，号一瓢，江苏苏州人。早年游于名儒燮之门，诗文俱佳，又工书画，善拳技。后因母患湿热之病，乃致力于医学，技艺日精，所著《湿热病篇》即成传世之作，对温病学贡献甚大。

（四）立志行医，悬壶济世

众多有志之士受社会伦理观念如“为儒者不可不兼夫医”等影响，继以留心医学，悬壶济世；或身逢乱世，哀鸿遍野，惜含灵之疾苦，叹医道之不彰，著书立说；或因疾病肆虐，瘟疫横行，户户均有病死之骨，以拯救苍生为己任，医行天下。尤其是在朝代更替、兵荒马乱、瘟疫横行时期更有苍生大医横空出世。

代表医家：张仲景（约 150—219），东汉末年伟大医学家，名机，河南南阳人，后世称之为“医圣”。其身处动乱的东汉末年，连年混战，都市田庄多成荒野，人民颠沛流离，饥寒困顿。各地连续暴发瘟疫，“家家有僵尸之痛，室室有号泣之哀”，据载，自汉献帝建安元年（约 196）起，十年内有三分之二的人死于传染病，其中伤寒占十分之七八。“感往昔之沦丧，伤横夭之莫救”，张仲景遂发愤研究伤寒，立志解脱人民疾苦。“上以疗君亲之疾，下以救贫贱之厄，中以保身长全，以养其生。”著有传世巨著《伤寒杂病论》。许叔微（约 1079—1154），南宋医学家，字知可，号近泉，江苏仪征人。

许叔微出生之时，正值国破家亡，连年征战，十一岁时便成为孤儿，但他将悲痛化为拯救众生之志愿，以一己之力，身负拯救苍生之责，在极度贫困之环境中努力研究《伤寒论》，最终成为推广《伤寒论》的一代大师。南宋建炎元年（1127），真州疾疫大作，许叔微上门为百姓诊治，十活八九。其一生以救人为愿，不收报酬，此种愿力，古今罕见。撰有《伤寒发微论》《普济本事方》等。李东垣（1180—1251），金元四大家之一，又名李杲，字明之，晚号东垣老人，河北正定人。其出生于富豪之家，但身逢金元混战之乱世，不忍劳苦大众生活于瘟疫、灾荒、战乱、饥饿的动乱之中，遂发奋学医，以救含灵之苦。根据当时的疾病特点，李东垣提出了著名的“内伤脾胃，百病由生”的理论，为丰富祖国医学做出卓越贡献。著《脾胃论》《内外伤辨惑论》《医学发明》《兰室秘藏》等。

（五）亦儒亦医，伺机科举

明清时期的士人毕竟还身属传统社会，极重科举，与“修身齐家治国平天下”的“大道”相比，行医只能算是“小道”。于是一些士人在以医养家糊口的同时，对金榜题名仍念念不忘，应试而不疲，方志中有“儒医”之称的行医士人，俯首可得。如周金洪，“幼聪敏，习举子业”，因拜当地教谕为师，“故作文有法度，补弟子员”“旁及医术，精奇经八脉”，诊视患者多有奇效。每次乡试，“赴秋闱不倦”，后恩赐国子监学正。周鸿彬，“夙攻举业”，且读且医，“治伤感尤有起死还生之妙”。赵铨，攻举业，为京师国子监生员，因“精岐黄术”，被当地人称为“药王”。一次，明世宗身体不豫，“太医束手”，赵铨得内阁首辅夏言的推荐入内治疗，“终剂遂大安”。还有笪朝枢，监生，弟弟笪朝谟，增贡生，同为儒医。

（六）超然物外，隐居行医

中国是一个有着悠久的隐逸传统的国家。明清时期有的士人因明清易代，感国破家亡而隐匿；有的士人却是因为喜爱这种清闲安逸、无忧无虑的生活状态而隐居。他们虽然超然物外，有的却仍有济世救人的胸怀。如涂白，少时重文章气节。明亡，响应明朝末代藩王益王的号召，起义反清，失败后，“遂遨游江湖，吟诗适志”。晚年“筑室于竹山下，足迹不入城市”“精岐黄，以救济为心，绝不计利”。张名弼，“世业儒，至弼以医隐，博览邃通”“全活以万计”。吴之才，“序当贡，弃诸生服不就，绝世务，以医术终其身”。黄文炳，“三十丧偶，即不娶”，侨居鹤仙观云山道院数十年，“旁通轩岐学”，与当地良医孔毓礼齐名。

（七）家贫无力，以医为业

科举使中国传统社会很多出身贫寒之家的士人有机会出仕，但很多寒士生存状态极差，不得不中断仕进之途，以医为业。如邱中鸾，世业儒，后因老师病，常典当衣物买药求医，却仍然不治，又为其操持后事，穷困交加，因此“去儒业医，卖药于市”。

张嘉禾，“幼通经史”，因父母早逝而家贫，“遂习岐黄术，多奇效”。喻鹤松，“少孤贫”，其兄督促其读书，“既长，贫益甚，无以养，因专于医”。胡以节，“少孤贫，习举业”，后游历广东并在当地成家，“素精岐黄，袖药活人，从无德色”。

以上是古代名医习医的主要原因，当然历代名医众多，年代久远，资料记载不详，且时代背景复杂，亦有一些医家行医原因纵横交错，可能同时兼有多种原因，对其产生综合影响，促使其最终研习医学。然纵观历代医家，无不是以孝立身，以医道立身，以解苍生之疾苦为行医之根本，刻苦研习岐黄之道悬壶济世，从而造就了大量传世之医家。

二、健康所系，性命相托——当代医学大家从医之路

晚清时期，伴随着鸦片战争的爆发及洋务运动的兴起，西学东渐，也将西医的理论和医疗技术、医学教育思想和方法引入中国，经历了一个从无到有、逐步发展的历史过程，开启了中国医学近现代化历程。民国时期，西医教育在中国的确立，加速了近代中国西医人才培养，对我国近代医学教育体制的确立产生了较大的促进和推动作用。从传统的师徒传承的方式传播中医知识到近代的传教士传播西医知识；从传教士在中国开办西医学校，到后来国人自办医学教育；从最初的学习一些粗浅的医疗知识，到系统地学习先进医学理论、医疗技术和医学教育管理理念等。这些方式方法的引进和运用，最终使中国建立起中西医兼具的、有中国特色的现代医学教育体系。在此过程中，一大批医学大家涌现出来，成为我国现代医学的奠基者，对医学教育的发展发挥着重要作用。探寻当代医学大家的成长足迹，其从医之路坎坷艰辛，或为父辈引领，或为兴趣所致，也具有显著的时代烙印。

（一）从小立志，救苦救难

林巧稚（1901—1983），医学家，中国妇产科学的主要开拓者之一。她是北京协和医院第一位中国籍妇产科主任及首届中国科学院唯一的女学部委员（院士）。林巧稚一生亲自接生了 5 万多名婴儿，是中国现代妇产科学的奠基人之一。1906 年，在林巧稚 5 岁时，她的母亲因为身患宫颈癌不幸去世，母亲去世时的情景在林巧稚幼小的心灵中留下了无法磨灭的印象，从那时候起她就决心学医救苦救难。而父亲在母亲去世之后不久也因伤心过度病倒了。“学医，当个医学家”。当时还是个孩子的林巧稚，在失去亲人的痛苦中就植下了学医的宏愿。

（二）父辈期望，仁心仁术

吴阶平（1917—2011），医学家，中国泌尿外科学的主要开拓者之一。1917 年出生在江苏常州的一个殷实之家。父亲吴敬仪为他取名泰然，号阶平（后来一直以号代名），希望自己的孩子走一条逢山有路的平坦人生。1942 年毕业于协和医学院。1947 年入美

国芝加哥大学学习。1948年回国。新中国成立后，历任北京医学院第一附属医院院长、教授，中国医学科学院副院长、院长、名誉院长，中国协和医科大学校长、名誉校长，中华医学会会长，泌尿外科学会主任委员，中国计划生育协会副会长，中国科学院生物学部委员，国际外科学会、国际泌尿外科学会会员，中国科协第三、四届副主席。如果从16岁入北平燕京大学医预科算起，吴阶平可谓把一辈子的生命交给了他所热爱的医学事业。在当时军阀割据、政治腐败的情况下，吴敬仪对子女今后从业做出要求，第一不要从政，第二不要从商。他认为，官场太腐败，做官会身败名裂；社会动荡，经商会倾家荡产。要学科学技术，而且必须学医，医生不会失业，不过，要学医一定要做个好医生，一定要进协和。于是，吴门三代及近亲中有30余人从医。

（三）身处乱世，医疗救国

吴孟超（1922—2021），医学家，中科院院士，第二军医大学东方肝胆外科医院院长，2005年度国家最高科学技术奖获得者，被誉为“中国肝胆外科之父”。2011年5月，中国将17606号小行星命名为“吴孟超星”。2012年2月，被评为2011年度感动中国人物。吴孟超生于福建省闽清县，马来西亚归侨，作为一名归侨，吴孟超始终把自己的命运同国家的强大紧密联系在一起，为了国家的强大奉献了自己的全部智慧。1940年，正是祖国战火纷飞的年代，年少的他毅然归国，并立下医疗救国的远大志向；青年时他刻苦钻研，选择将当时国内研究非常薄弱的肝脏外科作为自己的努力方向；壮年时他披肝沥胆，创建了我国的肝胆外科并带领这个学科走在世界前沿；晚年他老骥伏枥，年届90高龄依然奋战在肝胆外科科研学术与医院建设一线，带领肝胆外科人才团队牵头成立“国家肝癌科学中心”，誓为国家的医疗卫生事业奋斗终生。

（四）家境贫寒，被迫从医

黎鳌（1917—1999），比二弟长7岁，比三弟长9岁，兄弟三人都是中国工程院医药与卫生学部院士。老大黎鳌于1995年当选，1998年被国务院授予“中国工程院资深院士”称号；老二黎介寿于1996年当选；老三黎磊石于1994年当选，还是中国工程院主席团成员。黎鳌是著名的烧伤外科专家，曾任第三军医大学副校长，中国人民解放军烧伤研究所主任。黎介寿是著名的普通外科专家，曾任南京军区总医院副院长、中国人民解放军普通外科研究所所长。黎磊石是著名的肾病专家，曾任南京军区总医院副院长、中国人民解放军肾脏病研究所所长。黎氏三兄弟都是军人。一家三兄弟个个是院士，堪称中国当代医学科技发展史上绝无仅有的佳话，让人惊叹不已。

黎氏三兄弟并非出身于杏林世家。他们是湖南浏阳人。父亲先在学堂做英语教员，后到盐务管理局当秘书。一生都不得志。母亲出身农家，终日忙于家务，兄弟仨从小随父母在江浙一带生活、求学。后因父亲病重亡故、家道中落而走上了从医之路。黎鳌在报考理工大学前夕，接到深受心脏病折磨的父亲的来信。父亲在信中语重心长地说：我原先学工，学成之后却没有工作，只好教书；由于我生病，家已困苦不堪。所以你不要再学工了，还是实际些，学医吧。我若是命长，等你学成了来给我治病；若是等不到，就希望你做一个为老百姓治病的好医生。父亲的嘱咐，深深地刻在了少年黎鳌的心上。他刻苦学习，终于考上了国立上海医学院。1937 年，年仅 45 岁的父亲因心脏病不治而逝世，家中唯一的经济来源断绝了。后来经大哥劝说，也迫于贫寒，两个弟弟也同样选择了考取学费、伙食费均免的医学院，方得以继续求学。想不到旧社会贫寒的逼迫，竟逼出了一家 3 个医生，而且日后都为新中国的医学事业做出了卓越贡献。

（五）因病学医，治己救人

2015 年诺贝尔生理学或医学奖揭晓，年逾 84 岁的中国女药学家屠呦呦凭借抗疟疾药物“青蒿素”，成为首位夺得诺贝尔医学奖的中国人。

药学家的原始起点源于染上肺结核。作为家中唯一的女孩，屠呦呦从小开始就接受了完整的教育。只是，屠呦呦的学生生涯，从 1946 年始中断了两年多。这一年，16 岁的屠呦呦经受了一场灾难的考验——她不幸染上了肺结核，被迫中止了学业。所幸的是，经过两年多的治疗调理，屠呦呦得以好转并继续学业。这段患肺结核的经历，在屠呦呦看来，正是自己对医药学产生兴趣的起源。“医药的作用很神奇，我当时就想，如果我学会了，不仅可以让自己远离病痛，还可以救治更多人，何乐而不为呢?”一代药学家的原始起点，就是来自这种“治己救人”的朴素愿望。考前填报志愿时，屠呦呦给自己报了北京大学医学院药学系。当时，国内开设药学系的大学尚寥寥无几，北大医学院药学系更是其中翘楚。在并无医学家传的屠家，屠呦呦的选择显得颇有个性。其实，高中时身患肺结核后被治愈的经历，已让少年屠呦呦对医学心向往之。为何要学药？因为她觉得，用药正是治疗疾病的主要手段。

（六）医学世家，耳濡目染

钟南山，呼吸病学专家，1936 年生于南京，出身医学世家。全国优秀共产党员，“共和国勋章”获得者，中国工程院院士。2003 年抗击“非典”先进人物，2020 年抗击新冠肺炎疫情领军人物，曾任中华医学会会长。钟南山的父亲钟世藩，是我国著名儿科专家。钟南山的母亲廖月琴，也毕业于协和高级护理专业，是广东省肿瘤医院创始人之一。钟南山小时候活泼聪慧，因家庭的耳濡目染，渐渐对医学有了兴趣。一天，钟南山发现家里来了许多“不速之客”——一群可爱的小白鼠。原来他父亲从事乙型脑炎病毒的培养和分离研究，在 20 世纪 50 年代，他的科研题目就是小鼠胚胎培养病毒，由于科研经费比较缺乏，他用自己的薪水买来小白鼠，在书房里做起了实验。从此以后，每天放学回家，钟南山总爱到父亲的书房里逗弄小白鼠玩。父亲有意地让儿子多与它们接触。他觉得，熟悉小白鼠的习性、生理与机能，对于学医之人，是很有好处的。他与钟南山商量，要他帮助自己照看小白鼠。尽管鼠窝里总是散发着一种难闻的臭味，钟南山还是乐呵呵地接受了这一开心的任务，成了最称职的“白鼠饲养员”。就这样，钟南山开始逐步了解到一些最基本的医学、医疗知识。更为重要的是，在帮父亲照看小白鼠的过程中，他不知不觉地锻炼了观察力、耐心和责任心，而这些，正是一个好医生所必须具备的。1955 年，19 岁的钟南山以优异成绩考入北京医学院（现北大医学部），实现了从医理想的第一步。

三、当代医学生从医意愿的产生

相比古代医者及近现代医学大家的从医之路，在高等医学教育规范普及的今天，新时代的医学生选择从医道路的意愿注定也有这个时代的特征。

（一）对医生职业的认知

让孩子上医学院是很多中国家长的理想。在传统观念中，医生护士的工作稳定，收入高，受人尊重，这是很多家长鼓励孩子学医的主要原因。

然而，近年来医患之间的矛盾冲突不断出现，医学的高压力、高风险特征日益凸显，似乎医生成了让人望而生畏的职业。以前受广大考生青睐的医学类院校却因报考人数不够，一些院校纷纷降低分数线或进行补录。这种现象出现的主要原因是人们对于医疗行业存在的风险缺乏认知，当真正置身于纷繁复杂的医疗环境中，当看到一件件伤医杀医事件后，他们才发现现实并不那么简单，医生并不是一个稳定且赚钱的职业。于是，医生的梦想随之破灭，也就出现每年 60 万的医学毕业生，有 50 万人进行二次择业。

（二）影响医学生从医意愿的因素

1. 医疗政策及法规方面

我国实行的是“患者优先”的医疗政策，也就是更多地保护患者的利益。在我国的有关医疗事故的法律中规定，在涉及医疗事故的诉讼中，不是要患者证明医生有错，而是要医生举证证明自己无错。这在一定程度上对医学生的职业兴趣产生了负面影响。

2. 社会因素

医学是一门实践性很强的科学，每一种治疗方法都需要在临床中反复探索。然而，社会上相当多的人因为对医学的认识不够，所以不能以客观的态度看待医院。媒体炒作性宣传往往伤害了医方。虽然新闻媒体不是导致医患关系紧张的主导因素，但往往由于媒体一边倒的舆论导向使得医生的社会形象受到严重影响。在对医方的调查中，有 19.2%的人认为媒体因素是仅次于政府因素的导致医患关系紧张的因素，远高于其他因素。而紧张的医患关系往往会演变为医患之间直接的肢体冲突，甚至造成人员的伤亡。从医环境的好坏，也成为影响医学生毕业后选择继续从事医疗行业还是选择二次择业的重要因素。

3. 职业认同及职业规划教育的缺失

传统的教学模式注重知识的传授，对学生的职业认同教育是缺失的。即使有也由于学校条件因素，在课程及课程内容设置等存在缺陷，影响了学生职业教育的效果。

第三节 医生职业素养内涵

医疗卫生行业是人健康发展的保险箱，是社会和谐发展的安全阀，为人类的繁衍生存、健康发展、身心和谐提供坚强保障和有力支撑。而作为医疗卫生行业主体的医生，是具体行为的实施者和践行者，其行业职责与时代使命光荣而神圣，是社会可持续发展不可或缺的重要职业之一。从词源上看，医生的英语表述是“doctor”，单词本身就蕴含着博士、学者、教师、神学家、大师傅、权威等丰富内涵，而这些称谓都是在社会上令人肃然起敬的、让人追求向往的职业。医生顾名思义是因医而生，可见救死扶伤、解危济世、促进人的健康、改善人类繁衍、促进社会进步是其天职，既是医生职业素养的逻辑起点，也是医生职业素养的价值旨归。

一、医生职业素养的逻辑起点

人是马克思主义理论的出发点和归宿点。马克思指出：“所谓彻底就是抓住事物的根本。但人的根本就是人自身。”从这个意义上说，马克思主义学说是关于人的发展的学说，而“现实的人”是马克思主义理论的出发点和落脚点。人的生存实践活动不仅改造了自然界，也改造了人自身，人在历史性活动中不断创造自身，不断生成自身的存在物。人对自然界的改造最终是为人的自我创造服务的。因此，人的生存实践活动不仅使得人成为改造自然的主体，也成为创造自身的主体。人是一种能够自我塑造的存在者，面向未来的自我创造性是人的“主体性”的应有内涵。

对主体性的呼唤，就是对真正的人的呼唤，也是促进人自由而全面发展的觉醒。人的主体性发挥就是把人作为自然界的主人、认识的主体、创造的主体。尽管这一过程需要长期发展和不断完善，但从社会角度而言，人从来就不是独立的和具有主体性的，需要在改造自身的同时参与社会的改造。人的主体性发挥是一种境界，有主体性的人对自己人生价值有清醒的认识，是自尊、自强、自立、自律的人，有高昂的入世精神，是自我意识的高度觉醒，有自我批判、自我教育、自我发展、自我完善的能力，有高度的社会责任感。主体性的人对自身而言，不仅要生存发展，对他人和社会而言不仅意味着能适应，而且还要主动作为，做出积极贡献。当前，改革开放纵深发展，社会主义市场经济全面推进，新媒体时代深入生活，社会处于急剧转型和深层变革时期，各种矛盾问题和利益冲突积聚凸显，文化思潮多元激荡，社会舆论纷繁复杂，社会功利化特征明显，社会组织形式、社会生活方式以及人们的价值取向呈现多样化、多元化、层次化的发展语境和复杂生态。社会经济快速发展的同时，人的幸福指数和身心健康没有及时跟上，人在精神世界和身体现实方面的问题日益凸显。

因此，人的主体性发挥处于一个更加开放、更加复杂的社会环境中，处于一个更需要也更能够充分发挥医生主体性和彰显医生职业价值的时代话语体系中。医疗卫生事业在社会和谐发展中具有十分重要的地位，关系着千家万户的和谐稳定、幸福美满，关系着社会中每一个主体人的健康发展、全面发展和自由发展。身体健康是一种力量，是人实现全面而自由发展的前提和基础。从医院的角度来讲，要努力做好医院的内涵建设与外延拓展，强化内功，外塑形象，全力打造“优质服务、一流技艺、人文关怀、生态优美、共建和谐”的整体价值观。从患者的角度来说，在就医过程中所体验到的服务质量和医疗效果，既是医生职业素养的外在体现，也是人的主体性得以体现的重要指标。从医生的角度而言，作为医疗卫生事业的主体，承担着救死扶伤的光荣职责和神圣使命。在构建社会主义和谐社会进程中，医生发挥着治病救人、提高人民身心质量的重要作用，是重视、关心和解决民生问题的重要服务窗口。医生主体性的充分发挥，首要前提是自身素质过硬，也就是在政治思想、价值取向、道德观念、知识水平、技术能力、服务态度、人文知识和信息资源等方面具有完整的职业素养体系架构。只有这样，才能不断发挥其主观能动性，充分尊重人的主体性和生命的价值，为患者提供优质服务，让更多社会中的人主体性地位得以彰显，用人的和谐有力促进社会的和谐发展。

二、医生职业素养的基本内涵

职业素养是职业内在的规范和要求，包含职业信念、职业知识技能、职业行为习惯三大核心要求，具体可以解读为高尚的职业道德、正面积极的职业心态、正确的职业价值观意识、过硬的专业知识、精湛的职业技能、良好的行为习惯等方面。医生职业素养是一个宏大的概念体系，意指从事医生这一职业的内在规范、行为操守以及能够胜任职业的综合素质要求，具体涵盖职业技能、职业道德、职业行为、职业艺术、职业作风、职业意识以及职业信息等方面，是一个丰富而全面的内容体系。

首次发表于 2002 年的《新世纪的医师职业精神——医师宣言》，是目前国际广泛认可和签署的医师道德行为规范。它强调将患者利益放在首位、患者自主和社会公平 3 个基本原则，提出了 10 项明确的职业责任。中国医师协会于 2005 年正式签署该宣言，将其作为医师职业道德的范本，在全国医疗行业内广泛推行，树立良好的职业精神，唤起医疗从业者的积极参与，全面提升医师行业的自律性和规范性。2011 年 6 月 26 日，中国医师协会正式公布《中国医师宣言》，进一步细化明确了在我国社会大环境下，医务工作者应承诺的 6 条医学守则：平等仁爱、患者至上、真诚守信、精进审慎、廉洁公正、终身学习。这些共识，形成了医生职业素养的规范框架。在实际医疗工作中，医生职业素养的具体形成除了取决于规范性导向，还与医生的自我要求、患者的满意度、医疗合作者的配合程度等有直接关系。

（一）专业素养

医生职业素养，首先是专业素养。渊博、深厚、扎实的理论专业知识是医生的基本素养，是一名优秀医生的必备条件。医学知识本身是一个复杂的有机整体，主要包含物理、化学、生物、解剖、生理、临床、心理等多学科知识，是综合知识体的融合。也就是说，现代医学不是纯粹的生物医学模式，而是集生物医学、心理学、社会学、哲学等学科交叉融合的模式。它既包含自然科学知识，又覆盖人文社会科学知识。这就要求医生具有宽广的知识面，不仅要精通生物医学的专业理论知识，理论紧密联系实际，善于运用理论知识创造性地开展实践工作，具有扎实丰富的临床实战经验，而且要较为全面地掌握伦理学、心理学、哲学、政治学、法学等多学科知识和信息论、新媒体、工程学等现代科学知识。这既是医生自身培育职业素养的内在需求，也是时代发展的客观要求，更是体现人的主体性的必然诉求。

医生的服务对象是鲜活的人，是现实生活中的人，无论是在思维、情感还是在生理、身体上都存在较大差异。医生医术的高低主要取决于专业素质，它直接关系到对病因的准确诊断、对治疗方案的科学决策以及对预后的妥善考量，而医生高超精湛的医术对患者的正面积极影响是深远的。专业诊病能力不仅需要扎实的医学专业知识，还需要较高的人文和哲学修养，这也是新时期医生必须具备的职业素养之一。

哲学知识体系中的矛盾论，可以帮助医生科学揭示事物发展的内在规律和转化机制，形成科学严谨的认识思维，从而达到认识问题、发现问题、解决问题、积累经验、实践创新的功效；哲学中的唯物辩证法无论是在医学诊断中还是在临床思维中都得到了广泛运用。针对患者个体差异的问题，可以运用哲学中抓大放小的原则，抓住主要矛盾，达到解决主要问题的目的；针对医生发展的问题，可以运用哲学中发挥人的主动性原理，在医学实践中充分尊重人的主体价值和创造精神，充分发挥人的主观能动性、创造性和开拓性，打破常规，突破禁忌，驱动创新，不断总结经验教训，努力攀登科学巅峰。

（二）道德素养

道德素养是指医生应具有的职业道德和风尚，是医生职业素养的重要内容。道德素养既是历史命题，更是时代话题。它是伴随着医生这一职业的出场应然产生和逐步发展的职业素养，是社会道德要求在医生职业领域的具体体现和铺展。它受到社会道德原则和规范的制约和影响，同时又具有医生职业的鲜明表征。总体而言，医生职业道德主要具有三大特征：一是主体上专业性很强。医生是一个专业性很强的职业，其职业道德与其专业知识和业务工作关联度强，并且主要通过其专业领域制定规则、施加影响以及实现约束。二是内容上一脉相承，具有传统与现代交融性。医生这一职业具有较长的历史发展轨迹和脉络，其职业传统、职业规范、职业心理以及职业操守世代沿袭，道德固化于具体的医生道德素养内容之中，但这种固化并不是绝对的，而是相对的。随着时代的发展和医学的进步，医生道德素养必然会被赋予时代印记，彰显时代精神，以呼应时代的要求和道德的追求。因此，医生职业道德在时间上具有连续性，在内容上具有稳定性和发展性。三是制度上与时俱进，凸显约束和惩戒相结合。医生职业道德是从事医生工作的行为准则和行业规范，具有约束性、威慑力。但仅有这些作用还远远不够，必须用制度加以规范，强化制度的执行力，形成长效管理机制。社会道德层面的问题，传统思维是教育为主。而医生职业具有特殊性，一些道德层面的问题同时也是法律法规方面的问题。因此，必须用健全完善的法律法规加以惩戒，并且从行业层面上升为国家层面，加强对医生道德素养的制度建设。医生道德素养在新时期尤为重要。在市场经济发展洪流中，整个社会道德滑坡现象明显，个别领域和个人败德现象频发。医生这一光荣而神圣的职业，也难免受到社会整体风气的深刻影响，功利主义开始抬头，逐步侵蚀医生的道德素养，医德医风问题日益凸显。医患关系紧张甚至演进为恶劣的刑事案件。医院腐败现象日益增多，群腐、窝案特征明显。这些在社会上引起了争议和疑虑，严重损害了医生的整体形象。因此，必须进一步加强医生道德素养的培育，筑牢医生的道德根基，坚定道德信心。“信心比黄金还珍贵，道德的信心，正源自主流社会更加强劲的道德呼唤和呐喊。”

（三）沟通素养

沟通是指人与人之间传递交换信息、交流看法观点、表达诉求意愿、培养增进情感、达成思想共识、解决实际问题的一种方法和行为过程。它大致由四部分组成，即信息（需要向对方传达的内容）、信息发送者、用于传达信息的符号和形式（包括文字、言语、眼神、动作等）、信息接收者。沟通是一项工程，它在人们的心与心之间填平沟壑、铺路架桥。沟通是一种工具，它是扫平人与人之间障碍的推土机，是打开人们心灵之锁的钥匙。沟通是人与人之间在各种环境中交往的润滑剂，有了它就减少了摩擦，使我们顺利地达到目的。沟通是一种人性的需要，因为人是群体的人、社会的人，而不是孤立的人。沟通还是一门学问、一门艺术，甚至是一种生存技能——每个现代人必须学习和掌握的生存技能。缺少这种技能的人是很难真正在现代社会立足，可惜的是很多人都没有认识到这一点。

在新媒体时代，现实世界的沟通显得尤为珍贵。沟通素养已成为新时期医生职业素养的必要内容，是不可缺少的一部分，甚至可以说沟通是医生的第二种治病的能力。正如医学之父古希腊的希波克拉底所说的：“世界上有两种东西能治病，一是药物，二是语言。”哈佛心脏病学家伯纳德·洛恩（Bernard Lown）说：“最重要的治疗开始，可能是医生在急诊室里见到心脏病发作患者时，告诉他一切事情都在控制中，他将会好起来。”沟通能够拉近医患距离，帮助患者建立信心，提高患者诊断治疗的依从性，因此沟通应贯穿整个医疗过程。和谐的医患关系是和谐社会的重要组成部分，而医患和谐则建立在良好的医患沟通之上。国际医学界非常重视沟通，将沟通视为执业医师的一种执业能力，也是对执业医师的基本要求。世界医学教育联合会的《福冈宣言》指出：“所有医生必须学会交流和处理人际关系的技能，缺少共鸣（同情）应该看作与技术不够一样，是无能力的表现。”美国住院医师教育评鉴委员会（ACGME）将沟通技能作为医生的六项基本技能之一。委员会 2001 年提出“效果工程（outcome project）”，要求其所属的会员医学院与教学医院必须要对其住院医师的医学知识、以实践为基础的学习与改进、患者关怀、基于医疗体系的执业、人际与沟通技能与专业精神等六项核心能力进行系统教育并展开评估。美国乔治华盛顿大学医学中心依据 ACGME 的项目要求，结合该学院的实际，特别对其住院医师设计了知情同意、不良信息告知、跨文化等一系列整合性的伦理研习课。这些措施都能充分说明沟通在整个诊疗过程中的意义、作用和重要性已在国际上得到了承认和重视。

中国医师协会会长殷大奎指出：“和谐的医患关系的建立，要求医师不但要掌握医疗技术，还要掌握沟通技术，一个合格的医师应该具备人文学、社会学、法学、心理学等方面的知识。”沟通技术是如此的重要，医生只有让患者了解自己的想法、对疾病的看法、对治疗措施的意见、对治疗方法的意义之后，才能得到患者的配合，同时医生还应该了解患者的想法和感受。我国人文医学专家黎毅敏指出：“九成以上的医患纠纷源自医患间不当的沟通。”有时缺乏沟通会让患者感到迷惑、产生误解，甚至愤怒，也同时使医务人员自己难以开展工作，有时医生的做法是为患者好，但反而得到的是患者的误解，这种情况屡屡发生，为什么呢？因为缺乏有效的沟通（见案例 5-1）。导致目前我国医患关系紧张的重要原因之一就是双方之间缺乏有效的沟通，因此一个好医生必须具有良好的沟通能力。

当前中国以及全球各地的患者正越来越多地参与到其自身的医疗决策之中，此时的沟通就更加必要。有报道曾表明“患者与公众对医生最不满意的地方，往往是他们糟糕的沟通能力，而不是他们的专业技能”。例如美国佛罗里达州对在五年内没有到原来的牙科医生处就诊的患者实施了一次调查，目的是了解是什么原因使这些患者选择新的医生，结果显示其主要原因就是医患之间的沟通状况较差。患者在评价他们的医生时关注的三个要素依次是：信息与沟通、理解与接受、技术能力。这次调查充分显示，沟通对医患双方非常重要。

随着现代科学技术的不断进步和先进医疗设备仪器的全面引入，传统的医疗模式发生了质的变化，医患关系日益呈现被物化的发展态势。依托先进的设备仪器，医生的诊治水平和效果有了很大的提高，但却带来了对设备仪器的过分依赖。在医生和患者之间，设备仪器成为有形的障碍，无形中也拉开了医患双方的距离。医生凭借设备仪器诊断的结果进行治疗，重视的只是疾病本身，而缺少对患者情况的了解和必要的思想沟通交流，冷冰冰的机器横在医患双方之间，医患双方之间缺乏感情交流，关系也逐步淡漠。由于缺少沟通和解释，个别患者对医生的行为不解，产生抱怨甚至是抵触情绪，有的甚至演变为伤医杀医恶性案件。因此，医患之间必要而真诚的沟通机制，可以弥补物化的缺陷，增强人性化诊疗，同时也可以使医患之间相互了解、理解，相互支持、配合，及时消除误会和化解矛盾，消解目前医患关系紧张局面，实现医患关系的内在和谐。

（四）人文素养

人文素养是人的内在品格，表面字义是人所具有的人文科学的能力要素，实际上人文素养的实质和价值并非能力，而是彰显的人文精神即以人为中心的情怀，是对人的社会生存和生命价值的终极关怀。医学和人文之间关系紧密，医学也因此被称为人学。医生人文素养指的是医生内在人格和具有的人文情怀，对患者生命的尊重、对患者尊严的维护以及对患者生存价值的关怀。一个人人文素养质量高，是其健康发展的结果，而一个社会人文素养的高低，则是其社会文明的尺度和标杆，也是衡量和谐社会的重要依据。当前，整个社会出现“重视经济发展、轻视人文素养”的畸形格局，整体人文素养不高显然是不争的事实。医生人文素养，必然受到整个社会大环境的影响和渗透，势必导致“重视经济利益、忽视人文关怀、人文素养缺失”的不良局面，这与医学的本真是格格不入、背道而驰的，从根本上也不利于医学的发展和提升。追根溯源，医学遵循的原则是利他主义，与利己主义在本质上是排斥的。医学的产生，主要是出于对他人生存质量和生命价值的关怀，出于对整个人类健康有序发展的关怀，这是医学的原动力和出发点。而这种关怀与人文素养存在天然的、紧密的联系。因此，医生必须始终坚守人文情怀，自觉培育人文素养，在实践中履行人文关怀。但现实情况不容乐观，已经引发了理论界对医生人文素养问题的思考和探索。现代社会大部分医生受到西医和西方思维方式的深刻影响，把人物化，不看人只看病。其实，科学也是一把双刃剑，并不能解决一切难题和痛苦。正确做法是中西医紧密结合，在科学基础上巧妙融合人文关怀，合力推进医学的整体发展。医生在我国古代就有“医乃仁术”的说辞，医生一直以来享有“悬壶济世、仁者胸怀”的美誉。因此，医生素养不仅体现在高超的医术上，深厚的人文素养更为显要。和谐社会需要更多这样的医生，必须加强人文教育，营造良好氛围，强化示范引领，注重熏陶渗透，启发、引导、唤醒医生对人生价值、高尚情感、人文情结的深层思考和不懈追求，从而推动医生人文素养的整体提升。

（五）信息素养

1974 年，美国信息产业协会主席保罗·泽考斯基（Paul Zurkowski）给美国图书馆与信息科学委员会的报告中首次提出“信息素养”概念。他指出“所有经过训练的在工作中善于运用信息资源的人称为具有信息素养的人。他们具有利用多种信息工具及主要信息资源使问题得到解答的技术和技能”。随着现代科学技术的快速发展，21 世纪进入了信息社会，信息爆炸，信息在人的交往实践中具有重要价值，人们获取信息更为方便、快捷。但同时也带来一个问题：如何在海量的信息中快速获取对自己有价值的信息？这也是一种能力，这就是信息素养的雏形。2001 年，美国教育技术 CEO 论坛提出能力素养包括五大方面：基本学习技能、信息素养、创新思维能力、人际交往和合作精神、实践能力。其中，信息素养名列其中。可见，信息素养是一种最基本的学习能力，也是新时期医生职业素养的新内容、新要求。具有信息素养的医生能够正确判断需要哪些信息，如何快速获取信息，如何评价获取信息，如何有效利用信息。新时期，医生信息素养主要包括信息意识、信息能力、信息道德等方面。信息意识是指收集信息的自觉性、捕捉信息的敏锐度、信息价值的判断力；信息能力是指信息获取、查询、分析、组织、加工、应用等方面的能力；信息道德指在收集、运用信息过程中应该遵循的道德要求和行为规范。现代医学飞速发展，医生必须把握和紧跟医学前沿，主动占领医学高地，才能在医学领域具有话语权。其中，信息举足轻重，信息素养弥足珍贵。

三、新形势下医生职业素养的培育路径

经济社会的快速发展，人们的物质欲求强烈，功利主义、拜金主义、享乐主义不断冲击着医生的道德底线和价值判断。要做一个优秀的、真正意义上的医生，必须以患者为中心，对患者负责。毛泽东同志指出："我们的责任，是向人民负责。每句话，每个行动，每项政策，都要适合人民的利益。"新形势下，必须全面培育和提升医生的综合职业素养，在实践中不断增强职业素养能力，以适应时代发展的要求和自身发展的内在需求，把个人价值和社会价值紧密结合起来，在个人自由而全面发展的同时，为和谐社会的建设添砖加瓦，实现更多人的全面健康发展。

（一）激发主体性，在工作实践中累积专业素养

专业素养是医生综合职业素养的基础。没有扎实深厚精湛的专业素养，其他的职业素养再强也成就不了名医。专业素养从哪里来？从实践中来。医生专业素养是一种特殊工作技巧或能力，是在平时的工作中反复实践、不断累积、总结检验、提炼升华而来的。

提高医生专业素质，方法和途径多样，但其中重要的一条是注重激发医生自身的主体性。专业素养培育主要靠两种途径：一是学习，二是实践。但无论是学习还是实践，都应该是主体的自觉行为。兴趣是学习最好的老师。从医生个人的角度上讲，必须树立终身学习的态度。日常生活中，注重学习，保持浓厚的学习兴趣和激情，不断用新知识更新原有的知识结构。同时，要注重理论联系实际，善于把学习的知识转化为推动实践工作的能量，在实践中反复检验，不断总结提炼，加深对知识的认识和理解，从而在长期的工作中不断累积专业素养。可见，专业素养不是一蹴而就的，而是一朝一夕辛勤耕耘而来的。

从医院的角度讲，必须做好服务工作，创造条件，营造氛围，激发医生学习的主动性。接受理论认为：主体接受教育内容的根本动力源于自身的"内在需求"，正是这种"内在需求"为人们实现自我目标提供了动力。当接受主体充分认识接受客体的意义时，就能产生自觉接受教育内容的动力，反之，则难以产生足够的接受动力，会出现接受主体抵触接受客体的现象（Murray，1938）。从这个意义上讲，激发学习动机实

质上是价值契合的过程，医院必须充分考量医生的内在需求，换位思考，为医生的各种学习培训创造条件，采取多样化的培育体系，努力提升医生的整体专业素养。

（二）强化自觉性，在时代责任中培育道德素养

道德素养是医生综合职业素养的内涵所在，是医生行为规范和操守的总和。自古以来，我国一直注重医生的道德素养培育。古人云："不为良相，必为良医。"新形势下，医生的道德素养问题显现，在社会上产生了争议。高尚的道德、高雅的素质、文明的形象是新时期医生的内涵素质。从医生个人的角度讲，道德素养的培育必须接受医学道德教育和自我道德修养，实现外在影响和内在自觉的完美结合。新时期，医生承担着神圣的时代责任，要在强化社会责任中，不断提升医生遵循医学道德基本原则和规范的自觉性，逐步养成良好的道德信念和道德素养。

一要做到对医学的本真理解，对医生宗旨的深刻把握，对医学道德的系统领会，对科学真理的崇高向往，自我培育，注重内化，强化坚定的理想信念，并外化为具体的行为规范。二是自觉遵守医学道德规范，从自身做起，从一点一滴做起，影响和带动身边更多的人，树立道德的信心。"从一定意义上说，一个社会真正危险的道德状况，不是人们对败德现象的义愤，而是对道德滑坡的冷漠。"三是注意日常工作中自身的形象、言语和态度。四是践行医生核心价值观，对自己严要求、高标准，不受社会不良现象干扰，坚定理想信念，强化廉洁自律，不断提升道德情操和价值追求。五是要对科学、对自然有敬畏之心。

从医院的角度讲，必须对整个社会道德发展态势和走向有一个明晰了解和准确把握，对医院如何应对和如何建构有一个科学定位和系统思考。一是加强职工的理论学习，通过系统的学习，提升职工的道德素养；二是加强医生的道德建设，注重典型示范，形成良好氛围，用个体的行为示范引发群体效应。领导率先示范是关键，先进典型人物示范是导向；三是加强制度建设，加强医生道德指标体系建设，注重激励和惩罚相结合，形成考核评估反馈机制，构筑工作的长效机制。

（三）注重艺术性，在平等对话中提升沟通素养

沟通素养是医生综合职业素养中重要的能力。相对于其他素养而言，沟通素养更具有挑战性。新形势下，医生要提升自身的沟通素养，要努力做到以下几点：

一是对沟通的本真和内涵要有科学的认识，对沟通的重要意义要有充分理解。沟通是人与人之间在社会实践活动中的双向交流、平等交流。沟通可以加深了解，促进理解，达成一致，在现代社会生活中意义重大。

二是沟通既是一种能力，更是一门艺术。沟通是否有效，主要取决于沟通的艺术。而这种艺术主要是靠学习和实践，在工作中不断积累，用心经营。要善于运用沟通的方式、方法和载体，建立顺畅、有效的沟通机制。根据信息载体的不同，医患沟通可以分为语言沟通、非语言沟通两种。在与患者的沟通过程中，医生要积极营造平等、

尊重、宽松、愉快的氛围。在语言沟通中，医生要考虑到患者的文化层次，尽量使用一些通俗易懂、方便理解的语言，在语言表达方面要体现亲切、温暖、关怀的语言表征。与不同的病患沟通时，要区别对待，合理选择语言。比如：安慰性语言、鼓励性语言等。在非语言沟通时，医生要注重自身的眼神、手势、情绪、声音等对患者产生的无声影响，要通过这些无声语言传递出有声的信息，即饱含对患者的关心。这样，可以让患者树立信心，早日实现康复。

三是注重沟通的双向性，要学会倾听患者的声音。在与患者进行沟通的过程中，不但要有足够的耐心，而且还要有细心，通过沟通了解患者的一些真实想法、内心顾虑，同时要善于发现患者的情绪变化、言语变化，努力做好心理的疏导、情绪的开导和治疗的劝导等系列工作，以便于患者排除杂念、顾虑和其他因素的干扰，更好地进行治疗。

（四）增强紧迫性，在多措并举中夯实人文素养

医患关系的和谐，是和谐社会的重要组成部分。近年来，医患关系不和谐的现象和事件时有发生，造成了医患关系的紧张局面。中国社会科学院全国抽样调查显示，影响社会和谐稳定的 17 大问题中，医患关系紧张排在第一位。而造成这一问题的主要原因是人文素养的缺失。因此，改善医患关系、重建医患生态、重塑医生形象，是时代的强烈呼声，是和谐社会建设的迫切需求。要增强紧迫性，在多措并举中夯实人文素养。

一是医生自觉学习，主动接受哲学社会科学的理论熏陶，努力重塑和大力提升人文素养，继续高扬人文精神的旗帜，积极开展人文关怀，在医学中始终充满人文色彩，让人文精神在技术与工具理性中生根发芽。在培养医生人文精神的同时，注重开展医学人文精神的实践活动，让理念在实践中得到深刻理解，逐步强化，最后得到内化。

二是关口前移，从医学生在校学习期间抓起，夯实基础，实现现代医学人文教育模式的转型升级，将人文素养培养作为医学教育的必修课加以强化。我国医学人文素养教育起步晚、基础弱。在社会主义市场经济条件下，高等教育功利化趋势明显，人文精神教育不断弱化。在崇尚“技术至善论”的时代语境下，在医学课程普遍紧张的现实情况下，学生的人文素养教育不但不能缺失，不能打折扣，不能轻视，相反应该进一步强化，作为重要任务加以落实，并且注重教育的实效和评估。

三是实现精细化服务，在实践中彰显人文关怀。要彻底改变传统的、单纯的生物医学模式，全面树立起“生物—心理—社会”的整体医学模式，在关心患者疾病本身的同时，也要注重关心患者的心理以及社会的生态，实现宏观和微观的有机统一，养成整体系统的人文观。要真正贯彻落实“以人为本”的工作理念，始终坚持以患者为中心，医生要把为患者服务作为宗旨，把患者的健康和生命利益放在首位。医院要提供全程优质服务，让患者感觉到家的温馨。

（五）提高适应性，在强化学习中发展信息素养

信息时代的来临，把医生的信息素养提升提上了日程。医生信息素养不足，势必影响到工作的顺利开展。近年来，信息素养的教育和培训已经引起了社会的重视和关注。因此，作为医生必须加强对信息重要性的认识，不断提高适应性，在强化学习中发展信息素养。

根据新时期信息素养的划分标准和具体内容，医生信息素养的培育，可以从基础信息素养能力培育和专业信息素养的培育两个层面具体开展。医生信息素养的培育路径上，可以尝试采用集中性培训、业余性学习、参与性学习等多种途径。医院可以组织讲座、辅导会、培训班等形式，加强对全体医务工作者的基础信息素养能力的培育和提升。培训内容包括计算机操作技能、软件的应用技能、网络资源的开发和使用以及文献检索的基本知识等方面。这些素养，对于医生来说是实用的，可以有力提高他们的工作技能和工作水平。

专业信息素养的培育和提升可以采用业余性学习、参与式学习等方法，医生可以利用工作以外的业余休息时间加强学习，吸收新知识，拓展知识面。同时，可以以科研项目为载体，增强对本学科前沿知识的系统把握和对本学科文献的综合梳理，这必然要求医生具备较高的信息素养。信息素养的培育，主要依赖于医生的主体积极性和自觉性，在实践中注重培育这种意识，逐步提升驾驭信息的能力，从而适应信息社会深入发展的大趋势。

案例 5-1　无辜者无辜吗?

一位 81 岁的老奶奶因身体不适到某医院就医，经过体检之后，医生让老奶奶去做人绒毛膜促性腺激素（HCG）检查，同时还要做梅毒螺旋体检查。有一般常识的人知道，HCG 检查也称为妊娠试验，用于检查被检者是否怀孕。而医生居然让一个 81 岁的人做这种检查!此外梅毒螺旋体检查是一种性病检查，是检查被检者是否患有梅毒的，而检查一个高龄老人是否患有梅毒，难道不荒唐吗？医院的这种做法令家属十分不解，他们认为这是一种过度医疗的行为，于是有人把这件事发到了互联网上。事情一经披露，不久就在网上引起轩然大波，不少人指责当事医院的不道德行为，为了赚钱不择手段，居然连一个老奶奶也不放过，这种肆无忌惮的攫取金钱的行为令人发指。大部分矛头直指医院和当事医生，并将这个事件上升到道德的高度。

案例点评：首先要感谢互联网，能把世间之事公布于天下。第二感谢具有正义感的网民，正是这些路见不平拔刀相助者使那些为非作歹的人闻风丧胆、心惊肉跳。互联网的暴露和监督作用正在日益强大，它是社会风气的清道夫，是扶正祛邪的催化剂。第三就是遗憾了，遗憾的是义愤填膺的患者家属和网民只知其一不知其二。HCG 检查的确通常用于怀孕检查，但它还有检查生殖系统肿瘤的重要作用。绒毛膜上皮癌、水泡状胎块及睾丸畸胎瘤、卵巢无性细胞瘤患者的 HCG 会明显增高。这就是医生为患者检查的目的所在，医生怀疑老奶奶患了生殖系统肿瘤。梅毒螺旋体检查同样也是诊疗

的需要，既然高度怀疑肿瘤，那么治疗就有手术的可能，而像肝炎、艾滋病及梅毒等性病的检查是手术前必须实施的常规检查。如此看来医院和当事医生在这件事中并没有过错，他们并没有所谓的过度医疗行为，受到网民们的“狂轰滥炸”实在无辜！

在我们日常的医疗工作中，医生被误解、被冤枉的事件比比皆是，不胜枚举，因此值得我们进行深入的反思：为什么会发生如此情况，医院和当事医生当真无辜吗？其实事件的发生就源于两个字——沟通。如果在检查前医生与患者家属交流一下，把检查的目的、必要性和手段一一解释清楚，取得家属的理解和认同，难道还会有如此风波、有如此不白之冤吗？但是一些医生恰恰就缺乏沟通的意识，很少与患者做沟通工作，这就是所有类似事件的症结所在。医疗行为是一种社会行为，而社会行为是离不开人的，而有人就必须有交流、有沟通。没有沟通的医疗行为则步履维艰，我们必须充分认识到这一点。

沟通是诊断治疗的一部分，是医生的职业需要。近些年来，言简意不赅、惜言如金可能是一些医生的通病。很多医生缺乏沟通的意识和愿望，他们有“三少爷”的绰号，即问的少、听的少、说的少。很多患者看门诊时都有“挂号排队半小时，就医等待 2 小时，医生面前 3 分钟”的经历，有时看病时患者对医生的诉说还没结束，医生的药方已经开出来了。缺乏沟通意识，没有沟通愿望的现象势必影响诊断和治疗，甚至可能给患者带来严重后果。

案例 5-2　泣血的教训

一名政府干部因患急性重症肝炎在某医院住院治疗。入院后卧床的头两个星期，患者的病情在医生的精心治疗下很快得到控制，黄疸明显减轻，症状消失，体力和食欲也基本恢复。但不幸的是，在随后的日子里病魔卷土重来，从入院第三周起患者情况逐渐加重，虽经各种治疗但病情仍然不断恶化，到后来出现了肝纤维化的表现，出现了住院时没有的肝掌和大量的蜘蛛痣，接着就是门脉高压和腹水，直至两个半月后患者发生肝性昏迷……最后这名患者在家属的悲痛和医生的百思不得其解中告别了人世。家属悲痛在情理之中，而医生为什么百思不得其解？医生不明白，诊断十分明确，各种治疗也已经充分到位了，然而曾明显好转的病情却突然急转直下，这一切是为什么？答案在哪里？

案例点评：谁也没想到答案竟然来自这位患者的一名病友——与他同室的患者。原来，这位干部是一名很有发展前途的官员，就在住院后的第二天，他被提升职务的命令刚刚下达，然而他这一住院，事情就被耽搁了下来，患者得知这个消息后闷闷不乐，尽管他的病情好转，但他没有从遗憾和懊丧中解脱，加上他以前就有喝酒的嗜好，于是他天天晚上独自到医院门口的小饭馆去喝酒排忧，每次喝 4 两白酒，天天如此，直到他无法下床。每个医生都知道，酒精是肝脏的天敌，对一个有严重肝炎的患者来说每天喝 4 两白酒意味着什么？意味着一条不归路!然而在住院期间没有一个医务人员对患者说过喝酒对肝脏的危害，也没有人对患者说过肝病的人不能喝酒!虽然这个泣血的例子是极其个别的，它并不能代表大多数医生的做法，但是这个真实的故事告诉我们，医生与患者的沟通有多么重要。医生要有与患者沟通和交流的意识和欲望，有时在医生看来好像是轻描淡写、无足轻重的话语，对患者来说可能胜过了药物和手术刀。

思考题

1. 现阶段医生职业生涯的特点有哪些？作为一名未来的从医者，你如何看待这些特点，以及打算如何调适从医的环境？

2. 古代士人从医的原因和当代医学大家从医的经历，对你有何启示？你的择医之路与他们有无异同？在当下的从医环境中，哪些因素让你坚定从医之路？

3. 除了文中所叙述的医生职业素养之外，你认为医生（从医者）还需要哪些素养？为什么说医生除了专业素养之外还需要具备其他素养？这些素养与治疗患者之间有什么关系？

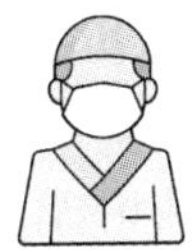

第六章　医生职业思维

医生职业思维是医生职业素养的重要组成部分。增强对医生职业思维的锻炼培育，对于除人类之病痛、助健康之完美、维护医术的圣洁和荣誉意义重大。医生职业思维内涵丰富，外延广泛，体现在辩证思维方法、现代科学思维方法、临床医学思维方法等诸多方面。由于篇幅所限，本章将仅从批判性思维、创新思维、辩证思维三个维度对临床职业思维的训练培育进行初步的探索与尝试。

第一节　批判性思维视野下的医生职业思维

一、批判性思维

关于批判性思维，社会上存在诸多误解。由于大众传媒时常将批判性的行为描写为喜欢吹毛求疵，鸡蛋里面挑骨头，怀疑、否定、挑剔、苛刻，专注于细小的错误，过于严格要求，所以不太招人待见与喜欢。社会大众也对“批判”一词有着诸多的负面理解。

然而，特殊历史时代赋予“批判”一词的联想意义及其为批判性思维所带来的误解，应该与时俱进地得到改变。《礼记·中庸》中讲：“博学之，审问之，慎思之，明辨之，笃行之。”批判性思维可以引导大家树立深思熟虑的思考态度，尤其是理性的怀疑与反思态度；可以帮助大家培育良好的思维品质，引导人们在信什么或者做什么的时候能够做出较为科学合理的判断与决定。批判性思维对现有的知识、信息、理论等进行批判性的评价，是发现问题、分析问题、解决问题时必须具备的一项能力。作为一项重要的思维技能，批判性思维的培养与训练有益于提升我们日常生活、学习与工作的品质，帮助我们走向理性、客观与明智。

（一）批判性思维的定义

批判性思维的早期概念是苏格拉底所倡导的一种探究性质疑。通过提问，人们被要求澄清他们思考或研究的目的，区分相关信息，检验其可靠性和来源，质疑自身和他人言论所包含的假设，并且从不同的视角进行推理，探查所思考事物的意涵，整理人们知道或以为知道事物的理由和依据。通过这种提问，以探求更为合理的全新答案。

杜威1910年的著作《我们如何思维》中阐述的“反省性思维”常被视为现代批判性思维兴起的标志。杜威所讲的“反省性思维”是批判性思维的探究模型，与后者概念相近。反省性思维对任何信念或被假定的知识形式，根据其支持依据以及所指向的可能结论，给以能动、持续和细致的思考。反省性思维本质上是对假说的系统检验，包括问题的定义、假说的提出、定性与定量分析、经过实践检验的进一步的结论等。保持怀疑状态，进行系统而持续的研究，这是反省性思维的本质特征。

1991年，罗伯特·恩尼斯对1985年的概念阐释加以改进，提出批判性思维大致意为聚焦于决定信什么或者做什么的合理的、反省的思维。恩尼斯指出，批判性思维是问题解决过程中的一个重要组成部分；这个批判性思维概念的重大特性着眼于人们在日常生活中实际做或应该做的事情，聚焦于信念与行动，强调评估的标准，为组织和评价思维方案以及思维课程提供一个评判基础。

那么，批判性思维究竟是什么呢?

通过对诸多批判性思维定义的分析和比较，我们认为，“批判性思维（critical thinking）是个体在复杂的情境中能灵活地运用已有的知识和经验，对问题及其解决方法进行选择、识别、假设，在反思基础上分析、推理，做出合理判断和正确取舍的高级思维方法及形式”[①]。批判性思维是积极地解读、归纳、应用、分析、综合、评估支配信念和行为的相关信息的过程。这类信息是通过观察、实践、反省、推理、判断、交流来收集与产生的。

（二）批判性思维的特点

批判性思维突出地表现为质疑、反思甚至否定，即怀疑或质疑某种观念或做事方式，并凭借相关理由选定对问题的多种答案，最后经过合适的标准、程序和规范，权衡比较确定问题的最佳解决方案。尽管具有多面向、多样化的话语背景和目标，诸多不同的批判性思维概念还是具有相同的特性和气质。

1. 批判性思维具有合乎理性的特点

批判性思维是理性的思维，不管是信念还是具体行动，都需建立在合理的基础上。理性的含义在于信念和行动要有好的理由。这个好的理由应该是真善美的统一。理性的含义还在于有方法和规则，这决定了我们的行为不是胡搅蛮缠或者打彩碰运气。例如，批判性思维有一系列的方法规则来分辨和判断信息的真实可靠性，挖掘思考和论证现象下面的深层假设，等等。理性的要求还规定了批判性思维的适用范围。比如直觉、灵感、顿悟、宗教信仰和爱情，它们就不适合运用逻辑和分析的方法加以完整地描述与解释。

---

① 万衡，李小明，胡柠杉，等. 护理本科生批判性思维能力方法的培养[J]. 现代预防医学，2008，35（3）：411-413。

2. 批判性思维具有反思性的特点

曾子讲“吾日三省吾身”。保持怀疑状态，进行系统而持久的探究，是批判性思维的本质。批判性思维是关于思考的思考，尤其是关于自我思考的思考：思考自己的主观认识是否符合客观实际，是否达到了充分、多样与全面。批判性思维不仅要根据特定的标准、方法和程序来反思自己，而且还要反思这些规则、方法和程序本身。批判性思维不仅应该发现别人思考的不足与缺陷，更应该用来认识自己，反省自己思维的不足和缺点。考察别人和考察自己目的是相同的，都是为了更好地认识世界、获取真知，从而更好地去行动，改造世界、造福人类。对自我的反思相较于发现别人的缺点与不足来说，应该更为深刻、更为重要、也更为艰巨。

3. 批判性思维具有建设性的特点

批判性思维的目的就是要找到正确的思想和知识。批判性思维是要在批判和质疑的基础上产生出建设性的成果或者成效。批判本身不是目的，不是为批判而批判，批判完全是为了建构和建设。通过发现别人和自己的缺点，加以改进与提高，可以更好地去分析问题、解决问题。批判性思维的过程，也是权衡比较多种方案，最后达到客观、合理、完善的结论与方案的思考过程。批判性思维在对已有的观念和论证进行有意识审核的过程，同时也就是推进知识创新、采取相关行动、实现预定目标的创造性过程。

（三）批判性思维的重要性

按照美国学者罗伯特·恩尼斯的说法，批判性思维是自己决定要相信什么或者做什么时所进行的合理的、反思性的思考。从分析问题和解决问题、提高认识世界和改造世界的能力角度看，我们就知道批判性思维的重要性和普遍性。批判性思维离我们每个人都很近，它就在我们身边。

1. 批判性思维让人们不再盲从

当今时代是大数据、全媒体、自媒体时代，广告、报纸、书籍、网络、广播、电视无时不在向你传递、推销着各种观点、套餐与产品，结果是大家身在其中，真假良莠难辨。网络时代，某个热点、焦点事件的访谈、博客或评论，往往能掀起巨大的情绪化的舆情民意。批判性思维的一个重要作用，就是引导人们拒绝盲从，依据一定的标准或规范，以怀疑、审慎、客观的视角去探析。批判性思维要求人们不要只根据直观的感觉来接受观点与结论，而是要辨别理由和证据、探索隐含的假设与标准、挖掘更深的含义和根源，去分析判断信息的可靠性、推理的充足性、论证的科学全面性，帮助人们去粗取精、去伪存真，从而避免随波逐流、人云亦云。

2. 批判性思维教人们独立思考

批判性思维要求对于任何结论都要提供具体和充足的证明。当断言诸多结果是由这样或者那样的原因引起的时候，批判性思维要求提供事实和逻辑推理来说明行为和原因之间，有什么必然的、因果的内在联系。批判性思维要求观念的分析和综合过程体现具体性、全面性、开放性和公正性，要求理性的、客观的、认真的自我反思，以别人的观点为参照物，发现和突破自己的成见。可见，培养批判性思维的过程也就是独立思考的过程。这一过程不一定能保证结论正确，但可以使你的探索更具合理性。

3. 批判性思维助人们创新知识

通过对观点、方案和论证的辨别与批判，人们选择和认可更好的结论，从而获取了最好的认知。超越直接经验的认识的发展，由理性的批判所推动；而经受了严格检验和批判的理性认知，最终被大众认可并转化为可靠的知识。培养人们的批判性思维能力，就是要引导大家不要仅仅成为信息的接受者，更要成为信息的主动探索者和积极分析者；不仅要了解信息的内容是什么，还要追寻信息产生的背景、来龙去脉、程序与方法。批判性思维倡导怀疑或否定，经过分析、权衡、比较，让人们从知识的被动接受者变成了积极主动的创新者。

4. 倡导批判性思维有益于增强人们的思维能力

培养批判性思维有助于改善人们思维的广度、深度和创新能力。批判性思维要求在质疑或否定中有意识地去寻求多方面、有深度和有创意的解答。广度方面，批判性思维提供方法和技巧开阔思路，帮助寻找和考察不同视角和解决方案，在分析、比较、权衡不同判断之后决定信念和行动；深度方面，批判性思维训练人们根据科学和推理来探寻隐含的假设、信念和含义，并促使人们在质疑、审查、检验现有理论和行动方案的基础上，能够发现深层的问题与线索，从而实现原有思维的突破与超越。

5. 推进批判性思维有利于培育人们的理性精神

主体的情感、意志以及不自觉、非逻辑性的认识形式，如联想、想象、猜测、直觉、本能、顿悟、灵感等非理性因素对于人的认识能力和认识活动具有激活、驱动和控制作用；但是，当你面对不同的信息、观点、方案、选择与行动的时候，运用批判性思维，遵守理性的评判标准，是走出迷茫与彷徨的最佳途径。批判性思维帮助人们培育独立思考、细致分析、系统论证、缜密判断的理性精神，提高发现问题、分析问题、解决问题的能力，把认识推向前进。

二、批判性思维视野下医生职业思维的培养与锤炼

医学是伴随着人类社会的发展而不断进步的学科。随着现代科技的迅猛发展和人们对于世界认识的不断深入，社会对医学领域亦提出了新的更高要求。医疗工作者需要在当前医学知识与医疗实践基础上加强对批判性思维的培养和训练，不断创新，以在复杂多变的医疗环境中做出正确的疾病诊断，让患者感到满意。医学教育应当全面、系统地改进教学与实践环节，将批判性思维的培养锻炼贯穿于整个职业生涯之中，坚

持理论与实践相联系，把医生培养成为能够满足经济社会发展需要的高素质医学人才。

医学领域复杂而深奥，充满了未知性、不确定性，一线医生作为推动医学进步的主力军，需要形成理性的分析评估判断能力、大胆的质疑精神和足够的创造力。一线医生只有具备了良好的批判性思维能力，才能在临床诊治实践中，对治疗的不足之处、临床发现的新问题、新动向等进行及时的反思与总结，制定出最佳诊治方案，并推动现代医学的持续进步。对医疗工作者批判性思维的培养与锤炼，这里将从实践批判性、理论批判性、自我批判性三个方面进行初步的探索与阐述。

（一）实践批判性

医生的实践批判性视角指的是：坚持批判性思维的现实导向性，使医学理论知识的研究与创新始终立足于医疗实践，立足于医疗现实；运用唯物辩证法，一切以时间、地点、条件为转移，在对现实医疗实践活动的肯定中，包含着对它的否定性的理解，即不完善不完美的理解，对每一个具体的医疗实践案例，都把它看作处于不断的运动、变化、发展的过程之中，从它的暂时性方面去理解。

医生实践批判性视角的培养要求医生把实践的观点放在第一位。医学实践是医学认知的来源。医生只有通过医疗实践治病救人，才能准确把握疾病的属性、本质和规律，形成正确的认识。离开医疗实践的医学知识是不可能的。医学实践是医学知识的源头活水，医学实践是医学认知发展的动力。医疗实践的需要推动着医学认知的不断发展。2003 年的“非典”，推动了国家与医学界对于大规模传染性疾病的高度重视、强烈关注与重金投入，进而推动了我国公共卫生事业的快速进步。医疗实践还改造了医生的主观世界，锻炼和提高了他们的认识能力。正是在医疗实践的推动下，医疗工作者不断打破认识上的旧框框，突破头脑中的旧观念、旧知识、旧思想，引起认识上的新飞跃，从而不断有所发现、有所前进。

医学实践是医学认知的目的。医生通过医疗实践获得某种知识，不是为科学而科学，为认识而认识，其最终目的还是为了医疗实践服务，指导治病救人，以满足人民大众健康的生活和生产的需要。医学实践是检验医学认知真理性的唯一标准。只有将研究获得的医学知识运用到医学实践中去，通过临床的检验，正确的认知才能得到证实，错误的认知才能被发现、纠正或推翻，并在后续指导实践、实现自身的过程中得到补充、完善与发展。

医生实践批判性视角的培养要求医生在医疗实践中具备理性的分析能力、大胆的质疑精神和积极的创新活力。要对患者的病史、体检报告、特殊检查等诊疗信息进行系统的解读与分析。在整合、组织、应用患者相关信息的基础上，探索与确定可能的病因，并在几种治疗方案中经过权衡比较择优，确定最佳选择。无论是初期对患者信息的采集还是对相关信息的判断分析，无论是对治疗方案的权衡比较选择还是对治疗过程中的相关信息反馈，都应经过充分的观察、交流、推理、辨析、评估与论证。对于患者的治疗方案，应该随着疗效的反馈与变化及时做出调整与改变。

医学知识归根到底来源于医学实践，也必然要再回到实践中去，得到进一步的检验、完善与发展。医生实践批判性视角有利于在医疗实践基础上推动更多的医学创新与突破，还有益于医疗工作者批判地继承既有的医学理论知识。

（二）理论批判性

医生的理论批判性视角指的是：对于已有的医学理论知识，不迷信、不盲从，要合理分析、辨别、推理与判断；坚持理论探索的自觉性，使医学理论研究立足于发展，在继承先辈与他人知识的精华中，不断推陈出新。不迷信教条与理论权威，敢于推动医学知识的创新，是医生理论批判性视角培养的一个重要特点。

医生理论批判性视角的培养建立在真理相对性与绝对性辩证统一的哲学基础之上。医生在一定条件下对疾病的客观过程及其发展规律的正确认识总是有限度的。医学理论知识的相对性具有两个方面的含义：一是医学理论知识所反映的疾病与患者是有条件的、有限的。由于任何医学知识都会受到人类实践水平和范围以及认识能力的限制，它只能是对无限的医学领域发展的某一阶段、某一方面、某一层次的认识和反映，因而是有限的。二是医学理论知识反映疾病与患者的正确程度也是有条件的、有限的。由于客观与主观条件的限制，任何医学知识对疾病与患者的反映都只能是相对正确的，即在认识的深刻程度、正确程度上都是有限的，或者是近似性的。

医疗领域的每一次进步，都是对复杂、深奥、无限发展着的医学世界的接近。人类的思维，按其本性、可能和历史的终极目的来说，是能够认识无限发展着的医学世界的。医学理论知识的探索永远处在由相对向绝对的转化与发展之中，是从医学理论知识的相对性走向绝对性、无限接近绝对性的永无止境的发展过程。现有医学知识在一定范围内、一定程度上、一定条件下，是对医学世界的正确反映，所以我们要坚持与继承；又因为它并没有穷尽对一切医疗客体及其规律的认识，具有相对性和局限性，所以须以理论批判性视角对其予以丰富、创新和发展。

医生理论批判性视角的培养要求医生运用矛盾分析方法，从人类创造的优秀医学遗产出发，在对既往医学理论的批判中继承，在继承中批判。运用矛盾分析方法研究和解决医学问题，根本的是具体问题具体分析，一切以时间、地点和条件为转移，在借鉴前人与他人医学成果时，注重对它们的扬弃，注重从真理与谬误的对立统一、相互转化中去创造医学知识、修正医学知识、发展医学知识。理论批判性视角的培养建立在对现有医学证据、观念、方法、标准、知识或者语境的注解、分析、评价、推理、论证、求真、反思、判断的过程之中，建立在对理论教条与理论权威的理性质疑之中。可以说，如果没有对各种错误医学认知的批判，没有对既有医学理论的辩证扬弃，就不可能顺利推进医学领域的创新与发展。

（三）自我批判性

医生的自我批判性视角指的是：不自我陶醉，不自以为是，不僵化教条，不故步自封，坚持医学理论探索的开放性，坚持真理发展的辩证本性，对于自己以及本人的理论积累与创造，必须根据时代与科技的发展，从新情况、新问题出发，不断地自我反思、自我扬弃、自我超越、自我突破。

“认识你自己”是德尔菲神庙的铭句。苏格拉底曾以此要求研究人自身。中国传统文化强调“修身”，就是要提高自身道德修养，主要方法包括自律和自省。自律就是要达到慎独的道德境界，自省就是要自我反思、自我批判。医疗工作者应当把自身当作一个客体，当作一个对象去反思与研究。了解自身的基因遗传特征，反思个人的成长背景历程，以及个性特征、兴趣爱好、优点缺点等诸多方面。应自觉地针对自己思想和行为上的缺点、不足与错误，做出实事求是的检讨，以得到及时的改进。医生群体的自我反思、自我认识、自我改造，有助于发现和解决自身存在的问题，在改造主观世界的过程中增强自我净化、自我完善、自我革新、自我提高的能力。

医生自我批判性视角培养的另一重要方面是指，对于自己积累、掌握以及创新的医学理论知识，需要根据经济、科技与社会等方面的发展，不断地自我反思、自我扬弃、自我超越。真理是一个过程。就医学知识的发展过程以及人们对它的认识和掌握程度来说，医学知识既具有绝对性，又具有相对性，是从相对性走向、接近绝对性的过程。自我批判性视角要求医学工作者以严格的自我解剖精神，不断地反思已经掌握的医学理论知识，修正那些自己创立应用多年但被实践证明是过时的知识技能，抛弃那些自己创造但被实践证明是错误的医学知识。

医生实践批判性视角、理论批判性视角、自我批判性视角，这三个方面构成了一个完整的有机整体。离开医生实践批判性的理论批判，就会失去本源，失去根本，显得空洞、抽象；离开医生理论批判性的实践批判，就会失去引领，失去指导，显得盲目、低效；离开医生自我批判性的实践批判和理论批判，就会失去最能动的主体因素，使二者不能更高效更科学地向前推进。从总体上来看，只有实现实践、理论、自我批判性三者的辩证统一，才能有效提高医生群体的批判性思维能力，为社会培养出更多高素质的创新型医学人才。科学的批判性思维目标一直是建设性的，就是在追求批判医学旧世界中创造医学新世界。

第二节　创新思维视野下的医生职业思维

一、创新思维

当前，我们正处在一个政治、经济、文化、社会和生态都在发生巨大变革的时代。在这样一个伟大时代里推进改革开放，不但要求人们学习知识，而且要求人们创造知识，要求人们培育科学的创新思维。创新是一个民族进步的灵魂，是一个国家兴旺发达的不竭动力，在激烈的国际竞争中，唯有创新者进，创新者强，创新者胜。如果没有科学的创新思维，自主创新上不去，就难以摆脱跟着别人后面跑，受制于人的局面。

因此，培育起与时代和改革需求相适应的创新思维，就成为社会各领域瞄准世界前沿，实现后来居上、弯道超车，不断提高自身竞争能力的一个极为重要的方面。

（一）创新思维的定义

有关创新思维的概念界定，当前学术界还没有形成一个统一的定论。有的学者认为，创新思维能力是天赋，是一种非逻辑因素、非理性因素，甚至是一种“神秘力量”发挥主要作用的思维活动。这种观点实际上源于古希腊的“天赋观念”说。古希腊哲学家柏拉图就认为，知识不是后天获得的，而是灵魂固有的，或者说，先天地存在于灵魂之中，但处于潜在状态，学习的作用在于触动、提示或唤醒这些知识。“天赋说”显然是不科学的。创新思维能力的培养与提高，不但要以一定的天赋为基础，更需要后天的积累、探索与锤炼。

有学者认为，创新思维是通过灵感、直觉、联想、想象、猜测等一系列非逻辑认知能力，在偶然激发的、突然闪现的“顿悟”指导下，产生了新的创意与启迪，如苹果落地激发了牛顿的灵感、不经意的洗澡使阿基米德豁然开朗。“顿悟说”强调了思维创新中灵感、直觉、联想、想象等一系列非逻辑、非理性因素所起的重要作用，但任何为研究和解决问题提供突破口的顿悟的产生，都是建立在长期的知识沉淀、经验积累和研究实践基础之上的。顿悟的产生，离不开主体长期的理性思考与实践探索，是必然与偶然的统一，是在理性因素指导下的非理性因素的凸显。

此外，有关创新思维的界定，学者们还提出了“发散思维说”“张力说”“整合说”等说法。有学者认为，创新思维本质上和发散思维是统一的，发散思维是创新思维的核心；美国科学哲学家库恩认为，创新思维是发散思维与收敛思维的有机统一，两者之间保持着必要的张力；也有学者将发散思维与收敛思维进行了整合，提出“展开·整合式思维方式”。

上述这些概念与界定从多方位、多视角进行探讨与论述，见仁见智，当然也各有利弊。笔者认为，把握创新思维含义的前提与基础是首先界定“创新”与“思维”。创新就是创造新事物，就是推陈出新、除旧布新、破旧立新，破除与客观事物发展进程不相适应的旧观念、旧理论、旧模式、旧做法，发现和运用客观事物的新联系、新特质、新属性、新规律，更科学有效地进行改造世界、造福人类的活动。关于思维，从逻辑学角度讲，是指认识的理性阶段，是对感性认识进行加工，进而得以把握事物本质，形成概念、判断、推理的理性认识过程；从认识论角度来讲，思维是人脑这种特殊的物质器官的机能，是对客观存在的能动的、间接的、概括的反映。

在此基础上，我们认为，创新思维是由已知领域向未知领域拓展的思维，即在实践基础上，在分析问题、解决问题的过程中，运用一定的思维方式和手段，批判性地分析、推理、论证、反映与重构客观事物与世界，以新的认知模式把握实践客体的内在本质及规律，并进一步提出符合人文精神的新观点、新理论、新办法、新思路、新发现等创新成果的思维过程。创新思维的本质在于创造性，是一种富有活力的、探索性思维，促进发明和发现的思维。培育创新思维，就是要敢为人先，打破迷信经验、迷信传统、迷信本本、迷信权威的习惯性思维，摒弃不合时宜的旧观念，培养创新意识、发掘创新潜能、发展创新个性、锻造创新能力、弘扬创新精神，以从容应对现实生活中遇到的各种问题、困难与挑战。

（二）创新思维的特点

创新思维是人类思维的高级形式，是人类思维能力高度发展的体现，是一切创新活动的精神之根、思想之源。创新思维不仅与因循守旧思维相对立，也与常规思维具有本质的差异。因循守旧思维表现为墨守成规、抱残守缺、不敢越雷池一步；常规思维则体现为遵循以往经验和惯常逻辑，反对对常识的超越，反对冒险和超乎常理的探索。创新思维可以说是对这两种思维方式的超越，从根本上讲，它是一种多视角、多维度、批判性的思维，是充分发挥主观能动性的思维。创新思维具有以下几个基本特征。

1. 实践性

创新思维是以实践为基础的创造性思维。创新思维既非空穴来风，又非奇思异想，而是根源于实践、发展于实践。“那些发展着自己的物质生产和物质交往的人们，在改变自己的这个现实的同时也改变着自己的思维和思维的产物。”[①]实践是联系主观与客观的桥梁，是创新思维逐步展开和具体化的前提。创新思维必须经过认识、实践、再认识、再实践的不断反复才能变得更为清晰与可靠。通过多次实践，思维中存在的不合理、不妥当之处逐步暴露出来，才能被发现、纠正甚至推翻，并在指导实践的过程中得到修饰、雕琢、完善与发展。实践是创新思维的源泉，也是推动创新思维发展的根本动力。创新思维要求人们因时制宜、顺势而为、乘势而上，依据实践探索与科技进步转变思维方式、突破思维定式，在把握事物客观规律的基础上推进改革与创新。

2. 独创性

创新思维独创性是指思维主体在认识客体对象、分析解决问题时，不局限于既有的经验和知识，能够以求真务实的态度突破常规思维定式的束缚限制，标新立异、另辟蹊路，走自己的路，打着自己的烙印，拿出自己解决问题的办法，实现认识与实践的新飞跃。创新思维反对从众心理、守旧心理，强调深入实际、独立思维，善于发现理论与实践中的新情况、新问题，得出新的结论。独创性是创新思维的基本特征和主要标志。创新思维独创性的实质在于独立思考与创新。当人们的思维不受已有知识、传统与经验的制约，不迷信或盲从于任何一种权威理论，那么他们在发现问题、分析问题、解决问题的过程中就能够做到既传承精华又大胆独创。

① 中共中央马克思恩格斯列宁斯大林著作编译局. 马克思恩格斯选集（第 1 卷）[M]. 北京：人民出版社，1995：31.

3. 灵活性

创新思维具有灵活性，表现为其思维活动过程从生动的、立体的、多维的思维视角出发，随机应变、综合分析、举一反三、与时俱进，突破固有的传统思维定式。创新思维最忌僵化教条的思维模式，它需要创新者开阔思路，因时、因地、因人、因条件制宜，具体地分析具体的情况，找出独创性的问题解决办法。创新思维的方式、方法、程序、途径没有固定的框架，允许思维的灵活变通，它往往借助于联想、顿悟、直觉与灵感等的积极推动，成为创造性活动的“爆破点”，成功找到问题的答案。思维的灵活性体现为思路多、点子多，主意多、办法多，并且能综合分析判断，从多种方案中遴选出最优。世间万物，变动不居。明者因时而变，知者随事而制。思维灵活性还体现在能审时度势，根据各方面情况的变化，对问题做出机动灵活、及时精准的处置。

4. 批判性

批判性就是指在创造性地认识、分析、解决问题的过程中，思维认识对既有理论、知识、方法、经验等的怀疑与否定。在马克思主义看来，批判性就是辩证的否定。在创新活动中，积极的否定比消极的肯定更为重要。积极的否定其实质是一种扬弃，既继承精华，又剔除糟粕，在开拓进取中创新。创新思维的批判性特点体现在创新过程本身，就是不断对既有思维方式怀疑、批判、分析、评价的过程。批判性的目的在于根据理智标准，对认识和实践中的思考、推理和论证进行多维度的分析、评价和判断，以透过现象看本质，掌握事物的深层内部规律，搞清楚问题产生的原理与机制，并力图改进与创新，找到科学可行的替代方案。

5. 探索性

创新是一个历险与攀登的过程，需要有逢山开路、遇河搭桥的意志。同样，创新思维也具有探险和敢于冒险的特质。创新思维要求创造出新思想、新理论、新发现、新技术、新方法、新成果，要求改进或超越前人或他人的做法与经验，这是一条充满荆棘的道路，挑战与风险很大。创新思维具有鲜明的探索性特征，是一种不怕困难，不怕挫折与失败，勇于排除艰险，勇往直前的探索性思维。

6. 预见性

创新思维还具有预见性。重视研究，预测未来，做到未雨绸缪，才有可能避免临渴掘井或者违背潮流，开拓创新工作的新局面。创新思维具有科学性。创新思维面对的是现实世界，它要达到预想的成果，就必须保证从发现问题、分析问题到解决问题都经过了充分的科学论证。创新思维具有综合性。它是对已有思维成果的综合运用，也是对各种思维方式方法的综合运用，是具有高度概括性与统摄性的高级思维形态。创新思维具有人文性。任何创新都会受到伦理道德等人文精神所体现出来的价值世界的引导与制约。

（三）创新思维的重要性

创新是引领社会发展的第一动力。抓创新就是抓发展，谋创新就是谋未来。“当今世界，新科技革命和全球产业变革正在孕育兴起，新技术突破加速带动产业变革，对世界经济结构和竞争格局产生了重大影响。”[①]各国之间综合国力的竞争说到底是创新的竞争。当今时代是一个比以往任何时候都更需要创新思维、创新品质与创新能力的时代。

培育创新思维是培养和造就科学人才的需要。培养科学人才，传授创新方法比教会学生知识更加重要。传统的仅以传授知识为主要任务的教学思想，现在看来已远远不够。在教会学生丰富知识的基础上，启发学生发现问题、认识问题、分析问题、解决问题，以打开新局面，开拓新领域，显然更为重要。爱因斯坦能够成为杰出的科学家，与他非常重视科学的创新思维是分不开的。广博知识只有与创新思维相结合才能变成活的东西，才有益于培养更多优秀人才，也才能为我们更好地认识世界、改造世界开辟新的领域与通道。

培育创新思维是推动现代化建设的需要。纵观人类社会的发展历程，可以看出创新始终是推动一个国家、民族、社会向前发展的重要动力。从我国现实情况来看，积聚群众智慧，培育人民创新思维，推进理论、体制、制度、人才等方面的创新，是社会主义现代化建设的一项重要任务。改革开放之前，我们经过曲折，走了很多弯路，没有在思想上行动上把科学技术作为发展经济的基本支柱，一些特殊历史时期，甚至取消科学研究，摧残教育，认为知识越多越反动，造成了严重后果。改革开放以后，情况有了根本改变，实施了创新驱动发展战略，形成了大众创业、万众创新的良好局面；但是，与世界先进发达国家相比，与实现中国梦的迫切需求相比，还远远不够；只有提高创新思维能力，在创新发展上进行新筹划、新部署，不断实现新突破，才能做大做强中国经济，在全球竞争中抢占先机。

培育创新思维是适应创新驱动发展潮流的需要。如果说20世纪还是资本与资源竞争的时代，那么21世纪将是一个智能竞争的时代。当前，人类正处于由工业社会向知识社会特别是智能社会演进的重要历史关头，科技革命和产业变革正在孕育兴起。数字化、网络化、智能化、服务化、绿色化、个性化的创新制造模式即将全面出现，正在对人们的思维方式、生活方式、工作方式产生颠覆性影响。新一代移动互联网、机器人产业、生物医疗、空间技术等新的产业形态，正在成为世界经济新的增长极。创新已经成为大国竞争新赛场，谁走好了创新先手棋，谁就会赢得主动。在新的时代条件下，高调突出创新思维的重要性，积极培育创新思维，是适应、把握与引领世界经济社会发展的新常态的需要。

培育创新思维是跨越“中等收入陷阱”，实现民族复兴中国梦的需要。改革开放以来，我国经济实现了持续高速增长，国内生产总值总量已跃居世界第二。但是我国相当部分产业层次低、创新能力差，长期处于产业链的中低端，利润微薄。尤其是当前

---

① 中共中央文献研究室. 习近平关于科技创新论述摘编[M]. 北京：中央文献出版社，2016：75.

我国经济发展进入新常态，经济运行下行压力大，同时又面临着资源环境的压力。根据国际经验看，要迈过“中等收入陷阱”实现现代化，只能华山一条路，走科技创新之道。回顾人类历史，英国、德国、美国都是借助科技革命和产业变革在激烈竞争中弯道超车、后来居上。培育创新思维，集中力量推进科技创新，最终决定着民族复兴中国梦的实现。

二、创新思维视野下医生职业思维的培养与锤炼

纵观医学发展史，每一个医学难题的破解，每一项医学科研的推进，每一次医疗技术的革命，都离不开创新。创新是医生模范履行职责，破解人类健康面临的诸多难题与挑战的客观需要和关键所在。而创新思维是创新的灵魂。创新思维不受常规思路的约束，是寻求对问题全新独特解答的思维过程。创新思维的培养对于医生这一职业来说显得尤为重要。

人类社会进入 21 世纪以来，由于医学科学自身的快速发展以及研究对象的复杂性，社会对医生的职业能力提出了更新更高的要求。只有加强对医生创新思维的培养，增强他们的敏锐性和创造力，才能使他们在医生职业生涯中，勇于发现、探索新的医学问题，不断开拓医学科学的新领域，成为具有创新意识与创新能力的新型医学人才。关于医生创新思维的培养，许多有识之士曾从多方位多角度进行过探索和讨论，见仁见智。本书认为，医生创新思维的培养，重点应把握好以下几个方面。

（一）将创新教育思想与行动渗透并贯穿于医学高等教育中

面向 21 世纪的医学高等教育，应从以往以知识传授为中心的传统教育观念转变到既传授知识又努力培养学生的创新精神、创新意识、创新思维、创新品格和创新能力的教育理念上来。

医学院校需要根据现代医学教育规律和人才成长规律，以创新型人才培养为目标，以医学教育国际标准为依据，以知识、素质、能力协调平衡发展为主线，对课程结构与内容进行科学合理的调整与优化，努力构建适应新时代的医学创新课程体系。比如，优化课程体系，适当增加跨专业选修课的设置；在基础医学实验教学中，增加设计性、创新性实验，减少验证性实验；在临床实践教学中，培养学生的临床思维、操作能力、医患沟通能力与创新精神；增设一些培育创新能力和方法的课程，如医学科学研究、医学论文写作等。

用好课堂教学这个主渠道，因事而化、因时而进、因势而新，创新教学方法与手段。在医学创新教育过程中，改变传统的以教师为中心，“填鸭式”灌输为主的教育方法，确立以学生为主体、中心，教师为主导的教学理念，以医学问题为中心，采用启发式、研究式、参与式、互动式、讨论式、比较式、归纳式等更加灵活、多样、有效的教学方法，推动医学课堂教学传统优势同信息技术高度融合，增强时代感和吸引力，引导学生发现问题、提出问题、分析问题、解决问题，激发学生的创新思维与创新热情。

发挥第二课堂的作用，构建培育医学生创新精神与创新能力的体制机制。鼓励学生参加各类学术活动、社团组织活动、社会实践活动，培养学生主动获取信息的能力，能够在分析处理信息的过程中，提升他们发现问题、分析问题、解决问题的能力；设立医学生创新教育基金，鼓励学生积极参加课外科研活动，参与教师科研课题，或自研课题，学校在经费与导师方面予以支持；加强对医学生的创业教育，鼓励他们的个性、特长发展，积极组织学生参加由省市或国家相关部门举办的各类创业计划大赛；实行创新学分制，将创新精神与创新能力培养纳入医学生日常教育管理中，逐步实现制度化、规范化、机制化。

扎实推进创新型师资队伍建设，营造有利于医学创新人才培育成长的校园氛围与环境。有好的教师，才有好的教育。只有具有创新素养的教师，才能更好地培养出具有创新素养的学生。医学院校要鼓励教师科研创新，倡导教师及时地把最新科研成果运用到一线的教学活动中去；要加大教师培养培训力度，完善教师激励机制。另外在医学创新教育中，需积极营造有益于医学生发展个性与特长，并能脱颖而出的创新教育环境。比如，建设良好的教风、学风与校风，建设平等、民主、积极向上的校园文化氛围，这些努力能够为医学生成长提供一种科学适宜的创新土壤与环境。

（二）常见的医学创新思维障碍及其突破方法

思维是一种复杂的心理现象，是人脑对客观事物概括的、间接的反映。人的大脑思维有一个特点，就是一旦沿着一定的方向、按照一定的次序思考，久而久之，就会形成一种习惯。也就是说，这次用这种方法解决了一个难题，下次再遇到类似的问题或者从外在看起来相似的问题，就会习惯性地沿着上次思考的维度与次序去处理，这种现象，即“思维惯性”。思维惯性很顽固，是不容易克服的。如果人们在自己日常工作与生活中以此惯性思维来分析和认识客观事物，就会形成固定的思维模式，即“思维定式”。思维惯性与思维定式又被称为“思维障碍”。 思维惯性与定式可以使临床医生的日常学习、工作与生活简洁明快、高效干练，但其固定僵化的思维模式又阻碍着医务人员创造性地解决问题。常见的医学创新思维障碍有如下几个方面：

（1）习惯性思维障碍。习惯性思维障碍就是思维惯性，又称思维定式，通俗地讲就是“习惯成自然”。习惯性思维几乎人人有之，对于处理一些简单问题，可以节省时间与精力。但当这种思维一旦变成固定不变的“死框框”“老套路”时，就会束缚医生的创新思维，使其不能发现新的问题，提出新的解决办法，从而成为阻碍创新的思维障碍。

（2）权威型思维障碍。是指在思维过程中盲目迷信权威，不加思考地以权威的是非为是非。一旦发现与权威相背离的观点与理论，便想当然地认为其必错无疑。权威型思维对人类的发展与进步有着一定的积极意义，因为有了权威的存在，就可以节省无数人的重复探索。但我们认为，权威的观点，只是在一定时期、一定领域、一定认识条件下的相对正确，即相对性的真理。如果医学领域把权威绝对化，一切都按照权威的意见办事，就会严重影响医生创造性思维的发挥。

（3）从众型思维障碍。“从众”就是服从大众、随大流。从众心理，就是不带头、不冒尖，一切都随大流的心理状态。每个人或多或少都有从众心理，思维上的从众趋向能够使个体获得归属感与安全感，消除孤单与恐惧。但创新思维往往是改变思维从众定式的结果。临床医生如果一味趋同、从众，不愿开动脑筋、独立思考、积极探索，就不利于医学创新思维的培养与发展。

（4）书本型思维障碍。书本是千百年来人类经验与智慧的结晶，但尽信书则不如无书。如果认为书本上写的都是正确的，不敢怀疑和挑战书本，坚持“本本主义”，就会极大地阻碍人们的创新思维。书本知识来源于现实实践，而且往往滞后于现实实践。书本知识的正确性体现在一定的前提条件与适用范围之中。临床医生需将书本理论与医学现实相结合，敢于质疑，敢于探索。

（5）其他类型的思维障碍。以上所介绍的是一些常见的思维障碍。还有一些其他思维障碍，如直线型思维障碍、自我中心型思维障碍等，在不同人那里有不同的体现。直线思维是一种单维的、狭窄的、缺乏辩证性的思维方式，同时也被认为是以最简洁思维历程直达事物内部本质的一种思维方式。在处理简单问题时往往十分奏效，而在处理复杂问题时容易犯复杂问题简单化的错误。自我中心型思维障碍表现为认为自己事事正确，特别固执，听不进去不同意见。

思维障碍抑制着医学工作者的创新意识，阻碍着临床医生创新能力的进一步的提高。“要提高创新能力，就应该突破思维障碍，而突破思维障碍的关键就是要转换思维视角。创造学里将思维开始的切入点称为思维视角。对同一事物以不同的切入点进行思考，其结果是大相径庭的。……常爬山的应该去涉涉水，常跳高的应该去打打球，常划船的应该去驾驾车，常当官的应该去为民。换个位置，换个角度，换个思路，也许面前是一番新的天地。”①

医生转换思维视角有着客观的现实基础，体现为：生命是复杂多样的，都有着多个不同的属性与方面；生命体各个系统之间是普遍联系的，联系的另一端可以提供不同的启发；医疗过程是在不断发展变化的，变化的过程又可呈现出多种特点与可能。医生思维视角的转换还需要在实践中不断探索，比如说，改变万事顺着想的思路，变顺着想为倒着想，从事物的对立面出发去想，换位或者易位去想；分解问题的各个环节，剖析联系之网上的各个方面，把复杂问题转换为简单问题，把生疏问题转变为熟悉问题；采取迂回路线，以退为进，化直为曲，创造条件，为最终解决问题打开通道。

（三）医学创新思维的几种基本形式

发散思维，又称辐射思维、放射思维、多向思维、扩散思维，即从一点向四面八方想开去的思维。发散思维从一个目标出发，沿着各种不同的途径去思考，能够从多

① 王亚东，赵亮，于海勇，等. 创造性思维与创新方法[M]. 北京：清华大学出版社，2018：36.

方面探求解决问题的答案，如“一题多解”“一物多用”等方式。发散思维具有多向性、流畅性、变通性、独特性等特质，在整个医学创新活动中处于核心地位，从某种意义上说，掌握了发散思维，就基本掌握了创新思维。

聚合思维，又称求同思维、收敛思维，即从四周向某点集中的思维。聚合思维在解决问题的过程中，利用已有的知识与经验，寻求从众多的信息与解题的可能性中得出最佳答案。聚合思维具有封闭性、集中性、综合性、最佳性等特征。聚合思维需要在众多的现象、线索、信息、思路中，根据已有的经验、知识，通过比较、筛选、组合、论证，从而选出解决医学问题的最佳方案。

逆向思维，又称反向思维，是指从常规思维相反的角度出发去思考问题的方式。当大家都朝着固定的思维方向思考问题时，你却独自朝相反的方向思索，即“反过来想”“反其道而行之”“唱反调”，讲的就是逆向思维。逆向思维具有普遍性、批判性、新颖性、突破性等特征。在医学实践中，逆向思维常常会使你摆脱羁绊独辟蹊径，在处理和解决问题的过程中取得意想不到的功效。

联想与想象。联想思维是由一事物的表象、动作或特征联想到其他事物的表象、动作或特征的思维活动。人们常讲的“由此及彼”“由表及里”等就是联想的体现。善用联想思维就容易触类旁通，突破思维障碍，获得医疗创新。想象思维是将头脑中已有的记忆表象进行加工重组，创造新形象、新观念、新理论的过程，也是一种从现有事实出发，又超越现实的思维活动。有什么样的想象力，就有什么样的创新。当然，想象思维需要以医学知识、技能与经验作为基石，从现实情况出发，这样才可能取得良好的治疗效果。

直觉与灵感。直觉思维是一种直接的觉察，通俗地讲，就是我们平常所说的感觉。直觉不属于逻辑思维，它不依赖于对事物的原因分析和逻辑推理，只是人们内心的一种敏锐感觉。直觉思维可以帮助临床医生迅速做出优化选择，做出有创造性的预见。灵感思维属于超越逻辑推理的非常规思维，具有突发性、随机性、不可重复性等特点。灵感思维是第一创新思维，是最具有创新活力、最富有创新潜力的智慧源泉。医学领域灵感思维的迸发是长期的知识积淀与偶然的诱因触发共同作用的结果。

第三节　辩证思维视野下的医生职业思维

一、辩证思维

“辩证思维是立足于概念的辩证本性而展开的思维，它以概念、判断、推理、假说和理论体系演化等思维形式的矛盾运动深刻地反映客观世界和人类实践活动的内在本质。”[①]辩证思维是对客观事物辩证发展的反映。正如恩格斯所说：“所谓客观辩证法是

---

① 李秀林，王于，李淮春. 辩证唯物主义和历史唯物主义原理[M]. 北京：中国人民大学出版社，1995：384.

支配着整个自然界的，而所谓主观辩证法，即辩证的思维，不过是自然界中到处盛行的对立中的运动的反映而已。”①辩证运动着的客观世界是辩证思维形成和发展的客观基础。

辩证思维是主体在认识世界与改造世界的实践活动中所运用的一种科学思想方法，这种思维方法的哲学理论基础是马克思主义的唯物辩证法。辩证思维作为辩证唯物主义的重要组成内容，是科学思维方法的精华所在，是人们在实践过程中应该自觉掌握并加以应用的思想武器。学习和运用辩证思维，需要了解辩证思维的形式与方法，不断提升运用辩证思维方法发现、分析、认识、解决问题的本领和素养，提高辩证思维能力。

（一）辩证思维的基本形式

辩证思维的基本形式是概念、判断、推理、假说和理论。

（1）概念是对同类事物共同的一般特性和本质属性的概括和反映，是所有辩证思维形式的细胞和胚芽，是矛盾的统一体。概念属于思维意识范畴，但就内容而言是对客观事物的反映，因而概念是主观与客观的对立统一；客观事物处在不断的运动、变化和发展之中，同时事物每一阶段又具有相对稳定性，因而概念是灵活性与确定性的对立统一；科学的抽象更深刻、更彻底、更完全地反映着具体的事物、关系和过程，因而概念是抽象与具体的对立统一；从同类个别事物多样的个性中概括出来共性，并保存个性，体现了概念是共性与个性的对立统一。

（2）判断是展开了的概念，是对事物之间的联系和关系的反映，是对事物是什么或不是什么、是否具有某种属性的判明和断定。概念和判断是相互依赖的，任何一个判断，都是由两个或两个以上的概念所构成，没有概念就没有判断；另一方面，每一个概念的定义又是由一个判断或一系列判断所构成，没有判断也就没有概念。判断是概念内在矛盾的展开，是在概念的基础上发展起来的。

（3）推理在形式上表现为判断与判断之间的联系，它是从事物的联系或关系中由已知合乎逻辑地推出未知的反映形式。判断是概念之间矛盾的展开，而推理则是判断之间矛盾的展开。人们在社会实践中形成概念，做出判断，进行推理，通过一系列的抽象概括、分析与综合，由已知得出新知，体现了思维的创造性。科学的推理能够把事物的过去、现在与未来有机地联系起来，在对事物本质与规律的深刻把握中揭示事物发展的必然趋势，预测、推动未来。

（4）假说和理论都是概念、判断、推理的系统。科学理论是被证实为正确反映现实的概念、判断、推理系统，而理论假说则是还没有被实践所证实的概念、判断、推理系统。当人们难以采取精确的手段对某种认知的可靠性进行检验的时候，在思维中就不得不依靠想象力去推测事物的本质与规律，不得不采用假说的形式。假说向科学

① 中共中央马克思恩格斯列宁斯大林著作编译局. 马克思恩格斯全集（第20卷）[M]. 北京：人民出版社，1971：553.

理论的转化是一个通过实践不断求证、不断深化的过程。认识的发展就是实践、认识、再实践、再认识的辩证过程，不断推翻旧假说，提出新假说，实现由假说到科学理论的转化与过渡。

（二）辩证思维的基本方法

辩证思维的基本方法是揭示概念的辩证发展、矛盾运动的基本方法，是人们正确进行理性思维的方法，主要有归纳与演绎、分析与综合、抽象与具体、逻辑与历史相一致等方法。

（1）归纳和演绎是辩证思维的两种逻辑方法。归纳是从个别事实概括出一般性结论，是由个别性前提过渡到一般性结论的推理形式。演绎是从一般原理、概念走向个别结论，是由一般性原则推导出个别结论的推理形式。归纳与演绎两种方法在认识过程中互为前提、互相补充。归纳是演绎的基础，演绎为归纳提供理论指导。归纳得出的结论还不充分可靠，需要靠演绎来补充和修正；演绎从共性出发不能充分揭示个别事物多方面的属性，还需借助于进一步的分析归纳。

（2）分析与综合是比归纳与演绎更为深刻的揭示事物内在本质的思维方法。分析是在思维中把对象整体分解为各个部分、方面、层次、要素，以便分别加以研究的思维方法。分析方法的形式多种多样，包括早期产生的定性分析、定量分析、因果分析和现代发展的结构分析、功能分析、信息分析、模式分析、发生分析、流程分析、系统分析等。综合是与分析运行路线相反的思维方法。综合被看作是在观念中把事物分解为各种因素的基础上再把各个因素组合成一个整体的思维活动。但综合绝不是把各个部分、各种因素机械凑合或装配在一起，而是在思维中把事物的本质的各个方面按其内在联系有机地结合成一个统一的整体。分析与综合是辩证统一的，分析是综合的基础，综合是分析的完成。

（3）从抽象上升到具体是辩证思维的高级形式。人的认识过程表现为由感性具体到思维抽象再到思维具体的否定之否定过程。其方法路径体现为，从感性具体出发，通过分析，由感性具体达到抽象规定，而后再通过综合，由抽象规定达到思维具体。感性具体是事物表面的、感官能直接感觉到的具体。“感性的具体是人们认识的起点，为了实现从感性的具体到思维的具体的过渡，必须首先否定感性的具体。而对感性具体的否定就是抽象。抽象是通过分析把整体分解成各个部分，区分开必然的、本质的方面和偶然的、现象的方面，从中抽取出各个必然的、本质的因素，以达到对具体事物的某一本质方面的认识。这就是从具体到抽象的过程。但是要真正达到对具体事物全面深刻的认识，还必须运用综合的方法，把对事物各方面的本质的认识联系起来，形成关于事物整体的统一的认识，使抽象的规定在思维的具体中再现出来。这就是从抽象上升到具体。”①

---

① 逄锦聚，陶德麟，王展飞，等．马克思主义基本原理概论[M]．北京：高等教育出版社，2015：51.

（4）逻辑与历史相一致是从抽象上升到具体的内在要求。辩证思维的历史范畴一是指客观实在自身的历史发展过程，二是指反映客观实在的人类认识的历史发展过程。逻辑范畴则是指逻辑之间的次序、层次与关系等方面。逻辑与历史相一致也包含两个方面，一是逻辑的发展与客观实在的发展进程相一致。二是逻辑的发展与人类认识的发展历史相一致。不过，逻辑与历史相一致并不是无差别的一致。历史的东西包含着无数的细节和偶然因素，具体而生动。逻辑的东西则是“修正过” 的历史的东西，经过概括抽象，舍弃细节、偶然、曲折、偏差，抓住主流、必然、根本方向与基本线索，把握历史发展的内在规律。逻辑的东西能够更为深刻地反映历史。

（三）提高辩证思维能力

辩证思维能力是主体在运用辩证思维方法发现、分析、解决问题的过程中体现出来的本领和素养。具体地说，就是承认矛盾、分析矛盾、解决矛盾，善于抓住关键、找准重点、洞察事物发展规律的能力。坚持辩证思维，提高辩证思维能力，是在深刻把握现象与本质、主流与支流、局部与全局、当前与长远等诸多辩证关系的基础上，帮助人们正确判断形势，科学评估面临的机遇、问题与挑战，进而应对复杂局面的需要。

提高辩证思维能力，最主要的就是要熟练掌握唯物辩证法，自觉地坚持用对立统一的辩证原理观察事物、认识问题与解决问题。“提高辩证思维能力，就要认真学习辩证唯物主义，客观地而不是主观地、发展地而不是静止地、全面地而不是片面地、系统地而不是零散地、普遍联系地而不是孤立地观察事物、分析问题、解决问题，在矛盾双方对立统一的过程中把握事物发展规律，克服极端化、片面化。”[①]

二、辩证思维视野下医生职业思维的培养与锤炼

“随着现代医学，特别是医学高新技术突飞猛进的发展，在越来越细化的微观层面治愈疑难杂症，提高物种生命质量的同时，生命观、疾病观、医学观、保健观等诸多方面都面临着新的挑战。”[②]医学的终极价值是什么，医学的定位与最终目的是什么，新世纪现代医学发展将走向何方等方面的问题值得我们深刻思考。在此意义上，新时代的医疗工作者必须自觉顺应现代医学发展的新趋势，加强对马克思主义唯物辩证法的学习和研究，自觉运用辩证思维的一系列基本方法，从多角度、多层次、多视野认识现代医学发展中出现的新情况、新问题、新挑战，全面、系统、辩证地理解疾病、健康与生命体，以便更好地提升自身的医疗素养、能力与水平。

---

① 逄锦聚，陶德麟，王展飞，等. 马克思主义基本原理概论[M]. 北京：高等教育出版社，2015：54.

② 叶丹菲. 辩证思维：医学生必备的哲学思维与人文修养[J]. 医学与社会，2011，24（7）：3.

（一）唯物辩证法系列范畴视域下的医生辩证思维能力提升

范畴是人的思维对事物、现象普遍本质的概括和反映。唯物辩证法理论体系包括一系列范畴，如现象与本质、系统与要素、内容与形式、原因与结果、必然性和偶然性、可能性和现实性等，它们是事物联系和发展的基本环节。唯物辩证法系列范畴是对事物、现象间最普遍的辩证联系或关系的概括和反映，是辩证思维的逻辑形式，对于提升医生辩证思维能力，指导医生诊疗活动具有重要的方法论意义。

现象与本质。疾病可以有典型性表现，也可以有非典型性表现。即使是同类型疾病也可以形成千差万别的不同表现以及错综复杂的演变形态。这就要求医生观察大量的临床表象，尽可能占有丰富和真实的感性医学材料，经过理性思考的作用，将丰富的感性材料加以去粗取精、去伪存真、由此及彼、由表及里的制作加工。这样才能从纷乱复杂的医疗表象中排除错误观念和错误信息的干扰，排除各种临床假象，发现危及患者健康安全的最为主要的因素，确定即刻治疗的要点和下一阶段工作的方向。

系统与要素。要素依赖于系统而存在，系统又是由多个要素所组成。人体作为一个有机整体，任何系统和器官都是机体的组成部分。在临床工作中，如果仅仅关注局部病变，忽视整体诸要素之间的密切联系，则会产生巨大的潜在风险。因此在临床诊疗过程中，要运用系统与要素的观点进行辩证思考，不仅要细致检查局部病症，还要确立整体观念。要仔细询问患者病史，了解是否伴有某些全身性疾病，有针对性地进行相关方面的检查，必要时请相关科室医生会诊，待排除其他全身性疾病之后，再制订科学的局部治疗方案实施治疗。要注意身体各器官间功能的相互影响，处理好部分与整体的辩证关系，调整各器官功能在病理状态下达到某种“和谐”与“平衡”。

内容是指构成事物的一切要素，形式则是指把内容诸要素统一起来的结构或表现内容的方式；内容和形式是同一事物的两个方面，内容决定形式，形式对内容有巨大反作用。原因是引起某种现象的现象，结果是被某种现象引起的现象；因果联系可以划分为一因多果、一果多因，同因异果、同果异因，多因多果、复合因果等不同类型。必然性是客观事物联系和发展的合乎规律的、确定不移的趋势，偶然性是客观事物联系和发展过程中可以这样出现也可以那样出现的、不确定的趋势；必然性与偶然性相联结而存在，必然性寓于偶然性之中，偶然性背后隐藏着必然性。现实性是指现在的一切事物、现象的实际存在性，可能性是指现实事物所包含的预示着事物发展前途的种种趋势；没有现实就没有可能，没有可能也就没有新的现实。唯物辩证法系列范畴从各个侧面揭示着医学世界普遍联系和永恒发展的内在本质。唯物辩证法系列范畴是辩证思维的形式和工具，对医生的认知及其发展具有重大的作用。在临床实践基础上合乎逻辑的范畴推演，推动着医生对医学领域认知程度的不断深化。

（二）唯物辩证法基本规律视域下的医生辩证思维能力提升

规律是事物联系和发展过程中所固有的本质的、必然的、稳定的联系。唯物辩证法的基本规律有量变质变规律、对立统一规律、否定之否定规律。其中对立统一规律是实质和核心。量变质变规律揭示出质和量是普遍存在于一切事物中的两个最明显的属性，量变和质变是普遍存在于一切事物运动、变化、发展中的两种最基本的形式或状态。对立统一规律揭示了事物内部对立双方的统一和斗争，揭示了事物普遍联系的根本内容和永恒发展的内在动力，提供了人们认识和改造世界的根本方法——矛盾分析法。否定之否定规律是事物矛盾运动的进一步展开，揭示了事物由矛盾引起的发展，是从肯定自身到否定自身而转化为他物，进而否定这一否定再回到自身的前进运动。唯物辩证法三个基本规律由浅入深地揭示着自然、社会和思维的普遍联系与永恒发展，医生学习、认识与把握唯物辩证法基本规律，可以不断提高其运用辩证思维分析和解决医学问题的能力。

（1）量变质变规律。量变与质变及其辩证关系，以及量变与质变的普遍性、复杂性，在医学上都具有方法论意义。疾病的发生是一个由量变到质变的渐进过程。脑血管疾病发病率、致残率、死亡率都比较高。而高血压、高血脂、糖尿病、冠心病、肥胖、抽烟、缺乏运动等都是致病因素。从有诱因到发病可能需要几年、十几年甚至几十年的时间，原因就是动脉损失有一个量变的过程。也就是说，当量变达到一定程度，脑动脉狭窄到一定程度，就会形成血栓，即质变。基于对患者病理生理发展规律的认识，及时发现疾病的先兆，确立早期干预的理念，是预防疾病的关键。同样，疾病的恶化或者治愈，都体现为一个从量变到质变的发展过程。

（2）对立统一规律。对立统一规律转化为方法论，就是矛盾分析法。在唯物辩证法方法论体系中，矛盾分析法居于基础和核心地位，是根本的认识方法。

分析矛盾特殊性的方法。矛盾的特殊性体现在三个方面：一是不同事物的矛盾各不相同，二是同一事物的矛盾在不同发展阶段各有其不同的特点，三是构成事物的诸多矛盾以及每一矛盾的不同方面各有其不同的性质、地位与作用。认识矛盾的特殊性原理对医生有重要意义。例如，在心内科临床实践中，不仅要把握心血管疾病的共性，也要注意到具体某个疾病的个性，针对不同的疾病和不同的发病阶段采取不同的治疗措施。把握疾病的共性是正确认识疾病的基础，同时分析疾病的个性也是正确治疗的关键。矛盾的共性与个性、绝对与相对的道理，是关于事物矛盾问题的精髓。医学领域应用矛盾特殊性原理研究、解决问题，根本的是要做到具体问题具体分析，一切以时间、地点和条件为转移。

抓关键，看主流的方法。在根本矛盾与非根本矛盾、主要矛盾与次要矛盾、矛盾的主要方面与矛盾的次要方面、内因与外因的关系上，要抓住根本矛盾、主要矛盾、矛盾的主要方面以及内因，并把它们作为研究和解决问题的出发点。以危重患者为例。危重患者往往是多种复杂矛盾的集合体，临床病理生理演变非常复杂，处理上要求有很强的时间性。这就要求医生对患者目前病理生理状况，各器官功能状况及其关联有着较为准确的分析与判断，能够抓住主要矛盾以及矛盾的主要方面，抓住目前可能致命的、最严重的问题，在最短时间内进行有效干预，力争为下阶段的深入诊断与治疗赢得时间与机会。

在对立中把握同一与在同一中把握对立的方法。矛盾的同一性是指矛盾着的对立面之间内在的、有机的、不可分割的联系，体现着对立面相互吸引、依存、贯通与转化的趋势。矛盾的对立性即斗争性是指矛盾双方相互反对、相互限制、相互否定的属性，体现着对立面相互分离的趋势。无条件的、绝对的对立性即斗争性与有条件的、相对的同一性相结合，构成事物的矛盾运动，推动着事物的无限发展。人类发展史上，疾病一直是人类健康的头号杀手。正如婴幼儿“发烧—康复—发烧”的交替轮换，促进着其体内免疫力的不断增强，身体的不断发育成长。疾病与健康就像一枚硬币的正反两面，一方面共处于人类生命体中，另一方面在一定条件下相互贯通与转化，既对立又统一，存在辩证统一性。人类生命体正是在层出不穷的疾病与病毒的严酷挑战中不断砥砺前行。

矛盾分析法是根本的认识方法，包含有广泛而深刻的内容。除上面所述，“两点论”与“重点论”相结合的方法，批判与继承相统一的方法等，都是矛盾分析方法的具体体现。

（3）否定之否定规律。否定之否定规律历经两次否定三个阶段，显示出事物自我发展的完整周期过程。辩证的否定观既是世界观又是方法论，要求我们用发展的眼光看待一切事物，用批判的眼光看待世界，看待自己。辩证否定观要求对事物采取科学分析的态度。否定之否定规律对于人们正确认识事物发展的前进性与曲折性，具有重要指导意义。“比如急性胰腺炎，其病因主要有胆源性、酒精性、高脂血症等。以前的观点认为其一旦发生重型即应该手术；后来通过临床研究发现，手术治疗效果有限，且病死率偏高，外科治疗被否定，故而将其归为内科疾病尤其是后两种原因；目前研究发现急性胰腺炎的发病是个多阶段、多转归的全身疾病，在治疗过程中应该充分权衡利弊，完全内科治疗又被否定，现在的观点认为根据不同的病因外科治疗与内科治疗应该适时、恰当地结合，做出正确的选择。”①

思考题

1. 理论联系实际，谈谈批判性思维视野下如何培养与锤炼医生的职业思维。
2. 理论联系实际，谈谈创新思维视野下如何培养与锤炼医生的职业思维。
3. 理论联系实际，谈谈辩证思维视野下如何培养与锤炼医生的职业思维。

① 邹浩，刘云霞，张小文，等. 培养医学生在肝胆外科实习中的辩证思维[J]. 中外医疗，2011，10：177。

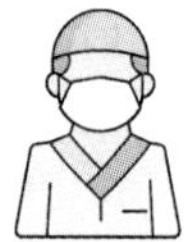

第七章　医生职业审美情趣

第一节　医生职业审美情趣的含义

一、审美情趣的概念

（一）审美情趣

“审美”源于希腊语“aesthetic”，原意指“通过感官对有趣对象的知觉”，德国哲学家鲍姆嘉通最早使用了这个词。而在中国，最早使用中文意义上“审美”的是国学大师王国维先生，此后的继承者们才开始探讨有关“审美”的若干问题，先有教育家蔡元培对审美观念的描述，再有思想家梁启超对审美情味的探究，及美学家朱光潜对审美心理的研究等。这些研究与经验探索揭示了审美的内涵和外延，它是主体以感官方式对对象进行形象性、感染性、情感性的把握，是一种能被大众群体接受、愉悦身心的感情活动。审美是主体通过各种途径发现美、欣赏美的过程，并在这个过程中使主体身体得到放松、心灵得到净化、精神得到升华、素质得到提高，并间接促进人类社会的进步。现代学者普遍认为审美是主体从自身主观出发，以感性观照的方式对审美对象进行直接的感性把握。所以，审美既是主体发现、发掘审美对象的美的素质的过程，也是主体内心品赏、评价美的对象或对象的美，体验美在自身反映的过程。

情趣，指志趣、志向或情调趣味，有高雅、低俗之分。高雅情趣是指健康、科学、文明、向上的情趣。它符合现代科学和文明的要求，也符合社会道德和法律的要求。它体现了一个人对美好生活的追求、乐观的生活态度和健康的心理。庸俗情趣是平庸鄙俗、不高尚的情趣，它会使人经受不住不良诱惑，贪图安逸享乐，不思进取，精神颓废，不利于身心健康，并且有可能走向犯罪。

审美情趣是一种审美心理，是指人们在感受客观事物的美，或认识客观事物美的价值的过程中所表现出来的个性倾向性。审美情趣是人类特有的属性，具有意识性和对象性的特征，伴随着美的产生并随美育的发展而逐渐得到人们的重视。生活中有美的事物存在，就有审美活动的存在，就必然有审美情趣的存在。人类的审美意识是随着人类社会的发展而不断完善，是人类基于对生命及生活经验的掌握，获得的身心愉悦、自由和谐的心理状态。

人们的审美情趣受世界观、人生观和价值观的制约，并受审美理想的导向。有什么样的世界观、人生观和价值观就会产生什么样的审美情趣，而人们在审美感受中、认识或判断美的过程中表现出来的偏向性或选择性，正是他们世界观、人生观、价值观的外露和表现。

在审美情趣的定义上，著名美学教育家彭立勋教授认为，审美情趣“是指审美主体在审美活动中表现出来的喜欢什么、不喜欢什么的情感的倾向性，它是体现在个人审美活动中的一种主观的爱好”“审美情趣必须通过审美实践，在审美教育中得到熏陶并健康发展”。可见，我们在日常生活中所指的审美情趣是指积极健康、高雅向上的审美情趣。

（二）审美情趣与美、美学、美育的关系

美是人在自己的需求被满足时所产生的愉悦反应，即对美感的反应。对美的释义最早源于希腊，最初的意义是指“对感官的感受”。柏拉图对美的解释形成后世的谚语“美是难的”。公元前 6 世纪，古希腊毕达哥拉斯学派认为“美是和谐”。另一种观点认为“美即有用”。18 世纪法国文艺批评家布瓦洛认为：美是与真、善的统一。19 世纪俄国革命民主主义美学家车尔尼雪夫斯基提出“美是生活”。马克思在论述美的时候提到人在“他所创造的世界中直观自身”。从而引出美是“人的本质力量的直观形象表现”。美的概念，是与人类社会同时诞生的，是在人类社会的发展背景中发展的，它的内涵和外延随着社会政治、经济、文化的发展而不断发生变化。东汉著名文字学家许慎在《说文解字》中讲道：“美，与善同意。”这样一来我们常常将美与善结合在一起，作为评判标准。

早在原始时代，人们就已经开始在为生存而进行的实践中创造美，通过这些美将他们对自然、社会、艺术的最原始的情感意识表现出来，美学思想在那时就开始有了萌芽。随着生产力、生产方式的不断发展变化，人类开始进入文明时代，人类的思维能力、科学和艺术都得到发展，人们开始形成自觉化、理论化、明晰化的美学思想，并将这些美学思想以文字的形式记载于文艺学、伦理学、哲学、教育学等文献中。在我国古代就已经有古典的美学思想，出现了以儒家美学思想、道家美学思想和佛家美学思想为主要代表性的美学思想。在国外，古希腊的毕达哥拉斯学派、柏拉图、亚里士多德以及文艺复兴后的笛卡尔等哲学家、文艺理论家、启蒙主义者，都为美学学科的诞生做了理论和实践准备，都提出了自己独创性的美学思想。

1750 年，德国的哲学家鲍姆嘉通的《美学》发表，标志着美学作为一门学科正式诞生了。从 18 世纪末到 19 世纪中叶是美学系统发展的阶段，有德国古典美学中的康德的主观唯心主义美学思想、黑格尔的客观唯心主义美学思想。而俄国的车尔尼雪夫斯基将旧唯物主义美学的发展推到了最高峰。马克思和恩格斯汲取了德国古典美学、英国古典政治经济学和空想社会主义学说的精髓，在他们的许多著作中大量地提及了美学问题，在主客体辩证统一的基础上对美进行了探讨，开辟了一条全新的美学研究的道路，形成了马克思主义美学思想。到 19 世纪下半叶之后，关于美学的多种分支学

科相继出现，如哲学美学、艺术美学、心理学美学、生活美学、技术美学等。多种美学流派也相继形成，如精神分析学美学流派、直觉主义美学流派、形式主义美学流派、结构主义美学流派、接受美学流派，等等。而这段时间，马克思主义美学也取得了新的发展。

当前医学美学是由医学和美学交叉结合而形成的一门新型学科，以医学美和医学审美的一般规律为研究对象，是我国学者于 20 世纪 80 年代提出的，最初是因为医学美容的兴起，而美容更涉及审美的问题，随之拓展到医学的各个领域，并随着医学的发展和人民健康水平的提高而引起医生和广大群众的广泛重视，特别是当前医学模式已从以医疗为中心转变为以人为中心，由生物医学模式转向“生物—心理—社会”医学模式，这更强调医学已经突破“治病救人”的局限，而是进一步深入人的内心，并随着个体的发展融入社会并对社会发展构成影响，医学融入了美学。

学术界对美学的界定，绝大部分都是先将美学作为一门学科来看待，“美学”的定义是由这门学科的研究对象来决定的。由于美学研究的方法是多元的，我们可以从不同的学科来定下不同的“美学”概念。在 19 世纪的古典艺术中，美学的概念被定义为研究“美”的学说。而现代哲学中将美学定义为对艺术、设计、科学和哲学中认知感觉的哲学和理论的认识。在研究对象上，有的认为美学的研究对象是美本身；有的认为美学是关于艺术的哲学；还有人认为美学是对审美经验和审美心理的研究。这些关于美学的研究对象都有其一定的道理，但也都有各自的缺陷，而我们基本倾向以美本身作为研究对象。

美育，又称美感教育，是一种教育手段和方式。它以培养人的审美情趣、塑造人的审美意识、增强人的审美能力及满足人的审美需求为目的，从而使人们具有美的理想、美的情操、美的品格和美的素养，是人类不断自我完善、达到身心统一和谐、精神得到升华的重要手段。审美教育是一种自由开放式的教育，教育效果往往在潜移默化中体现，它是情感教育的先行者，体现着教育的人本主义色彩，对人的情感感染同时也间接地促使社会向着更加美好、和谐、完满的方向发展。

审美情趣是与美、美学、美育相伴而生的，从具体范畴来讲，审美情趣是美育的内容之一，隶属于美学，总归于美。从具体功能来讲，美指导着美学、美育；审美情趣促进美育、美学的发展，进而影响美的发展。

二、审美情趣的起源

（一）中国古典美学

1. 崇尚“礼乐”

中国传统文化中虽没有现代意义的审美情趣概念，却自始至终贯穿着审美情趣思想，即儒家文化中“礼乐”的“乐”，即“审美”，也是文人墨客追寻的修身之法。《论语》中写道：“兴于诗，立于礼，成于乐。”“乐”是儒家文化中很高的一种追求，甚至可以与政治、伦理齐名，治学强调“礼、乐、射、御、书、数”，可见“乐”是仅次于“礼”的。

2. 崇尚自然之美

在中国传统文化中，以道家为代表的审美情趣崇尚自然之美。庄子认为美的事物是真实无伪，即“大巧若拙”“大朴不雕”。魏晋南北朝以后，审美情趣更加推崇自然之美。在中国士大夫心目中，自然之美成了“朴素而天下莫能与之争美”。李白主张诗要有“清水出芙蓉，天然去雕饰”之美。苏轼更是追求平淡清新自然之美，赞扬陶渊明和柳宗元的诗歌“外枯而中膏，似淡而实美”。

3. 崇尚“真善美”

在中国传统文化中，庄子首先站在泛神论的立场提出美根源于化生万物的道，美存在于天地之然之中，认为自然无为是美的本质。屈原在《楚辞》中强调内在美与外表美的统一，追求内在人格表现于外在的真美。明代著名思想家王船山明确提出“真善美”相结合的审美标准，即美从“真”入手，与“善”相涵泳，唯有真，美才有存在的前提和基础；唯有善，美才有表现的意义和价值。

（二）现代美学

中国的美育思想起源于先秦，但具有现代意义的发展还得从近代西学东渐说起，因而中国的美育思潮应该追溯到20世纪初，代表人物有王国维、蔡元培。他们普遍采用西方哲学的“心理三分法”，建立起以智、情、意为核心内容的智育、美育及德育，加之后来的体育一并成为教育的四大方面。除了对西方思想的吸收，二人也从中国传统文化出发，对西方美育观进行了本土化的改造，最终将现代意义的美育纳入中国教育体系之中，同时加强对审美情趣的培养也得到社会各界的广泛认可。王国维认为“盖人也之动，无不束缚于一己之利害，独美之为物，使人忘一己之利害，而入高尚纯粹之域。此最纯粹之快乐也”，可见对美的追求是不计较个人利害得失而拥有的至上情感。蔡元培也提出：“纯粹之美育，所以陶养吾人之感情，使有高尚纯洁之习惯，而使人我之见、利己损人之思念，以渐消沮者也。盖以美为普遍性，决无人我差别之见能参入其中。”认为高雅脱俗的审美情趣可以去除杂念、忘掉私欲、促进和谐。

（三）西方美学

纵观世界历史，中国传统文化中从未放弃过对美的追求，西方古老文明中更是如此，任何一个优秀的民族思想发展初期都具有极大相似性，我们可以看出孔孟老庄之道和古希腊的柏拉图、亚里士多德、苏格拉底的思想脉络在一定程度上总结了人类早期思想意识萌芽的精髓，哲学、艺术等多种文明也由此产生，审美力及审美实践也不期而至。前面我们提到了儒家学派的“礼乐”思想，其实在古希腊柏拉图的教育理念里也深深地印有文学和音乐的印记，还曾有过“不懂诗的人禁止入内”的说法，由此可见，古人的审美要求和审美情趣已经很高了。柏拉图在《理想国》中谈道：“应该寻找一些有本领的艺术家，把自然的优美方面描绘出来，使我们的青年们住在风和日暖的地带一样，四周一切都对健康有益，天天耳濡目染于优美的作品，像从一种清幽境界呼吸一阵清风，来呼吸他们好的影响，使他们不知不觉地从小就培养起对于美的爱好，并且培养起融美于心灵的习惯。”柏拉图第一次把“美”提升到一个崭新的高度，进而引发了“纯粹美”的思想，认为我们所能感知的“美”是对美本身的临摹。紧随柏拉图之后便是他的弟子亚里士多德，他的著作《诗学》可谓是对审美问题的专业论述，而他的“政治人”思想也将审美与促进个人全面发展联系起来，把审美与政治生活相连，可谓开创了西方审美教育的先河，后来的继承者们众多关于审美的思想几乎是对亚氏审美观点的扩充、完善和改进而已。

（四）马克思主义美学

随着马克思主义在中国的传播，马克思主义美学也开始在中国传播，马克思主义的立场、观点和方法以及马克思主义美学思想对中国的美学产生了重要影响。新中国成立后，当代中国美学逐渐形成并确立下来，由于当代中国美学主要是在马克思主义理论和马克思主义美学的指导下形成的，因此可以说当代中国马克思主义美学是目前中国化马克思主义美学中最重要的组成部分。当代中国美学是在马克思主义的指导下，在中国古典美学思想的基础上，借鉴西方古今美学思想的精髓尤其是马克思主义美学思想的精华而建构起来的一种美学。马克思主义美学中对审美情趣没有直接的语言概括，却提出“劳动创造了美”和“人也按照美的规律来建造”的观点，指出审美情趣的要求。

三、医生职业审美情趣的现状

（一）医生职业审美情趣的分类

（1）按照个体发展的时间顺序分类。医生职业审美情趣的发展是以医生职业生涯为中心点，包括成为医生之前的医学生培养阶段及职业生涯结束后的阶段即个体发展全程经历的审美情趣，包括生活审美情趣、学业审美情趣、职业审美情趣。

（2）按照个体发展的主客观意愿分类。以医生个体主观的意识、思想、认识为出发点的审美情趣为主观审美情趣；从周围客观环境出发的而左右医生倾向的审美情趣为客观审美情趣。

（3）按照个体发展所需养分的形态分类。以医生个体发展所需的养分的形态不同，可将医生职业审美情趣分为物质审美情趣和精神审美情趣。

（二）医生职业审美情趣各分类之间的关系

（1）贯穿于个体发展的始终。医生职业审美情趣各类型之间伴随医生个体发展的需要而不断发展、丰富、成熟，并贯穿于医生个体发展的始终。

（2）因个体发展的不同阶段而分布比例不同。医生职业审美情趣各类型在医生成长的过程中，根据医生成长需要的阶段不同，各类审美情趣分布的比例也不同。

（3）各个分类共同促进个体协调发展。医生职业审美情趣分类除了上述三类外还有更多种分类的方法和类型，但是不论哪种分类下的医生职业审美情趣都发挥同一功能，即共同促进医生个体的协调发展。

（三）医生职业审美情趣现状调查、结果、分析

1. 医生职业审美情趣现状调查

为了对医生职业审美情趣现状有充分、翔实的一手研究素材，以川渝两地 12 所三级甲等医院注册在职的 400 位医生作为调查对象，采取匿名方式调查。使用文献回顾、文献比较、专家咨询等方法自行设计医师职业审美情趣调查问卷。调查内容包括：基本信息，包括调查者的年龄、性别、从事职业的年限、目前的职称、所在的科室、目前的收入；医生职业审美情趣现状调研，围绕审美情趣内涵、审美情趣与医患关系、审美情趣与个人发展、审美情趣与家庭关系、审美情趣与同事关系等 5 个维度展开。在审美情趣内涵方面主要了解医生对审美情趣内涵的理解，包括工作态度、业余生活、社会责任感；在审美情趣与个人发展方面主要了解医生对审美情趣与医患关系的理解，包括审美情趣是否能够促进沟通能力、是否对患者的治疗方案有帮助等；在审美情趣与个人发展方面主要了解医生是否认为审美情趣能够增强个人发展的欲望以及挖掘个人前进的潜力等；在审美情趣与家庭关系方面主要了解医生是否认为审美情趣能够促进夫妻感情、家庭和谐等；在审美情趣与同事关系方面主要了解医生是否认为审美情趣能够促进与同事关系的融洽、促进与同行共同切磋技术、共同进步等。

2. 医生职业审美情趣调查结果

（1）医生职业审美情趣内涵。有 32%的医生认为审美情趣与医生的职业有关，但是 73%的医生对医生职业审美情趣的具体包括内容不清楚，还有 26%的医生认为审美情趣只存在于生活中，工作中无法体现。仅有 19%的医生认为，审美情趣在医生职业生涯中有非常重要的作用。

（2）医生职业审美情趣与医患关系。89%的医生认为，拥有良好的职业审美情趣能够体现在医生的沟通能力上，能够更加自如、准确地说清楚患者的诊疗方案，并得到患者及家属的认可。有 9%的医生认为医生职业审美情趣与医患关系的融洽上没有关系。在医生职业审美情趣能够增添医生个人魅力和增强医生职业形象感上，92%的医生认为有比较重要的作用。

（3）医生职业审美情趣与个人发展。有 89%的医生认为职业审美情趣能够引导医生更多地探索医学知识和技能，增强专业进取心和专业探索的欲望。有 90%的医生认为医生职业审美情趣增强了个人职称和职务晋升的欲望。有 86%的医生认为医生职业

审美情趣能增强医生对外交流、科研的兴趣。

（4）医生职业审美情趣与家庭关系。在这一部分，有 92%的医生认为医生职业审美情趣能促进医生在家庭中也趋向审美要求的提高。有 87%的医生认为医生职业审美情趣能够让自己发现更多自身在家庭生活中的不足并激励自身改进。

（5）医生职业审美情趣与同事关系。在这一部分，有 85%的医生认为拥有较好的职业审美情趣能够恰当处理好与同事的关系。有 75%的医生认为如果周围同事有不好的职业审美情趣，会影响到自己的审美判断。有 92%的医生渴望自己周围的同事有较好的职业审美情趣并能带动自己。

3. 医生职业审美情趣调查结果分析

通过这一调查发现，职业审美情趣从工作到生活都对医生有广泛的影响，但是，更多的医生觉得职业审美情趣是比较抽象的事物，没有实在感，也不太清楚医生职业审美情趣对事业、家庭的具体意义。先就几个主要的问题分析如下：

（1）医生职业审美情趣的概念。对医生职业审美情趣只有笼统的感觉而没有具体的概念，没有认识到日常诊疗方案的确定过程受到职业审美情趣潜移默化的影响。也反映出医生在成长过程中没有接受过或者没有系统接受过审美教育，而在职业生涯中对审美也涉及较少，影响医生职业审美的形成和发展。

（2）医生职业审美情趣与医患关系。大多数医生知道在与患者沟通时用合情合理而优美的言词能够更好地获得患者的信任，促进诊疗方案的实施，但是不确定得体的沟通内容的选择实则是一名医生职业审美情趣内容的选择。而在医生职业审美情趣的哪些方面能够引起患者共鸣、提高医患沟通效率上，医生知之甚少。

（3）医生职业审美情趣与个人发展。大多数医生具有主观提高诊疗知识与技能的意愿，但是仅知道认真学习、训练是提高诊疗知识与技能的法宝，而不知道职业审美情趣是医生个人成长的加速器。

（4）医生职业审美情趣与家庭关系。大多数的医生工作比较忙碌，渴望更多的时间陪伴家人。但是，时间永远是紧张的，只有提高陪伴质量才能根本增强家庭关系。职业审美情趣促进家庭和谐这一功能没有被开发出来。

（5）医生职业审美情趣与同事关系。医生这一职业对团队合作力的要求尤为突出，因此，广大医生十分重视与同事关系的融洽，而没有意识到职业审美情趣带给医生的不仅仅是业务的快速提升，更增加了与同事之间的共同语言、共同情趣爱好，更能促进合作关系的紧密发展。

四、医生职业审美情趣的内涵

（一）兢兢业业、踏实诚恳的工作态度

工作态度是对工作所持有的评价与行为倾向，包括工作的认真程度、责任度、努

力程度等。人们的工作态度很大程度上受到价值观的影响，因此，必须建立科学的价值观，从而在其引导下表现出兢兢业业、踏实诚恳的工作态度。素有“医中之圣，方中之祖”之称的张仲景处于东汉末年，社会各地动荡，疠疫流行，民不聊生，“家家有僵尸之痛，室室有号泣之哀”。张仲景见此情景，深深动容，决心救死扶伤，立志做个能解脱人民疾苦的医生。他提倡“勤求古训，博采众方”，认真学习和总结前人的理论经验，并仔细研究寻找改进的方法，与同行交流经验，绝不轻易肯定或者否定他人，而是到临床一线无数次地观察、实践后才下定论。被喻为药王的孙思邈认为“人命至重，有贵千金”，反对医生利用治病之机索取私利。并提出著名的“若有疾厄来求救者，不得问其贵贱贫富”。李时珍著《本草纲目》了解药物，不满足于古书的记载或是走马看花式的调查，而是“一一采视，颇得其真”“罗列诸品，反复谛视”。甚至不惜用自己的身体来鉴定药物的性质。

被后人称为“胸腔医学之父”的法国杰出的医学大师雷涅克认为，医生身上挂着一条背负一生的看不见的锁链，并用勤恳的工作和认真负责的态度承载着锁链的分量、责任和神圣的使命。张孝骞作为我国杰出的临床医学家，他的座右铭是“戒、慎、恐、惧”。他曾对同事和学生们说：“我虽然从医六十多年，至今不敢忘记‘戒慎恐惧’四个字。病人把生命都交给了我们，我们怎能不感到恐惧呢？怎么能不用戒骄戒躁、谦虚谨慎的态度对待呢？”

2002 年，美国内科学委员会和欧洲内科医学联盟共同发起倡议提出《医师宣言》，提出的三项基本原则和十项职业责任深刻诠释了新世纪的医师职业精神。至今，包括美国、法国、加拿大、中国等在内的 36 个国家和地区的国际医学组织认可并签署了该宣言，旨在唤起医师的职业责任感，提高公众对医疗行业的信任。随后，中国医师协会根据我国国情和医师现状提出《中国医师宣言》。2017 年 5 月，近 1500 名来自全国各地的医师现场宣誓，表达对社会和患者的庄严承诺。

（二）丰富多彩、阳光向上的业余生活

可能很多医生会问：职业审美情趣怎么和业余生活相提并论呢？职业是生活的一部分，医生在职业中形成的职业态度很大程度上源于生活，只有丰富多彩、阳光向上的业余生活才能更加激发医生对生活的热爱、对生命的尊重，进而是对职业的尊敬与敬畏，更加热爱家人、关爱患者。拥有丰富多彩、阳光向上的业余生活要把握住以下几点：

（1）有热爱的文体项目。运动使人体格健康，更能令人精神愉悦。运动过后，大脑产生“快乐激素”令人神清气爽、心情舒畅，烦恼、焦虑甚至抑郁一扫而空。比如大小球类、水上项目、田径项目等。文娱活动同样放松身心、陶冶情操，在文体活动过程中不论个人项目还是团队项目都是不错的选择。或者一个人的思考、尽兴，或者一群人的较量，在身心锻炼的同时能够收获自然的美景、志同道合的朋友，不失为人生的乐事。

（2）会做一手好菜。很多医生平日工作吃食堂、订外卖，休息时跑到父母家、亲朋好友家蹭饭，或者干脆一家人外出吃饭，认为不做饭也是一种放松。其实不然，在繁忙的工作之余，能亲自购买食材，为心爱的家人和三五好友做一桌好菜，特别是在烹饪过程中，依据食者口味，做出的菜品或咸或淡，或油腻或清爽，实是通过菜品传达对亲朋的关心与爱。所以，会做一手好菜，不仅仅是填饱肚子，更是一种散发浓浓真情的交流方式。

（3）养成看书的习惯。很多医生看的书远远超过“等身”，但是估计多半是医学专业书。在这里，“看书”强调的是看医学之外的书籍。可以是古典名著、时政财经、现代管理、养生保健、创新育儿、花卉山水等，而且尽量每天都抽一点时间来看书，哪怕十分钟，日积月累，提高的是自身的谈吐举止，沉淀的是对人生的感悟。知识是融会贯通的，在阅览医学之外书籍的同时，能够吸收不同学科的营养，更能给自己专业的创新以灵感的激发。

（4）带着家人做公益。公益是公共利益事业的简称，是为人民服务的一种通俗讲法，指有关公众的福祉和利益的全部事情。很多医生会认为，从事医生这一职业已经是在做公益了，下班后还要做公益，而且还带着家人做公益，简直不可思议。这种想法可以理解，但是这种想法只看到公益的本身，没有看到做公益对子女教育的影响、妻子或丈夫对医生职业的理解，而这是公益之外最大的收获。通过与家人一起做公益，能够让家人理解医生的工作性质和世人对医生的尊敬和渴望，更能够让家人知道帮助别人是多么高尚的事情，而拥有帮助别人的能力是多么幸福的事情。

（三）拥有强烈的社会责任感

社会责任感是指社会群体或者个人在一定历史条件下所形成的为了建立美好社会而承担相应责任、履行相应义务的自觉意识、情感体验和人格素质。医生一向被认为是人类健康的守护者。“健康所系、性命相托”的希波克拉底誓言足以说明医生的社会地位和受社会尊重的程度。因此，医生肩负的不仅是治病救人的本身，更肩负维系社会安定团结、百姓健康福祉的重任。不论是传染病疫情还是自然灾害，医务人员不仅仅救治伤员，更维护社会的安定团结，为人心稳定、国泰民安立功。所以，医生这一职业，责任重大。为医者必须心系黎民百姓安康，心怀天下太平昌隆。

五、医生职业审美情趣的特点

（一）以医技提升为起点

医生之所以为医，源于技能的卓著，源于治病救人的能力，同时医技也是生存的饭碗。所以，医生在能够选择或者倾向审美情趣的内容时，可以以提升医技为起点，围绕其开展审美情趣活动，拓展思维、丰富视野，促进医技的巩固和提升。

（二）以服务患者为目标

患者是医生职业价值的体现者。治愈患者是医生毕生的奋斗目标。所以，医生以满足患者的需求即康复为目标开展审美情趣活动。而在现实治疗方案中，除了药物和器械外，心理抚慰也是必需的。正如我们常挂在嘴边的“有时去治愈，常常去帮助，总是去安慰”。

（三）以医学发展为己任

时代在进步，人类在发展，现有疾病还未完全攻克，新的疾病不断滋生，这需要医生在明确自身治病救人职责的同时，能够意识到自身在医学事业发展中的重要作用，推动医学发展，不断改写医学史，不断交流学习、刻苦钻研、提高业务技能，为医学事业的进步添砖加瓦。

六、影响医生职业审美情趣的因素

（一）市场经济

改革开放实施以来，我国市场经济有了长足的发展，人民在享受物质文明发展的巨大成果外，市场经济的副作用也侵袭着人们的头脑。有极个别的医生丧失信仰、违法乱纪，忘记了医生的本分。

（二）个人品德

个人品德是一定的社会道德原则和规范在个人思想和行为中的体现，是一个人在其道德行为中表现出来的比较稳定的、一贯的道德特点和倾向，被喻为是“内在的法”。个人品德的高低直接影响个体是否为社会接受，在社会的各种关系中是否相处得融洽，最终是否为社会认可。所以，医生个人品德的高低决定了其职业审美情趣的高雅或者低俗。

（三）社会舆论导向

社会舆论是影响医生职业审美情趣的外在因素，在一定条件下能够左右医生的职业审美情趣倾向。然而，社会舆论导向不一定是恰当的、科学的，甚至可能是荒谬的。医疗技术具有高风险性和复杂性的特点，许多诊断和治疗都是探索性的，医疗结果必然存在诸多的不确定性。一些社会舆论的制造者往往没有医学知识背景，采用简单粗暴却吸人眼球的措辞误导大众，同时也对一些社会经验少、阅历欠缺的医生产生不好的影响，影响医生科学职业审美情趣的形成。

第二节　职业审美情趣对医生的重要意义

一、提升职业幸福感的需要

（一）职业幸福感与职业倦怠

职业幸福感是指在职业情境中人们所获得的幸福感，融合了情感状态和心理功能，包括情感幸福感和认知幸福感两个方面。医生的服务对象是广大的患者，救死扶伤是医生的神圣使命。医生的工作态度、服务质量关系到每一位患者的生命安全。医生在工作中拥有稳定积极的情绪和高度的责任感则有助于提供更加优质的服务。医生的工作幸福指数关系到这一服务的效率和质量，医生的职业幸福感对医生、患者及医疗单位这三方都具有重要的影响。相对于其他行业而言，医生更容易产生不愉快的感受。因为取得医学学历所付出的辛劳一定程度上掩盖了幸福的体验。不可否认，医学之路是艰辛的。一位住院医生说："五年本科，三年研究生，进入医院还要轮转，从住院医师做起，整天泡在医院里，就算回了家，三更半夜一个电话，哪怕再困也要赶到医院。看不完的病历，做不完的科研，以及还要随时面对患者的质疑、否定……"这番话在一定程度上代表了医生的职场生态。一项调查显示，医生最希望通过增加收入、保证充足的睡眠和休息时间来缓解工作疲劳。在收入不理想、睡眠不充足的情况下很难产生或者维持职业幸福感。而工作到一定年限的医生，比如从业 11 ~ 15 年的医生，则面临着职业瓶颈期，繁重的工作任务和严峻的升职考验会带来更多的消极情绪和挫败感。这在一定程度上很容易使医生产生职业倦怠。职业倦怠是指在以人为主要服务对象的职业领域中，个体因不能有效地应对工作上延续不断的各种压力而产生的一种长期性心理反应，由此产生情感衰竭、去人性化和个人成就感降低的症状。医生是倦怠研究最早关注也是最密切关注的职业之一。有研究发现，我国 90%以上的医生曾经感到过身心疲惫，相比较之下，心理疲惫更为突出。长期的身心疲惫极易导致职业倦怠的发生。医生一旦产生职业倦怠，对于医疗质量、自身的职业发展、日常生活都有着极其严重的消极影响。因此，不论医生个人、医生家属或者是医院都要尽量采取措施，避免医生职业倦怠的产生，提升医生职业幸福感。

（二）"以人为本"建立医生职业审美情趣

以人为本是对人在事物发展过程中的主体作用与地位的肯定，强调解放人、尊重人、依靠人和为了人，在解决问题时既要坚持客观条件，也要坚持人的主观选择。在医生职业中提到"以人为本"时，更多的医生表示这是在医疗过程中体现公平、人性、尊重的要求。《中华人民共和国执业医师法》和卫生部颁发的《医务人员医德规范及实施办法》都严格要求了医生的人道主义，这是对医生"以人为本，服务大众""以患者为中心"的行医要求。但是，这里强调的"以人为本"是从医生自身职业、兴趣、爱好的角度出发，在尊重患者、尊重医学之下建立尊重自身的主观职业审美情趣。如前所述，审美情趣有高雅和低俗之分，医生应提高自身修养，培养高雅的审美情趣。

二、构建和谐医患关系的需要

当前，医生已被喻为“高危”职业。高风险、高压力、高负荷的“三高职业”，一定程度上俨然成为当前医生的代名词。尤其是与患者接触时间最长的临床医生。作为临床医生，医患关系在职业生涯中的地位举足轻重。有调查显示，80%的医患纠纷源于医生的服务态度、语言沟通和医德医风等，其中有 70%可归为医患沟通问题，而获得高效医患沟通中最重要的三个因素均与医生的审美情趣密切相关。

（一）礼貌而通俗易懂的语言

语言具有调节人际关系、加深彼此了解的功能。医生在医患关系中运用礼貌而通俗易懂的语言能够传达出平等、尊重的信息，满足患者求同的社会需要，缩短医患双方的距离，营造出良好的沟通氛围。正如古希腊医学之父希波克拉底曾说：“医生有三大法宝，第一是语言，第二是药物，第三是手术刀。”“语言”之所以能够治病，正是因为“医患沟通”这个载体的存在。在与患者的沟通中充分做到对患者真诚、同情与信任，尊重患者的人格与隐私，耐心地回答患者的各种疑问。能够用浅显的语言和简单的图示将复杂疾病讲解透彻，通过交流与沟通，不仅增加了患者对自身疾病的理解，使其做出正确的治疗选择，而且也使医生深入了解患者的疑惑、不满以及对疾病预后的期望值等。这样的患者就诊过程，演变成为一个医生和患者相互了解、认识、信任的过程。而其中语言的传递、感染、融合能力功不可没。

（二）调整知识结构

医患关系有狭义和广义两种解释：狭义的“医患关系”指医生和患者两个个体之间的相互关系；广义的“医患关系”指以医务人员为中心的包括所有与医疗服务有关的一方以及以患者为中心的包括所有与患者健康利益有直接关系的一方所构成的群体与群体之间的多方面的关系。临床医生的知识结构是指知识系统的各学科之间的组合方式及其比例的科学性、合理性、新颖性程度。知识结构可以分为最佳结构、次佳结构、一般结构和劣势结构。实践表明，最佳结构的知识才能发挥更大的作用。就目前我国临床医生的知识结构而言，属于最佳结构或次佳结构的所占的比例不大。当前，随着医院专科化程度越来越高，许多临床医生知识面过窄，总量太少；或者，虽有某种知识结构，但不够合理，造成只会治病，不会治人；只会治躯体疾病，不会治心理疾病；只重医术，不重医德；只有治疗观点，没有预防观点的局面。无法满足人们日益增长的对医疗服务的需求，无法适应新的医疗环境与新的医疗模式，影响医患关系，破坏医疗环境。比如，忽视人文教育，导致一些临床医生素质偏低，缺乏修养，或者是责任心不强，服务态度不好；对法律法规知识了解不够深入，意识不强，对诊疗中的违法违规现象认识不深刻等，严重影响了医疗行业形象，也严重阻碍了医生的职业发展。所以，优化临床医生的知识结构，建立比较系统的、合理的、新颖的知识结构，促使和谐医患关系的建立，是每一个临床医生面临的十分现实而迫切的重要任务。

（三）平等、尊重患者

孙思邈在《大医精诚》中强调“若有疾厄来求救者，不得问其贵贱贫富，长幼妍媸，怨亲善友，华夷智愚，普同一等，皆如至亲之想。”对患者一视同仁，同等对待，是对患者的尊重。在《医务人员医德规范及实施办法》中也规定：尊重患者的人格与权利，对待患者不分民族、性别、职业、地位、财产状况，都应一视同仁。在工作中勤勤恳恳为患者服务，不能将工作或生活中的不满带入对患者的诊疗中，同时学会“换位思考”体谅和理解患者及家属的心理状态、家庭情况、经济能力等。医生应脱离生物医学的低层次诊疗，而是从社会医学的角度做到从内心深处尊重患者。

三、获得美满家庭的需要

工作家庭冲突是指因工作和家庭两方面的角色无法调和而产生的一种角色冲突。由于医生职业的高负荷性和高风险性，医生必须具备极强的工作责任心。对工作的高度负责往往就意味着医生对家庭经营缺乏精力和时间，出现工作家庭冲突，一方面导致了医生家庭生活的缺陷以及得不到家庭成员的支持，生活满意度下降；另一方面，对家庭的失责使医生产生强烈的愧疚感，加大了医生的精神压力，导致医生情绪耗竭，影响了家庭生活质量。具体表现如下：

（一）工作时间超时

在市场经济条件下，医院存在巨大经济压力。增加工作时间、剥夺医生福利成为降低医院成本、提高经济效益的手段，超时工作不被看成病态，却被视为责任心的表现，医院对员工的家庭需要关心不足。

（二）休息时间被占用

医生结束繁重的工作回到家中，却难以获得完全属于自己的时间，只要患者求助，医生也必须放弃自己与家人共聚的时间。很多医院规定，医生手机必须 24 小时开机，如果有电话未接到，不仅要面临扣奖金的惩处，还要接受行政处分。导致医生即使在休息时间也不能彻底放松，时刻密切关注手机。这严重影响了医生与家人团聚时的质量，甚至造成家人的不理解。

在工作家庭冲突的情况下，在医院相关建设还不能妥善处理医生的现实需要的情况下，需要医生能够学会并善于自我调节。而一个有较好综合能力的医生能够在工作和家庭中发现共同美，能够理顺工作和家庭的关系，在做好本职工作的同时能够凝聚家庭成员对工作的支持。而这种能力的获得来自医生各自层次不同的审美情趣的建立。

四、提升综合素质的需要

随着经济的发展、社会的进步以及医学模式由单纯的生物医学模式向“生物—心理—社会”医学模式的转变，医学目的的内涵已不再局限于“救死扶伤、治病救人”，而扩展为“除人类之病痛、助健康之完美”，即为提高人类的生命质量提供全方位的服务。《爱丁堡宣言》指出：“患者理应指望把医生培养成为一个专心的倾听者，仔细的观察者，敏锐的交谈者，和有效的临床医生，而不是仅仅满足于治疗某些疾病。”这是对医生综合素质的高标准要求。医生既要有扎实的医学专业知识和精湛的临床技能，还要有医学创新素质、良好的医学人文精神、强健的体魄和稳定的心理素质等。

（一）扎实的专业技能

书本知识只是医生从业的最基本的理论基础，而作为一名优秀的医生必须明确书本知识仅仅是从业中的间接经验，有很多的不足，甚至是过时的知识，要想获得第一手的素材、最直接的知识学习，除了具备扎实的理论基础知识外，更应具备扎实的临床基本功。临床基本技能操作是临床医生必须熟练、准确掌握的基本内容。书写病历时病史的采集、描述；望、触、叩、听的体格检查；诊断、鉴别诊断中对病情的分析等都是临床医生基本功的体现。但是，随着时代的发展、科技的进步，先进的诊疗设备在医疗卫生领域的应用越来越广泛，在大大提高了临床医疗水平的同时也使相当一部分临床医生忽视了基本功的训练，这是非常不可取的，只有掌握基本理论、基本知识、基本操作技能才能逐步提高临床工作能力，丰富临床经验，从而进一步向高难度、高尖端领域发展，才能推动医学事业的进步。

（二）卓越的医学创新素质

创新素质包括创新品质、创新思维和创新能力。创新品质是创新活动的内在动力，它包括创新精神、创新意识、创新人格。创新思维是指能够打破常规、突破传统，具有敏锐的洞察力、直觉力、丰富的想象力、预测力和捕捉机会的能力等，从而使思维具有一种变通性和超前性。创新能力是指综合运用已掌握的知识，运用创新的方法，善于发现问题和解决问题的能力，以及积极主动敢于实践的能力。其中创新思维能力要求临床医生在医学研究或医疗实践工作中，要对大量的事实、现象、实验数据、检查结果以及相关的知识、信息进行分析、综合，以做出有利于实现目标的各种决策。创新思维能力也被称为临床思维能力，它是医学能力的核心，是临床医生科学素养的集中体现。兼备科研与创新素质的高级医学人才会更擅于将新的知识融会于临床实践，更能敏锐捕捉到临床的火花，进而升华为新的知识和技术。在知识经济时代，社会日益表现出高变化性、高竞争性、高创新性、高冒险性的特征，要成为一个优秀的临床医学人才，必须具备创新素质。

（三）良好的医学人文精神

人文精神是一种普遍的人类自我关怀，医学人文精神表现为对患者的生命与健康、权利和需求、人格和尊严的关心和关注。科学精神是指由科学性质所决定并贯穿于科学活动之中的基本的精神状态和思维方式，医学科学精神是科学精神在医学卫生实践中的应用与体现，是对生命医学的执着研究的精神。选择了医学，就选择了责任、义务和奉献，就选择了自己的人格取向——医学人文品格。医学人文品格是医学人文精神的良性载体，是医学人文精神的职业表征，是医生理想的职业人格。只有具有人文品格的医生，才能对人文精神和医学科学精神的关系有深入的感悟，对生命有由衷的敬畏，对医患关系有独特的理解方式和介入方式，并在对医学人文和医学科学的全面理解中塑造当代医学精神。

（四）拥有强健的体魄和稳定的心理素质

具备强健的体魄是做好临床工作的重要前提。临床医生是一个高强度的职业，经常面临繁重的工作并付出超负荷的劳动。以外科医生为例，一台手术常需操作数小时甚至十几个小时；介入手术的铅衣重 15 千克，一穿就是一整天。只有具备健康的身体，才能保证精力充沛，才能避免因疲劳工作而影响治疗的效果。

良好的心理素质更应是优秀的临床医生所必备的。心理素质是以个体的生理条件和已有的知识经验为基础，将外在获得的刺激内化成稳定的、基本的、衍生的并与适应行为和创造行为密切联系的心理品质。良好的心理素质是指有一个良好的心态。比如遇事不慌、宠辱不惊等，要做到这些，需要平时的长年累积。自信、积极、乐观、好学、遵守社会公德、遵守法律等都是良好心理素质的表现。在医疗过程中，当出现误诊误治、医患关系紧张等情况时，医生的心理状态便会失去平衡，出现紧张、郁闷、压抑等情绪。此时只有具备良好的心理素质，掌握基本的心理疏导办法，借助自身、亲友、组织的心理救援，才会积极地走出困境。同时，一名优秀的临床医生自身强健的体魄和良好的心理素质，对患者有着无形的感召力和积极的影响力，可促进医生更有效地帮助和指导患者战胜疾病。

医生职业审美情趣的内容决定了医生主观培养自身综合素质的内容。只有确定的职业审美情趣内容包罗万象、积极健康，医生吸收的各个学科和门类的知识才能支撑起综合素质的框架并不断维系，在医生的职业生涯、家庭生活、社会交往中不断显现其强大的促进作用。

第三节　提升医生职业审美情趣

人们常说生活中不缺少美，只是缺少发现美的眼睛。医生在了解职业审美情趣的内涵及对医生的重要意义后，就是在现有的时间、空间所给予的物质与精神条件下如何培养科学的审美情趣的问题了。

一、提升医生职业审美情趣遵循的原则

（一）按照美的规律来培养医生职业审美情趣

世间万物皆有规律，“美”也有其自身规律。按照美的规律进行审美实践活动将使事物的发展平稳而顺利。相反，如果无视美的规律，任意安排事物发展方向，不但破坏美，更使事物发展不顺利，遭遇层层阻碍，甚至一事无成。因此，在日常生活、工作中，我们需要尊重美的规律，自觉遵循以“美”为规律的审美情趣的基本原则。

1. 尊重美的规律

简单来讲，美的规律即内在的“真善美”表现出的外在和谐美。美的规律要求我们不论生活、工作中遇到的一切事物均以美为标准来衡量，从内心的“真善美”出发来对事物进行预测是否能为自己和他人带来美，如果能够为自己和他人带来美则事物是符合美的规律的，如果不能带来美则需要及时的修订。美的这一规律要求医生在进行审美情趣选择时不能单纯地从自身喜好出发，而是从“真善美”的标准出发，考虑自身的情趣选择在为自己带来身心愉悦的同时能否为周围的亲人、朋友、邻居、患者带来美的愉悦。如果能够为周围的人带来物质和精神上的享受，这一审美情趣就值得进行。随着个人情趣的发展，自身和周围的人获得来自审美情趣的益处，自然使审美情趣的主体与周围和谐相融，美的目的也就达到了。

2. 劳动是美的主旋律

马克思曾说：“劳动创造了世界。”同样，劳动创造了美。众所周知，劳动创造了财富、快乐、幸福，劳动是一些美的源泉，任何美的获得都是以劳动为基础和前提的，劳动是美的主旋律。只有通过实实在在的劳动获得的美才是真真切切的、心安理得的、相伴永久的美。因此，在确立审美情趣时必须是以付出劳动为前提的，天底下永远没有不劳而获。没有经过劳动的获得不是收获而是占有，不会珍惜美的来之不易，不能体会美、享受美，相反却会肆意挥霍美，造成美的稍纵即逝。而昙花一现的美也不是美，只是美的幻影。所以，在确立审美情趣时一定要树立劳动思想，以朴实的劳动获得的美才是真正的美。

3. 牢记内外因结合促成美

很多医生在寻找、激发、培养自身审美情趣时经常陷入困惑：当初正因为语文不好才学的理工科，进而高考学了医，对语文只剩下识字、医学专业术语、医患沟通必需的语言表达，除此对文化、艺术等几乎一窍不通，现在因为生活和工作的需要，必须发现美、识别美、欣赏美，表面看来似乎有些强人所难。但是，好的审美情趣的建立还有一个重要的规律，那就是内外因相结合而促成美。美的好处众多，医生发自内心想理解美、学习美，将美的益处作用于工作和生活，使工作和生活更和谐、完善。这是确立审美情趣的内因。外因是医生之外的社会环境，包括家人、亲人、朋友、同事及彼此间的相互关系，工作的医院、外出旅游的名山大川、朋友聚会的运动和娱乐场所及在此发生的事情、度过的时光等，这些外因时刻都在充实着医生审美情趣的内容，推动着医生审美情趣的方向，作用于医生内因，对激发内因产生审美情趣起着重要的促进作用。因此，医生在确立审美情趣内容时可以多借鉴周围人们的选择和建议，可以多接触外界美的事物为自身提供参考。当外界的审美情趣内容经过医生自身的审美判断和辨别后，就可以转化为医生的审美情趣了。

（二）一切从实际出发的原则

1. 从医生的职业生涯出发

治病救人是医生的职业要求，可以说在医生的职业生涯中，救治患者，解除患者的病痛是医生奋斗不息的职业目标。所以，医生确立审美情趣内容可以尊崇这一现实，围绕提升治病救人的数量和质量、解除患者病痛的物质和精神代价最小化为出发点培养审美情趣，比如工作中是技术和药物诊疗患者，而对患者的心理抚慰则需要医生业余多学习此类的知识和技巧，即心理辅导类的书籍和作品都可以成为医生审美情趣的内容。而且在开导患者的同时也在开导自己，在安抚患者的同时也在安抚自己，实际是一个助人等同于自助的过程。这一审美情趣可以更好地促进医生对所从事的职业的理解，对患者的理解，进而是对自己、家人、同事的理解，利于诊疗工作的开展，更坚定医生的职业信仰。

2. 围绕家庭的幸福美满

家庭是医生从事好自身工作的大后方、精神支柱，只有家庭幸福美满，医生才没有后顾之忧，能全心全意投入工作中，对患者负责，治愈其病痛，同时在工作中取得的自信与成就感更成为家庭幸福美满的黏合剂。有调查显示，在对一线医生主观幸福感调查中得出，但凡觉得主观幸福感弱，甚至毫无幸福感的医生多半家庭生活矛盾重重，抑或是单身状态。所以，医生在确立审美情趣内容时需要兼顾家庭对医生审美情趣内容的需要。比如可以以烹饪或者户外活动为审美情趣内容，为家人做一顿心意满满的晚餐，或者节假日和家人一起踏青、野炊，呼吸新鲜空气，用自己的实际行动告诉家人他们在自己心中的位置，和自己对亲情、爱情的珍视。

3. 始终以“守护人类健康”为座右铭

当代社会，医生被尊称为“白衣天使”，是人类健康的守护神。社会对医生给予较高的物质回报和政治地位。很多医生感谢社会、百姓对自己的尊重和信任，并承诺竭尽毕生精力守护人类健康。这需要医生不仅关注到目光所及，更要有未雨绸缪的思想准备，在工作中积累经验，更能发现问题，并能够对已有诊疗方案提出怀疑，敢于打破常规，充满创新力。而这些都要有前瞻思想和持久的耐力。医生可以以此为审美情趣的方向，对现有诊疗方案进行深挖，透过疾病本身，对疾病的产生提出防控预案，对诊疗中的患者如何降低能耗、提升生活质量进行思考，以己之力推动医学事业的发展。

（三）采用渐进式原则

1. 切勿急于求成

医生职业审美情趣的形成是一个复杂而系统性的工程。特别是从没有审美情趣到激发审美情趣到确立科学审美情趣内容，再到心悦诚服地陶醉于审美情趣当中，或者从审美情趣不科学甚至低俗的审美情趣转向科学的、高雅的审美情趣都是一个不小的工程。特别是对于医生而言，工作繁忙，时间紧张，同时文化素养也是弱项，所处的周围环境中有较好的审美情趣的榜样又少，导致医生主观想确立高雅的审美情趣却有着种种条件的限制。因此，科学的审美情趣的建立需要数月甚至数年的时间，一定要有耐心，慢慢培养，切勿急于求成。

2. 日积月累、彰显功力

俗话说得好：“志不坚，智不达。”审美情趣的建立亦如审美情趣给医生的生活、工作带来的益处一样，非一朝一夕能够建立和显现的。需要医生注意日积月累、持之以恒，不能以没时间、疲劳为理由延缓或者暂停审美情趣活动。因为生活、工作都在继续中，对美的需求是分分秒秒的、无处不在的。只有建立科学的审美情趣，才能取得审美情趣带给自身的益处，进而作用于生活、工作，收获美满家庭与事业。

二、提升医生职业审美情趣的具体途径

（一）准确理解医生职业审美情趣的科学内涵

1. 围绕医德开展思想政治学习

（1）阅读古代医德名著。“医术是本，医德是魂”，医生提升自身医德是终身的必修课。而对医德的要求，古已有之。中国古代描述医德的著作有：《黄帝内经》《千金要方·大医精诚》《医说》《小儿卫生总微论方》《万病回春》《外科正宗》《医家五戒十要》《医总必读》《医门法律》等。对医德主要概述为：以患者生命为贵即“贵人”思想；“医乃仁术”的行医宗旨；“普通一等”的行医原则；重义轻利的道德观；清廉正

派的行医作风；尊重同道的谦虚品德；注重自身的道德自律和修养；忠于医业的献身精神等。这些思想距今千余年，却仍然是当今医生需要熟悉和掌握的医德标准。这些思想不仅仅是医生对自身医术的要求，更是对自身品行和操守的要求。特别是在市场经济高度发达的今天，物质的繁盛一定程度上冲昏了包括医生在内的各行各业的人们的头脑。如何在物欲与诱惑中不忘初心，坚守住从医的目标与不辜负苍生百姓的殷殷期盼，这是需要医生持续求索的问题。通过对古代医德名著的学习与领会，还能够学习到古代医生勤奋、勤劳，爱业、敬业的职业精神，更能从这些著作中体会到古代世人对医生的尊重与敬仰，能够促进医生更加珍惜这份延续千年的敬意，专心本职工作，为患者除疾，为家属分忧。在继承古代医德口碑的同时，更以身作则、恪尽职守，将医生的职业好口碑发扬光大，代代相传。

（2）学习中国传统文化。说到文化，人们自然而然会想到世界四大文明古国，包括古巴比伦、古埃及、古印度和中国。其中三个国家的名字前都加了“古”字，这是因为在四大文明古国中除了中国以外，其他三国的文化在发展中都遭遇过文化断层，只有中国的传统文化数千年来绵延至今、屹立不倒。这足以说明中国传统文化的持续性、稳定性与恒久性。这也从侧面说明中国传统文化的精髓是为不同历史时期的中国人民认可的，不但代代相传，而且已经融入人们的血液当中。且这种文化是一种伦理性文化，“崇德”是其最大的要求，其中的仁爱之心、厚德载物、积善成德、从善如流、尊师重教、尊老爱幼等一向是中华民族做人的基本准则。医生可以通过学习中国传统文化扩充人文知识，提高人文素养，更可以以古人为榜样提升自身的道德水平，做一名医德高尚的医生。

（3）吃透与医生相关的法律法规。相关的法律法规是医生合法进行诊疗、教学和科研的基本保障。随着我国法制不断健全，患者的法律意识明显提高。但有些医生对医疗活动中涉及的相关法律法规不甚了解，这也导致了医患关系的紧张，甚至发展为对簿公堂。因此，医生必须了解现行的相关法律法规如《中华人民共和国民法典》《中华人民共和国执业医师法》《医疗事故处理条例》《医疗机构管理条例》等。在市场经济发达的情况下，医生职业中也充斥着市场经济，为此，医生要保持高度的自律并常抓不懈，将《关于医疗行业中的商业贿赂的处罚条例》等戒律铭记于心。在关于“医闹”现象上，国家出台了《关于依法惩处涉医违法犯罪维护正常医疗秩序的意见》，保护医务人员的合法权益。医生需要吃透相关的法律法规，保护自己、保护患者，共同维护好医疗行业的正常秩序。

2. 加强艺术欣赏，开启爱美心理

审美情趣是医生在感受美、欣赏美的基础上逐渐产生对美的情趣。在这一过程中，艺术作品以其美的形象打动人、感染人，即情境交融、以情入境、以境兴情，能够使人在感情上引起共鸣，启发自身爱美心理，主动欣赏美、追求美甚至流连忘返。这样，医生对艺术的感情就会变成其心灵的营养，滋养心灵。通过艺术作品及其产生的时代背景、现实意义等引起医生更多的思考，在艺术作品强大的吸引力下进一步了解作品

相关知识，以兴趣为导向，逐渐融入情感形成审美情趣。

3. 明晰审美标准，提高审美鉴赏力

在进行审美时，一定要先明确审美的标准，只有找对了正确的美才能真正领会美，才能发挥美在日常生活、工作中的巨大能动作用。在中国传统文化中以“真善美”为审美标准，既要如实反映事物的本来面貌，又要有美的外在表现形式，更要有内在美。明晰了美的正确标准，在审美的过程中就能分辨美、洞悉美，提高审美鉴赏力。

4. 广泛开展有益活动，开拓审美情趣培养新路径

我们素来认为“寓教于乐”是最好的学习方式，在不知不觉中，学到新知识，而且记忆深刻。孔子也提出“成于乐，游于艺”的思想。积极开展丰富多彩的文娱活动，多与医生之外的行业人士交流，获取不同行业的知识和美的经历，拓展审美视野，开拓审美情趣培养新路径。

（二）定期参加形式多样的人文知识培训

1. 对以医德文化为核心的相关人文知识的学习

医德文化是与医生职业生涯始终相伴的，更是医生需要掌握的核心文化。医生良好的医德需要对医德文化不断地学习与反刍，逐渐提升自身医德水平。不仅以中国古人为榜样，也要看到现当代甚至身边的医德榜样，更要放眼世界，学习世界各国医生的道德模范，这远远比单纯的学习国外先进的医学技术更能对医生产生终生的影响力。同时还要贯穿历史、哲学、伦理学、医学史、医学心理和社会医学等医学人文知识的学习。

2. 对人际交往方式方法的学习

医生职业生涯中最重要的两种关系即与同事的关系和医患关系。在激烈的同行医生竞争中，因为彼此间的工作能力、效率的不同，竞争结果也出现巨大差距。一些医生是不能坦然面对竞争失败的，失败往往引发猜疑、嫉妒、不合作等负面消极情绪。而竞争无论在医生职业中还是社会生活中，均是无法完全避免的。处理好与同事之间的关系是医生必须掌握的方式和方法。在经过无数紧张、和谐的医患关系历练后，医患专家认为，对于医患关系的处理不能简单地用经济或者法律手段，而是以人文精神来调适。这是医患关系新近的处理动态。医生必须通过对医患关系与时俱进的学习，掌握处理一般医患关系的方式方法，并能够熟悉医患关系中的敏感问题的处理流程。

3. 对医生职业日常心理疏导方式方法的学习

医生在工作中面临高强度的压力。这种压力如果不及时疏导、发泄，天长日久淤积于心，于内伤身，于外伤人。所以，医生一定要学习心理疏导的技巧和方法，进行自我调节，保持理性的心态，寻求适合自己的途径宣泄负面情绪，避免不可预计的后果。

（三）医院加强自身建设

1. 加强医院文化建设，营造家的氛围

医院文化是指医院员工在长期的建设发展和诊疗服务中所形成的共同的价值观念、心理定势和行为规范。医院文化的形成需要多年的积累，而一旦形成会对医务人员及家属、患者及家属产生积极能动的影响，促进医患关系和谐，促进医务人员之间关系和谐，共同推动医院向前、向上发展，使医务人员履行好国家和社会赋予的治病救人、安定团结的重任。其作用如下：

（1）提高医生的归属感。医院文化具有“以人为本，凝聚人心”的作用。医生不再将医院看成是自己上班的场所，而是融入个人情感，以院为家，形成强烈的归属感。在这一文化的感召下，医生愿意为医院的奋斗目标贡献全部，全院医生合理共同为医院的发展齐心协力、团结一致。

（2）提高患者对医院、医生的信任度。医生与医院合同一家，氛围融洽祥和。患者来医院诊疗，如同步入亲朋好友家，亲切自如，自然对医生、医院有较高的信任度，在此基础上的诊疗活动是真诚以待、彼此信任的。医患关系的和谐，也有利于诊疗的顺利开展、患者身心得到康复、医生和医院的价值得以实现。

（3）树立医院良好的社会形象。医院的功能不仅仅是“治病救人”，更有科学研究、传播医学、服务大众。良好的医院文化会促进医院功能更好地发挥，成为人民心中健康和安全的有力保障。医院在守护人民健康的同时，让人民安居乐业，社会随之安定平稳。医院为经济发展、文化繁荣贡献力量，社会形象不言而喻。

2. 加强医院组织建设，做好职业规划

建立医生科学的晋升制度和薪酬制度。这两个制度存在的问题均是在当前医院组织结构建设中亟待解决的问题。只有建立通畅的医生晋升机制和客观公正的薪酬制度，才能激励医生对自我严格要求，不断提升，追求卓越，进而实现医学事业的长足发展。

（四）取得社会支持

社会支持是个体面对应激事件时从外部获得的物质和精神支持，主要指来自家庭、亲友和社会各方面（同事、组织、团体和社区等）在情绪上和物质上的帮助和援助。社会支持反映了一个人与社会联系的密切程度和质量，在一定程度上反映了个体对社会贡献的大小、是否获得社会的认可及在社会的地位等。

1. 家庭支持

由于医生工作性质的特殊性和复杂性，经常出现工作任务重，甚至占用下班后的休息时间等状况，导致陪伴家人的时间不足，甚至在家庭生活中，丈夫（妻子）和父亲（母亲）应尽的责任和义务也很难满足。面对这样的现实，通常情况下，医生们常常考虑如何取舍。其实不需要取舍，而是要进行智慧的统筹与协调。在熟悉工作规律

和家庭日常安排相比较后，寻找到工作与家庭的数个契合点，在完成工作任务的同时满足家庭的需要，以此获得家庭的支持。一定不能“工作先行”，冷落了家人，长此以往，必定影响家庭的和睦。

2. 媒体舆论支持

提到媒体舆论，人们往往联想到新闻媒体与“互联网”这一新兴媒体，二者是现代社会最重要的两大信息传播载体。特别是互联网，其传播速度极快、入网门槛低，网民可以随时随地在互联网发声。为了吸引大众眼球，提高点击率，很多别有用心的网民在互联网煽风点火、捏造事实、恶意攻击。因此，要有媒体舆情监督并取得正规媒体舆论的支持，还原事情的真相，给受众以正确的引导。

3. 国家政策支持

从国家层面看，需要进一步深化医疗卫生体制改革，把人人享有卫生保健、人人健康作为卫生体制改革的目标，实现卫生资源的公正分配，不断加大对医疗事业的投入，推进医保、医疗、医药三联动改革，建立合理的医生薪酬制度和医生晋升机制，使医生的社会价值得到充分的肯定，使医生热爱本职工作、热爱患者。将审美情趣的不同分类的功能充分发挥。

本章小结

医生是一种高尚的职业，医生也是一个高尚的称呼。古代社会的医生悬壶济世，今天的医生同样济世救人；古时，人们用“妙手仁心”来赞扬医生，而今天人们则用“白衣天使”来表达对医生的尊敬。从古至今，医生因为尊重生命、拯救生命的职责与使命而被社会、被百姓关注和敬仰，也由此获得较高的物质和精神回报。有资料记载，在中国历朝历代的各种职业中，医生是唯一一种没有遭受过打压的职业，足见尊医、重医是中华民族的传统美德。然而，在当今时代，“医生何以生活？医生何以过好生活？”事实上，这涉及现代社会中关乎所有人的一个根本性的问题：“谋道”与“谋食”的关系。孔子曾讲：“君子谋道不谋食。”似乎孔子讲人就是为“道”而活着，根本不讲“食”，其实这种理解是不对的，因为孔子在“君子谋道不谋食”后边还接着说“禄在其中”。孔子的原意是说君子既要“谋食”，更要“谋道”，不过君子无须为“谋食”而过于操心，因为在“谋道”的过程中“食”自然而然就会来了。孔子对于“道”与“食”的理解事实上也可视为现代性社会医生的自我定位，医生是要“谋食”的，不过“白衣天使”的使命，决定了医生的身份与角色，决定了医生应更多地去“谋道”。

本章旨在通过激发医生培养科学的职业审美情趣，促进自身全面、和谐的发展，道德、人格的完善，身心健康和愉悦，在鱼龙混杂、物欲横流的世界中辨真伪、识善恶、分美丑，坚持自身的操守，抵住鸩酒的诱惑，按照美的规律去履行医生的职责。在帮助患者的过程中，实现人生的价值，成为患者的治病良药、团队的中流砥柱、父母的慰藉、爱人的心灵依靠、子女的学习榜样。希望每一位老百姓心中的医生都是这样的。

案例 7-1

A 医生和 B 医生是某医科大学的硕士毕业生，签约到某市级三甲医院外科工作。二位医生均为男性，来医院面试时均成绩优秀，分配到科室后很快就显现出较高的业务能力。来医院三年，两人相继成家，评上住院医师。表面看来二人成长经历相似相近，但是不论是周围同事，还是上级领导，却越来越感觉到两位医生在成长道路上渐行渐远。

A 医生来院后，热情、活泼、开朗，不但和本科室医生护士打成一片，又因为爱好足球和篮球，经常参加和组织院里的篮球比赛，通过训练、比赛，和医院各科室同事都建立了良好的伙伴关系。除此之外，A 医生因为业务能力强，经常热情、耐心地帮助前来求教的同事、培训医生、实习医生等，对于自己的经验总结从不吝啬，经常主动和同事分享，共同为提高诊疗效率出谋划策。他对患者更是耐心、认真，总是面带微笑。患者说："看到 A 医生的笑容，都感觉病好了很多啦。"因为代表医院参加市上篮球比赛，A 医生结识了同市某高校女教师，经过一段时间的感情培养，二人结婚。婚后小两口夫唱妇随，妻子积极鼓励 A 医生提高自己，不能停留在对现有医学知识和技能的掌握上，不久，A 医生一举考上博士。

B 医生来院后，始终牢记业务能力是自己的饭碗，所以特别注意业务能力的培养和提升，将更多的精力放在工作上。看到 B 医生如此热爱工作，科室同事和领导都很欣慰。但是，大家渐渐发现，B 医生似乎太过于专注自己的成长了，对于同事的探讨始终保留意见；对于同事的请教始终先听对方意见。对于日常工作中的病例讨论，B 医生从不发表个人看法，没过多久，大家讨论的内容居然被 B 医生形成科研论文发表，但署名只有 B 医生一人。在对待患者上，B 医生经常表现出不耐烦，认为患者文化水平低，不配向他提问。在个人婚恋问题上，每当有介绍人介绍对象，B 医生总是先打听对方的家庭经济条件，而后才是对方的职业、性格、容貌等。一来二去，不再有人给他介绍女朋友了。B 医生也认为只有进一步学习才能有更好的发展前途，准备考博，但是在复习的过程中，B 医生不论对复习资料、复习进度总是对与他报考同一所学校的同事遮遮掩掩，生怕对方发现了什么，幸好的是考博初试通过，但是面试时，导师问："你的科研团队成员有哪些？每位的研究方向和近期科研成果怎样？"B 医生胡乱编造了几句，却被导师识破，未被录取。

以上是两位医生不同的成长经历，请从二人职业生涯发展、人生发展等多角度做对比分析。

思考题

1. 医生的职业审美情趣包括哪些内容？
2. 如何建立科学的医生职业审美情趣？
3. 简述医生职业审美情趣对医生的个人发展、家庭生活、同事关系、社会环境的意义。
4. 如何培养科学的医生职业审美情趣？

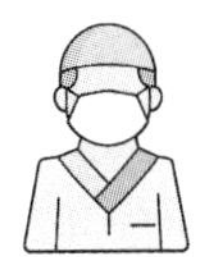

第八章　医生职业沟通能力

第一节　医生职业沟通的必要性

一、职业沟通概述

年轻时，那些我们曾倒背如流的文章，数年后，大部分被遗忘得一干二净。而有一种本领一旦学会就会终身受用，永远难忘，这种本领就是技能。当今社会，技能是向成功这座金字塔攀爬时重要的工具和武器。而在这些众多的技能之中，沟通能力是其重要的部分之一，因为没有沟通解决不了的问题，但是人各有异、各有所长，如何具备这一项“科学本领”，是一个非常值得探讨的话题。

据社会学家研究，一个正常人每天将花 60%～80%的时间在“说、听、读、写”等沟通活动上。他们由此得出结论：“人生的幸福就是人情的幸福，人生的丰富就是人际关系的丰富，人生的成功就是沟通的成功。”

“人际沟通”能力是十分重要的。“沟通”是我们做任何一件事情的中心，大多数“人”的问题都可部分或全部地归结于缺乏沟通、沟通误差或完全没有沟通。

在我们的生活中，沟通随时在发生，它存在于生活的每个环节。人们通过沟通学会成长，缓解内心的紧张，使心情舒畅、性格完善、促进彼此的了解，消除误解，改善相互的关系。那么沟通的含义是什么呢？

《现代汉语词典（第 7 版）》对“沟通”的解释是“使两方能通连”。《大英百科全书》对“沟通”（communication）的解释是“用任何方法，彼此交换信息，即指一个人与另一个人之间用视觉、符号、电话、电报、收音机、电视或其他工具为媒介，所从事交换信息的方法”。

综合多年来人们对“沟通”的不同定义，本书认为沟通可定义如下：沟通（communication），就是把某种意思、观念传达给他人，并让人理解这一意思或观念，是人们传递信息、传播思想、传达情感以达到相互理解的过程。沟通是一个双向流程，发信者发出信息给对方后，应该取得对方的回馈。

沟通在人们各个生活领域中起到了至关重要的作用，是人与人之间交往的一座桥梁。而在这些生活领域中，职业生活占据着生活领域的一半时间，因为职业是人的一种社会活动和生活方式，又是人的一种经济行为，是人们从社会中获取各种利益的资源，对于每一个人极其重要。职业核心能力水平是人们职业竞争力的重要标志，而职业沟通能力是核心能力的重要内容。

职业沟通就是人在职场中，人与人之间用语言、文字等符号交流信息、交流思想和情感来达成职业活动的双向互动过程。这一双向互动过程中最核心的本质就是“理解他人”和“为他人所理解”。然而现实中可能许多人存在许多沟通的误区，如认为“沟通太普通了，我们每天都在做，没什么了不起”“每个人都知道沟通是什么，谁都会做沟通”“我告诉他了=我与他沟通了”“只有当我去做沟通的时候，才有沟通行为”“沟通能力是天生的，而不是教出来的”，等等，这些认识显然带来许多不良的后果。

我们之所以要学习沟通技巧，也是为了改变这些观念，对沟通有一个崭新的认识。本章旨在探讨医生职业沟通，而医生职业沟通依据职业生活中信息接受者的不同，可分为医生与同事的沟通、医生与患者的沟通、医生与患者家属的沟通。本章主要探讨的是医生与患者的沟通。

二、沟通的组成要素

任何沟通都包含七个要素：发送者、接受者、信息、渠道、反馈、噪声、环境。这七个要素在沟通中互相制约，共同构成和影响着沟通效果。

（一）发送者

发送者是发出信息的人（信息的来源），利用生理或机械手段向指定对象发送信息的一方，可以是个人也可以是组织。

（二）接受者

接受者是发送者的信息传递对象。接受者的主要任务就是接受发送者的思想和情感，并及时地把自己的思想和情感反馈给对方。

（三）信息

信息是发送者所发送的内容，是由发送者与接受者分享的思想和情感组成。所有的沟通信息都是由语言和非语言两种符号组成的，思想和情感只有在表现为符号时才能得以沟通。

（四）渠道

渠道是信息经过的路线，是发送者把信息发出和接受者接受和反馈信息的手段。渠道主要是声音和视觉。大家所熟知的广播、电视、电影、电话、传真、网络、印刷类传播媒体，以及各种会议、演说、报告也是重要的信息媒体。渠道的主要任务是保证沟通的双方信息所经过的路线畅通。

（五）反馈

反馈是接受者接收到发送者所发出的信息，经过消化吸收后，将产生的反应传达给发送者的过程。

（六）噪声

噪声是沟通过程中的干扰因素，它是理解信息和准确解释信息的障碍，可以说妨碍信息沟通的任何因素都是噪声。噪声分为三种形式：外部噪声来自外部环境；内部噪声来自发送者和接受者的头脑中；语义噪声来自语词的多维含义。

（七）环境

沟通是在具体的环境中发生的。环境能对沟通产生重大影响，正式的环境适合正式的沟通。亲密的交谈最好在一个较小和舒适的房间中进行。根据环境的不同特点，沟通环境主要为四种：物理环境、心理环境、社会环境、文化环境。

三、沟通要点

（一）发送与接受

沟通是个活跃的变化过程，它围绕着思想通过信息的发送和接收而被转移及充分理解。既然沟通是一个双向的活动，因此必须明察思想沟通这一过程的双极：

发送者的编码：把欲沟通的思想转换成语言。

接受者的解码：解释语言并理解其意义。

1. 发送

（1）整理思想。就是把事实和想法收集到一块，然后将其按照合理的顺序进行安排。发送时，常常产生误区，如：七拼八凑、缺乏逻辑的语言组合，增加意思理解的难度；用推论性的陈述代替事实性的陈述；非此即彼各走极端的态度……在沟通发生前，发送人必须问自己下面六个问题：

——我要沟通什么？

——我应该如何沟通？

——我的沟通会使对方产生哪些理解？会引起哪些情绪波动？

——对方期望得到什么？

——我说完之后，对方实际会听到什么？

——对方对听到的会有什么感觉？

（2）传送信息。就是使用正确合适的单词和形象来说明自己的思想，以使意思清晰、信息适切。

由于每个人所具有的声音和信号储存系统都不同，所以世界上几乎没有两个人能够完全体会同一项意思。由于没有两个人（即便是双胞胎）会拥有完全相同的生长背景和经验，因此，对任何一件事都几乎不可能有两个人有完全同样的看法。

所以，每个人在与人沟通时都带有他自己的“自我观念”。如果我们想和他人做有效沟通，必须尽力了解对方的“自我观念”，建立亲和力的技术在于呼应。

高效沟通的四大要素：

① 肢体语言　　50%

展现美的肢体语言。秘诀为：舒展、大方。

展现有效的肢体语言。秘诀为：手势应在胸以上。

肢体带动心理。强烈肢体语言的表现、手势与脸部平行。

② 语调　　38%

③ 环境　　7%

④ 内容　　5%

2. 接受

有效地进行沟通取决于信息的正确解码。然而，处于接受一端的人几乎总是有选择地过滤信息，从而严重影响沟通效果。主要有如下几个原因：一是人们根据各自的需求吸收信息；二是人们只注意自己感兴趣的信息的特殊方面；三是人们对外部世界的感知导致他们主观而非客观地解释信息。这意味着正被接受的信息有可能不总是反映发送人认为正在沟通的信息。更有甚者，如果发送人传送经过滤的信息并且接受人只接受了部分信息，双方之间可能会产生巨大的鸿沟，导致严重的误解。

（二）交谈与聆听

1. 交谈

为使自己更加有效地把信息传达给对方，要使自己的话语更加可信，使自己信心更足，进而更好地进行交流沟通，可做如下几件简单的事情：

（1）使用你的眼睛。

沟通时看着别人的眼睛而不是前额或肩膀，表明你很看重他（她）。这样做能使听者深感满意，也能防止他（她）走神。更重要的是，你树立了自己的可信度。如果某人与你交谈时不看着你的眼睛，你就会有这么一个印象：此人对你所说的话不感兴趣，或者根本就不喜欢你。

（2）使用你的面部表情和双手。

谈话的过程中你一直都在发出信号——尤其是用面部表情和双手。如果能将面部表情和双手运用自如，可大大改善与他人的沟通效果。

（3）使用你的身体。

视线的接触和表情构成了沟通效果的大部分，但是使用身体其他部位也能有助于留下良好的印象。利用身体来表明自信的方法多种多样——它往往影响着自己在他人心目中的形象。

（4）使用你的声音。

声音是一种威力强大的媒介。通过它可以引起别人的注意，创造有益的氛围，并鼓励他人聆听。当你不愿继续和别人谈话时，你可以用呼应的另一技巧：反契合。如看远处或增加点头的速度。当别人在交谈中不愿意与你继续谈话时，你可以适时地改变讲话的语调、姿势，不一定要改变内容。

2. 聆听

听人谈话时，你应该专心致志地聆听。但是，如果你没有清楚地表明这一点，说话者是不可能知道的。要用一些简单而又行之有效的方法表明自己在聆听。

（1）用信号表示你有兴趣。

可以用下列方式表明你对说话内容感兴趣：一是保持视线接触。聆听时，必须看着对方的眼睛。人们往往根据你是否看着对方来判断你是否在聆听。二是让人把话说完。让人把话说完整并且不插话，这表明你很看重沟通的内容，人们往往认为打断自己说话是对自己思想的不尊重，进而认为是对自己的不尊重。三是表示赞同。点头或者微笑就可能表示赞同正在说的内容，表明你与说话人意见相合。四是全神贯注。把使人分心的东西（如铅笔、锁匙串等）放在一边，你就能免于分心了。人们总是把乱写乱画、胡乱摆弄纸张或看手表解读为心不在焉。

（2）检查你的理解力。

检查自己是否听得真切，并且已正确地理解了信息（尤其是在打电话时），可以按如下方式做：一是复述信息。把听到的内容用自己的话复述一遍，就能确定是否已准确无误地接收了信息。二是提出问题。通过询问，可以检查自己对信息的理解，也能使说话者知道你在积极主动地聆听。

（3）强化你想听到、听懂对方意思的动机和感受。

当我们发现自己不能把注意力集中在某件事上时，这就是我们内在的感觉或动机的一种反应（我们对目前的刺激并不满意），或者是因为我们只希望听到某种情报，而不打算听别的事情。往往是因为我们一是只听事实，二是对某些内容的场景过敏，三是先入为主、以偏概全（自认为内容不重要），四是紧张、假听，五是讨厌讲话人外表而拒绝听内容等。

此时我们需要改变听的动机，从而提升收听效果：一是让自己随时处在“准备”听讲的状态。有时我们必须说服自己：在某一场合或某人的谈话、报告中，将会有很多值得我们听的东西。二是多想想说话者的目的和角色，虽然我们不太可能完全知道说话者的确实目的，但至少这种努力能使我们更有效地去聆听。

（4）积极地寻求回馈。

我们应该采取积极的行动，鼓励人们发言及提出问题，甚至表示反对的意思。然后，我们必须对问题有所反应并予以处理，以保持有效的交互作用。我们可以这样做：

一是约定回馈时间。不要以为因为你说想要回馈，就会有回馈。许多企业机构安排特定时间做回馈，效果相当好。定期回馈要比待问题积累至扩大时再做回馈要好得多。

二是预先为“回馈时间”做准备。如何才能有效地引出坦诚的回馈呢？答案是应多加思索，并妥善做好询问的准备。如果询问的方式比较随意，例如：“还有没有人想要说什么？”或“有没有人有问题？”以及“一切都还进行得很好吗？”，那你可能得不到什么回馈。

三是以身作则以鼓励回馈。你应该积极地、机智地提供回馈模式。如果你肯给予讨论或交换意见的机会，就真正做到了有取有予，则你的构思和指令，就不至于循单行道的方式进行沟通了。

四是保持沉默以鼓励回馈。如果你真正想要他人回馈资料给你，你必须保持沉默一段时间以供其做回馈。因为当你感受到压力或紧张的时候，对那些反应较迟钝的部属，一定会感到不耐烦，但是切勿觉得你有打破沉默的必要。因为此时除非你愿意等待，否则你是无法得到你所要的回馈的。对你而言，也许是一段漫长的时间，但对正想要整理思路以便表达出来的部属来说，却可能是一段很短的时间。同时，你也必须特别留意自己在等待时的非言语的行动，如果你的表情和动作所表现的是不耐烦或是瞧不起人，那么你的沉默就是只有害处而无益处的。

五是留意非言语的回馈。诚实而诚恳的信息，往往是透过非言语行为或说话的音调传递出来的。能干的领导者，在部属的信息不够清楚或前后矛盾时，都会特别留心观察部属行动上的细微表现。运用询问以求证意思，提出询问能帮助你确定双方对词句的意思是否具有相同的了解。

六是奖赏回馈。当我们接收到积极（正向）的回馈时，就会容易给予奖赏。但当收到了消极（负向）的回馈时，就很难给予奖赏。可是无论是积极的或消极的回馈，都是你要了解组织及有关人们的真实心理所必要的情报。所谓奖赏，并不一定要重赏，但必须能够让对方真正感觉以受到奖赏为光荣。通常来说，简单而诚恳的一句“谢谢你”也就够了。如果情况需要的话，也可以用书面字条来表达你的谢意，这也是一种有效的奖赏方式。如果某个人做了特殊贡献，则你可以写一封较正式的信函感谢他，并将副本送给更高一层的领导。

四、沟通的类型

根据不同的划分标准，可以把沟通分为不同的类型。常见的分类是根据信息载体的不同将沟通分为语言沟通和非语言沟通。

（一）语言沟通

语言沟通建立在语言文字的基础上，又可细分为口头信息沟通和书面信息沟通两种形式。

1. 口头信息沟通

人们之间最常见的沟通方式就是交谈，即口头信息沟通。口头信息沟通方式灵活多样，既包括演讲、正式的一对一讨论或小组讨论，也包括非正式的讨论以及传闻或小道信息传播等。

2. 书面信息沟通

书面信息沟通包括信函、报告、备忘录或其他任何传递书面文字或符号的手段。

3. 医患语言沟通的一般要求

（1）医生语言的语调、语气与语速。

资深的医生、护士有一个共同的特点，那就是说话亲切、温柔，语调温馨，语气温柔，语速徐缓，总是不慌不忙慢慢地描述。年轻的同志往往语速比较快，因为不同的语调、语气、语速往往会被人认为是一种态度。比如询问患者身体情况，如果说："你哪儿不舒服呀？"这是温馨；"你怎么啦？"这是冷漠、粗暴。不同的语速、不同的语调会给人以不同的感受。所以首先要注意语调、语气、语速的练习。年轻的医生刚工作的时候，说话总是语速比较快；年纪大的医生经过长期的工作锻炼，就变得很温柔、亲切，语速很徐缓，让人感到温馨。年轻的医生如果长期工作下去，将来当然也会有合适的语调、语气和语速。现在强调这一点，是因为患者需要温馨、关爱，需要得到尊重，他们常常从医生的语气、语调中判断医生是不是尊重他们。

（2）问候的时机和问候语的选择。

从一般人际交往来说，人见面要互相问候，比如"你好、你早"。把这个用到医疗中来，门诊医生初诊患者，就是初次见面问候了。对住院医生而言，患者已经住院好多天，一天中的第一次见面可以有一个问候，第一时间表达对对方的关爱，传递温馨。问候有问候语的选择，因为患者受疾病折磨，不一定问你好。你问他好，他说："我不好，我好就不找你了。"所以在病房，应该问："今天比昨天好些了吧？""今天感觉怎么样？"

4. 问诊的艺术

（1）问诊是"要知道"而不是"要证明"。

医生问诊是"要知道"不是"要证明"，因为门诊分专业，呼吸内科接待的患者都是呼吸内科的病症，消化内科接诊的患者都是消化内科的病症，同样一种疾病虽然在个人身上有不同，但是往往大同小异。往往医生容易先入为主，患者说几句话觉得他可能就是这样的，于是就问他"你是不是这样的？你是不是那样的？"患者只能回答"是"或"不是"，这就叫要证明，要患者证明医生的判断。这可能导致误诊，因为患者不懂医学，所以不能是要患者证明医生的判断，而是要患者说出实际情况。所以患者要有知情同意权，其实知情权首先是医生对患者的要求："你把你的情况说清楚，我仔细听你说。"

（2）问诊的方式。

大部分患者往往缺乏医学知识，又或者是年龄大、文化程度低，导致其不能准确地、条理清晰地描述病情。医生要根据患者的具体情况，设计问题，引导患者回答。

（3）问诊时要有耐心，要信任患者。

曾经有人做过一个实验：一个患者说肚子疼，医生分别按着阑尾、肠部、肝部问他是否是这里痛，患者都说是。再具体问他是哪个部位，结果他自己也糊涂了。所以医生在问诊时一定要耐心、细致，不可操之过急，弄错病因。

要相信患者的回答和诉说，因为我们是研究医学的，有的患者诉说的问题也许不一定符合现在医学的认识，但我们切不可因此而不信任他们。

比如患者说自己肺叶疼，医生就会想，肺上没有神经，肺叶怎么会疼呢？由此对患者产生不信任。但实际上，现在的医学科学也有很多未知领域。

（4）当患者无法说清病情时，要减少患者的心理压力。

在问诊中，如果患者无法说清自己的病情，表明出现了沟通障碍，医生需要注意他的心理压力，把沟通障碍"归罪于己"，以此缓解他的心理压力。如"对不起，我没听明白，请您再讲一次"。

（5）注意三个环节：应对、设问、复述。

问诊中间要注意应对、设问、复述。① 应对。患者说的时候，医生要有应对，表示自己在听。② 设问。患者在说的时候，医生根据情况提几个问题，表示自己在倾听、在思考。③ 复述。患者说完之后，医生再大概复述一遍患者的话，既可以帮助患者理清思绪，也可彼此达成共识，制定治疗预案等。这三个环节在问诊中是非常重要的，让患者知道你在听、你在想、你听懂了。

（6）当问询涉及患者的个人隐私时，不做道德评判；把谈话变成两人之间的"悄悄话"。

当问询涉及患者的个人隐私时，如不良的生活方式、不良的行为等，注意此时此地不做道德评判，把谈话变成两人之间的"悄悄话"。医生注意自己的语气语调，轻声问询；患者往往会轻声回答。

5. 医患语言沟通中的告知艺术

（1）告知的目的。

告知不是为了免责。告知是营造和谐的医患关系的一个很重要的方面。医生的整个治疗是要帮助患者、调度患者，让患者积极战胜病痛。告知可以避免误解、避免矛盾，但是告知不是为了免责。因此，医生在告知患者时，要避免让患者产生"医生说这番话是为了推脱责任"的感觉。

（2）告知喜讯及不幸。

告知喜讯要有情感共鸣，要让患者感到医生为他高兴；告知不幸要充满同理心，让患者感到医生的共情。有这样一个案例：一个老太太在医院住院，女儿经常来看她。

但老太太病情严重，再加上长时间的治疗，老太太很受罪，女儿也精疲力竭，甚至经常埋怨她。可是老太太因病去世后，女儿却非常内疚。这时候，作为医生，可以对女儿说："她虽然去世了，但却也是一种解脱，可以少受痛苦。你也尽心尽力了，我们都尽心尽力了。"这就是一种合适的告知。

（3）手术前的谈话——知情同意书的签订。

手术前的谈话也是一种告知，知情同意书可以视作一种书面的告知，因此如前所述，应让患者或其家属感到：这不是例行公事，不是免责说明，是温馨关爱的传送，是合作协力的邀请。

6. 语言运用艺术

（1）语词的选择和应用。

在一家医院里，有一个年轻住院女医生和一个老年女患者，女医生和女患者关系很好。有一天，女医生下班该回家了，跟患者告别。患者说："好，你明天早点来。"女医生说："好，我明天很早就来，帮你穿衣服。"没想到这句话却伤害了患者，因为在女患者的家乡，人去世了穿寿衣才叫穿衣服。

这个医生的语词选择虽然是无心之失，但确实是不合适的。因为她忽略了患者的生活风俗和背景。

（2）风趣幽默语言的运用。

一位老太太的检查报告显示其脑部有些萎缩，老太太不懂医，挺害怕。医生笑着跟她说："别害怕，没关系的。人老了，脑部是要逐步萎缩的，就像人脸上长皱纹一样，老了就会有皱纹。"

这个医生的话就非常风趣幽默，能有效地缓解患者心中的不安。

（3）医患之间语言沟通中的文化认同。

医生在接诊时，发现患者来自某个地区，可以尝试着和他说几句当地的方言，聊一聊当地的风土人情，患者会觉得亲切，会觉得医生在语言、习俗上认同他。可有效拉近医患之间的距离。

7. 精湛的医术与语言沟通

离开了精湛的医术，美丽的语言就是虚幻和苍白无力的表演。技术不高明，检查不出病来，语言再华丽也不能解决问题，但是如果没有语言伴随治疗，再精湛的医术、医疗都会变成冷漠，使患者有一种被"修理"的感觉。所以作为医生，要了解语言沟通跟精湛医术是等同的、相辅相成的。在医术上要精益求精，在语言的应用上要研究、要重视，这样才能形成和谐的医患关系。

语言沟通是医患沟通一个非常重要的方面，医生在医疗服务中不仅要有精湛的医术，而且要善于用语言跟患者沟通，如果能够通过医患沟通赢得理解，就可以在医疗服务中更上一层，可以培养和展示个人的风度、魅力，成为一名更加优秀的医生。

（二）非语言沟通

非语言沟通指的是不以自然语言为载体进行信息传递，而是以一个人的表情、手势、眼神、穿着、摆设及与他人的空间距离为载体进行的信息传递。美国心理学家艾伯特·梅拉比安经过研究认为：人们在沟通中所发送的全部信息仅有 7%是通过语言来表达的，而 93%的信息是通过非语言来表达的。非语言沟通是人际沟通的重要方式之一。

1. 非语言沟通的主要形式

（1）体态语言。

体态语言也称作身势语，是以身体动作表示意义的沟通形式。人们见面相互点头、握手或拥抱，就是用体态语言向对方致意、问候和欢迎。人们在交谈时身体略向前倾，不时点头，神情随着谈话的内容变化而变化，这些体态特征表示对说话者的尊敬和礼貌。如果腿不住地乱抖、身体随意摇晃、眼睛左顾右盼，往往会使说话者感到不高兴。因为这些无声的语言传出的信息是不尊重、不礼貌和不欢迎。所以体态语言与人际沟通成功与否关系很大。

体态语言主要包括头语、手势和身姿三种，它们既可以支持修饰言语，表达口头语言难以表达的情感意味，也可以表达肯定、默许、赞扬、鼓励、否定、批评等意思，达到良好的沟通效果。

头语：人的头部是表达意思很重要的部位，也是沟通对象重点关注的部位，所以头部动作表达的意思要明确、清晰。

手势：手势是体态语言的主要形式，其使用频率最高，形式变化多，因而表现力、吸引力和感染力也强，能表达说话人丰富多彩的思想感情。从内容来看，手势动作可分为情意手势、指示手势、象形手势与象征手势。情意手势用以表达感情，使抽象的感情具体化、形象化，如挥拳表义愤，推掌表拒绝等。指示手势用以指明人或事物及其所在位置，从而增强真实感和亲切感。象形手势用以模拟人或物的形状、体积、高度等，给人以具体明确的印象。这种手势常略带夸张，只求神似，不可过分机械模仿。象征手势用以表现某些抽象概念，以生动具体的手势和有声语言构成一种易于理解的意境。

身姿：身姿是人们经常使用的姿势动作。例如，老师教学生要从小养成好习惯，要站如松，坐如钟，行如风，就可以伴以简洁的身姿作为示范。人们协调各种动作姿势，并与其他无声语言动作，如眼神、面部表情等紧密配合，使各种表现手段协调一致，才能达到良好的沟通效果。

体态语言与自然语言相比有如下作用。

一是替代作用：代替自然语言进行信息沟通，如点头表示同意，摇头表示反对等。

二是辅助作用：帮助自然语言加强所表达的意思。比如医生对患者说：“我们共同配合，共同努力，一定要战胜疾病。”说的同时紧握拳头，大大加强了所表达的决心。

三是表露作用：即表露出一定的感情和思想活动。比如在聆听有奖储蓄中奖号时的紧张、关注的神态，表露出一个人盼望中奖的期待；如听到一个不幸的消息时悲愤或难过的表情，显示出自己内心痛苦的情感；患者被病痛折磨时所表现出的痛苦表情，显示出其身心受到煎熬。

四是适应作用：体态语言可以帮助人们适应一定的环境。比如人们遇到尴尬之事时，会通过玩头发、抚弄衣角来帮助自己从尴尬中解脱出来；在路上认错人时，往往会不好意思地点头致歉来缓解窘态。

在医疗工作中，体态语言起着很重要的作用。如医护人员进行操作时，不断地向患者说明该项护理的目的、注意事项，患者也不断地向医护人员提供自己的感受情况。但对一个进入陌生环境的患者来说，更多地从医护人员的体态语言中来判断自己的病情。

医护人员是平静地注视自己；还是表情夸张、说话时漫不经心；还是神情庄重，患者都能做出不同的判断。另外，患者向医护人员传递信息，也离不开体语。如某些患者的肌肉紧张、四肢抖动、烦躁不安、眼睛呆板等，都是病情发生变化的信号和征兆，必须引起高度警惕。

（2）脸部表情。

脸部表情（又称面部表情）是身体语言的一种特殊表现。人类具有异常丰富的脸部表情，在人际沟通中，人们的脸部表情起着重要的作用。研究表明，在解释相互矛盾的信息的过程中，人们更加着重的是脸部表情而不是言语内容或声调。脸部表情非常丰富，许多细微复杂的情感，都能通过脸部表情传达，并且能对口语表达起解释和强化作用。脸面的颜色、光泽、肌肉的收缩与舒张，以及脸部纹路的不同组合，构成喜怒哀乐等各种复杂的表情。同样是笑，微笑、憨笑、苦笑、奸笑，在嘴、唇、眉、眼和脸部肌肉等方面都表现出许多细微而复杂的差别。因此，要善于观察脸部表情的各种细微差别，并且要善于灵活地驾驭自己的脸部表情，使脸部表情能更好地辅助和强化口语表达。

（3）眼神与目光接触。

眼睛是心灵的窗户，它能表达许多语言所不易表达的复杂而微妙的信息和情感。眼神与语言之间有一种同步效应。通过眼神，能把内心的激情、学识、品德、情操、审美情趣等传递给别人，达到互相沟通的目的。不同的眼神给人以不同的印象。眼神坚定明澈，使人感到坦荡、善良、天真；眼神阴暗狡黠，给人以虚伪、狭隘之感；左顾右盼，显得心慌意乱；翘首仰视，露出凝思高傲；低头俯视，表示胆怯、害羞。眼神会透露人的内心真意和隐秘。

目光接触是非语言交流的一种特别形式。和其他非语言交流形式一样，目光接触的意义变化很大，而且也依赖着前后情境关系。但在几乎所有的社会相互作用中，目光接触都传达着丰富的信息。首先，目光接触常用于调整谈话。比如，一位演讲者开始发言时转移目光，要结束时就抬起目光。转移目光似乎是为了预防反问和打扰，而抬起目光标志着一个问题的结束并允许其他人发言。

目光接触同样也能表明他有无兴趣。电影里经常有互相凝视的两个人，以表示爱情、热情和极大的关心。当然，作为对某人表示吸引的方法，我们肯定都熟悉长时间的目光接触。另外，一次偶然的谈话，如果其中一个谈话者总保持着目光接触，就会变成一种浪漫的表示。相反，避免或中断目光接触，通常是对一个人不感兴趣的标志。的确，当某人在谈话中目光不接触时，一般就认为他或她是心不在焉。目光不接触，典型地说明他或她对所说的内容不感兴趣。

然而，这种一般原则也有例外。目光不怎么接触，有时可以说明某人害羞或害怕。另外正传达坏消息或诉说痛苦事情的人，也可能避免目光接触。

此外，医生或护士在患者不注意的时候，对患者时常保持目光凝视，除去倾听和其他情感性场合，这种情形很可能是表明一种问题（病情）的严重性。但这仍要看前后的情境关系。

（4）人际距离。

人际距离不仅是人际关系密切程度的一个标志，而且也是用来进行人际沟通的传达信息的载体。所谓人际距离，是指人与人之间的空间距离。当人与人交往时处于不同的空间距离中，就会有不同的感觉，从而产生不同的反应，因为人际距离传递出了不同的信息。彼此关系融洽的朋友总是肩并肩或面对面地交谈。而彼此抱有敌意的人只能是背对背以示不相往来。恋人之间的亲密无间能表明二人关系发展到了一定的程度。

美国学者霍尔提出了距离学的理论来阐述人际距离影响沟通的问题。他把人际距离划分为四种：一是亲密距离，为 0～45 厘米，在这个区域内来往的人，彼此关系是亲密的，一般是在亲属、恋人之间。二是个人距离，为 45～120 厘米，一般的老同事、老同学、关系融洽的邻居、师生等，都处在这一距离内。三是社交距离，为 120～360 厘米，进入这一距离的人彼此不太熟悉。四是公众距离，一般在 360 厘米以上，比如教师讲课、报告人在台上做报告等。

由此可见，在人际交往中，距离越近，双方关系越密切。一个人在单位中老是与他人保持一定的距离，如午休同事们在一个桌上吃饭，而他却端着饭盒离得远远的，总不与其他人在一起活动，这个人的“人缘”恐怕成问题。人们会感到他难以接近，久而久之便疏远他了。

（5）时间控制。

时间本身不具有语言的功能，不能传递信息，但是人们对时间的掌握和控制，却能用来表示一定的意思。在工作中，人们往往会以时间来传递某种信息和态度。比如开会时的早到、迟到或中途退场，往往对会议召集者表示出自己对会议的态度。当然迟到本身也表示不礼貌。

在人际交往中，与人约定的时间不可过早到达，尤其是到新朋友、同事家赴宴，但也不可迟到，这样会使主人感到不高兴，会被认为是对他的不尊重和轻蔑。在医务工作中也要注意时间问题，如什么时间给患者注射、换药，什么时间给患者进行生活护理，要安排得井井有条。

（6）仪表、衣着与环境布置。

仪表、衣着是一种无声的语言。仪表是否端庄，衣着是否美观大方，往往传递不同的信息。服装表现出自己的审美情趣，表现出对他人的态度。如果医护人员浓妆艳抹、穿金挂银，会让患者感到不信赖甚至是排斥。

环境布置也能表达出一定的信息。国外医院的儿科病房，布置得很有家庭感，环境整洁，又有许多好玩的玩具、好看的画册，传递出的信息是很温馨的，儿童患者很容易适应这样的环境，从心理上对疾病的恢复起到一定的推动作用。

（7）人体接触所表达的信息较多。

一是表示亲近、关系密切；二是表明一种关怀或服务，如医患、护患之间的接触，父母与儿女之间的接触；三是表明爱意等。

医生在为患者体检时的触诊属于医源性人体接触，是职业需要，同时也是一种关怀。当患者诉说头痛时，医生用手触摸患者的额头；患者手术时极为紧张，护士握住患者的手使其减少恐惧、情绪稳定。

（8）类语言和辅助语言。

类语言是指无固定语义的发声。如哭声、笑声、叹息、呻吟以及各类叫声。

在一定意义上说，类语言虽然不是语言，但有时却胜似语言。它在沟通思想、感情方面的作用，丝毫不比语言逊色。例如就笑声而言，有哈哈大笑、爽朗的笑、略有声音的笑、傻笑、苦笑、冷笑、狞笑、干笑、皮笑肉不笑、讨好的笑，等等。如此多种类的笑，其表达思想和情感的内容异常丰富。

辅助语言是指语言的非词语的方面。即声音的音质、音量、声调、语速、节奏，等等，它们是语言的一部分，却不是语言的词语本身。辅助语言有时也可以表达出不同的意思，人们借助它来传递某方面的信息。比如用轻缓和平稳的语调说“你真聪明”，表达了对对方的称赞和敬意；如果语速较快，声调尖刻地说“你真聪明”，那无疑是在讥讽对方。如护士在给同一患者注射时用轻缓的声调说：“请准备好，我要给您打一针。”同样一句话，采用高兴的声调说，所产生的效果是不一样的。前者似春风拂面，患者感到温暖、安全，后者则使患者心理上产生紧张感。

2. 非语言沟通的一般作用

一是在最亲密的人之间利用非语言沟通，可以很好地表达一种思想和感情；二是在语言沟通失效或缺失的时候弥补双方内心的良好手段；三是一种不计较得失的关心、帮助和爱护。非语言沟通在很多情况下无须对方请求；四是使双方的沟通更加默契，交往更加密切。

案例 8-1

四句话“说死”患者

一个从乡下长途跋涉来县城看病的患者，好不容易借了点钱，在他认为“水平最高”的县医院挂了一位专家的号。一见面，这位专家看了看检查报告，第一句话就说：“你来晚了。”第二句话说：“没治了。”第三句话说：“回家吧。”这时，患者精神上已经快受不了了，急忙央求医生说：“大夫，您给看看还有没有其他办法，求求您了。”

医生的第四句话，让这个患者当场就站不起来了：“你早干什么去了？”

“上面这个故事不是虚构的，而是真实的案例。我们叫它‘四句话说死患者’。”医师人文医学执业技能培训导师刘志平说，“因为这位患者，还没出医院大门就一命呜呼了。”

“穿上白大褂，就不能乱说话，就要对自己出口的每个字、每个表情负责。”曾任北京市朝阳区和平里医院副院长的刘志平，脑子里装了大量这样的故事，每一个都能让他的医生学员们重新审视一回自己的职业。

案例 8-2

别让我们觉得我们只能等死

“从那以后，父亲再也不配合护士吃药了，他拒绝治疗，而且对所有医护人员的话很反感。”

参加人文医学培训的新疆医科大学人文学院副教授孟勤，在课堂上就回忆起一个她本人的亲身经历。

那一年，她的父亲——73 岁的孟老突然感觉胸口有些憋气，走路有些喘。但又不那么明显。学医的女儿，还是带老父亲到医院检查了一番。

“肺源性心肌梗死，最好马上手术治疗。”当心脏科医生经过一番检查、化验之后，将这个结果就这样硬邦邦地甩给他们时，没有任何心理准备的孟老“嘣”的一下坐在医生办公室的椅子上，半天没站起来。

“这场面我至今还记得很清楚，虽然父亲已经离开我们三年了。”孟勤回忆道，“我也是医生，我不明白那天那个医生为什么那么直白，他的话对父亲来说太突然了。”虽然事实很难接受，但坚强的孟老仍然调整好自己的心态。他相信，只要快点手术，自己就能获救。

等了一天，一位负责医生说：“需要会诊讨论治疗方案。”等了两天又说需要请一位专家来加入方案讨论。第三天、第四天……孟老等待着，猜测自己病情的严重程度。终于，在入院一周后，医生跟孟老说：“你也看见了，我们这么多专家一起讨论了很长时间，你的病要想治好是不可能的了，因为你年岁太大，如果手术，麻醉这关你就挺不住。”

“从那以后，父亲再也不配合护士吃药了，他拒绝治疗，而且对所有医护人员的话很反感。我理解他，他一定是认为自己这个病只能等死了，没必要费那么多事。”孟勤说。

医护人员拿孟老没办法，不得已叫来了科主任。科主任来到孟老的病床边说：“孟老，您好，我是心内科主任，今天来看看您，听说您遇到点小麻烦。别着急，看我能不能帮助您。”

孟老把一肚子的怨气朝他发泄了出来。

科主任听完后，耐心地说：“肺源性心肌梗死是一种慢慢积累成的疾病，所以您之前没觉出这个病的严重性，是可以理解的。您想马上手术，我很佩服您的勇敢，但现在遇到点特别的情况，因为手术需要全身麻醉，您目前的身体情况，恐怕承受不住麻醉药对您心脏的考验。不过，孟老，您别着急，手术这个办法咱们使不了，但是也可以药物治疗啊。合理地吃药，也可以让您的身体恢复起来。”

科主任的一番解释之后，孟老当天就开始配合护士用药了。

“虽然父亲最终还是走了，但这件事给我很多感触。如果一开始医生就像科主任那样耐心地讲解，父亲可能会更积极地配合治疗。”孟勤说，“所以，我想替全中国的患者向医生们说：‘您的一句话，对我们真的很重要，它能让我们清楚地了解一下自己的病，让我们知道应该做什么，还能做什么，别让我们觉得我们只能等死！’”

不管是“四句话‘说死’患者”，还是孟老的故事，都说明一个问题：我们许多医生不懂得怎么“回应”患者。回应，其实就是给予相应的行动。比如患者脸部表情很紧张，那么医生要以安慰的话语来回应；如果患者表现得很希望得到救助，那么医生要首先用语言和表情回应以努力帮助。没有回应相当于漠视，只能给患者心情雪上加霜，不仅对病情没有帮助，还会使得医患关系恶化。

回应患者，最重要的还是医生的语言。没有一个医生不是真心想把患者治好的。然而现实中，医患矛盾的产生，往往就是在关键时刻，医生们“不会说话”——不知道怎样向患者解释病情。比如，患者一进诊室的门，医生就微笑、点头，就可以在短时间内快速建立起医生和患者之间的信任。让患者感觉到你是他可以依靠的人。然后，耐心地让患者叙述自己的病情、面临的困惑，尽情释放内心的恐惧和压力。在这个过程中，医生应该频频地点头、用一些“嗯、嗯”的语气词，表示理解，让患者感受到尊重。

还有一类医生，不是“不会说话”，而是“不爱说话”。

案例 8-3

有一个做鼻腔手术的患者，手术很成功，术后，患者被护士推向病房。患者鼻腔里的支撑管要到病房才能卸下。刚走到楼道，家属发现患者表现出很憋气的样子，不知道怎么回事，家属就急忙拽住楼道里迎面走来的一个穿白大褂的医生：“大夫，您看他怎么喘不过气来了？”那个医生应付了一句：“没事儿！”

谁知，患者鼻腔里的支撑物这时已经掉进并堵住了气管，等护士和麻醉师从急诊科叫来了医生，患者已经去世。

在患者家属眼里，医院里穿着白大褂过往的就是医生，就是他们能寻求到的可以求助的人。可是，这个穿白大褂的医生随便一句“没事儿”，就回应了他们的信任，导致一场本来成功的手术，最后以患者丧命而告终，实在让人寒心。

从某种意义上讲，手术做得漂亮，并不能说明就是尽职的医生。体察患者情绪、关心患者一切情况的医生才算尽职尽责。“不爱说话”常常导致漫长而艰苦的治疗功亏一篑。

案例 8-4

刚刚成功做完支架手术的一位老人，出院当天，小孙子来病房接爷爷回家，老人一高兴，弯腰抱起迎面跑来的小孙子，当时就病症复发去世了。事后，悔恨的医生们自责：“要是早点说一句术后注意，也许就不会这样了。”

同样是刚手术完的老人，家人接老人回家，抬着担架上 6 层楼时，由于忽上忽下的摇晃，老人冠心病复发，抢救无效而身亡。事后医生们悔恨：“要是说一句话，让他们抬轮椅上楼，也许就不会这样了。”

五、医生职业沟通的功能与原则

医学之父希波克拉底讲过一句名言：“医生有三大法宝，第一语言，第二药物，第三手术刀。”可见，面对患者，医生的语言在一定程度上胜过药物。

（一）医生职业沟通功能

医生和患者始终是一对特殊关系，不同于朋友、亲戚、上下级等关系，患者在医生面前，始终处于弱势，当生病时，对医生既有依赖，又有恐慌的复杂心态。此时医生灵活运用沟通技巧，那么沟通的效果就能充分表现出来。

1. 能使患者感受到温暖

患者生病，首先感觉是孤独，孤独是一种不良的情感体验，表现为无依无靠和凄凉消极的心理状态。医生给予患者关爱，患者感受到浓浓真情和温暖，对疾病恢复相当有益。

2. 能调节患者心理平衡，有助康复

培根有一句名言：“如果你把快乐告诉一个朋友，你将得到两个快乐；而你如果把忧愁向一个朋友倾诉，你将被分掉一半的忧愁。”在临床中，患者和医生打交道最多，医生给予患者无微不至的照顾和安慰，能使患者获得宽慰和力量，对于调节心理平衡、趋利避害、身心康复，有十分重大的意义。

3. 预防精神心理障碍

精神心理障碍，表现为各种情绪、情感的偏激失常，如抑郁、焦虑、恐惧等，还包括神经衰弱、癔症、强迫症、疑病性神经症等，是危害人类身心健康的常见病症。患者疾病缠身，加上某种不健全的个性，以及社会因素，容易发生精神心理障碍，对疾病的康复相当不利。医生与患者沟通良好，成为知心朋友，帮助患者健全个性，从而有助于康复。

4. 有益于健康长寿

医生诊治疾病过程中，与患者建立良好的沟通关系，当疾病康复后，能延续心情舒畅，情绪稳定，乐观向上，有益于健康长寿。

（二）医生职业沟通原则

要充分发挥沟通的功能，医生需要遵循沟通的原则。

1. 诚恳

诚恳是沟通中建立和发展友谊的基础。与患者交往，必须诚恳待人，以心换心，才能赢得患者的信任，患者也才能放心让医生诊治。

2. 平等

在医患关系中，患者处于弱势地位，缺乏医学专业分辨能力，没有选择余地，患者容易产生怀疑心态。医生加强了沟通，平衡双方地位，才能更好地收集患者资料，有助于诊治。

3. 宽容

在临床中，不可避免会碰到“无理取闹”的患者，虽然的确不是医生的错误，但面对患者，最好采取宽容态度，不计前嫌，反而容易获得患者的信赖。

4. 理解

人之相识，贵在相知；人之相知，贵在知心。要善于“心理换位”，站在患者的角度来想，就容易处理好医生和患者的关系。

5. 双赢

相互报偿、相互满足是沟通的基本动机。医生对患者，强调奉献精神，有时也可以适度向患者谈谈个人一些忧愁之事，患者反而觉得亲近，觉得人生就是这样，反而有助于康复。

6. 适度

在沟通中，行为举止要得体，说话要有分寸，亲疏距离要恰当。如幽默时，不要产生被讥讽，被戏耍之感；又如谦虚，过度就有虚伪之嫌；再如热忱，过度往往使对方感到局促不安，难以接受。

7. 重和

以和为贵。说话要和气，为人要和蔼，相互之间要和睦相处，对不同意见，保持心平气和。和谐是沟通的佳境。

近年来，随着医疗事业的不断发展和人们法律意识的提高，医患关系却越来越紧张，多家医院频繁发生医疗纠纷和患者打砸医院事件，全国的医疗纠纷数量明显上升，医患矛盾有激化的趋势。早在 2013 年，中国医院协会的一项调查显示，我国每所医院平均每年发生的暴力伤医事件高达 27 次。医患关系矛盾愈演愈烈，患者辱骂殴打伤害医生的事件几乎每天都能听到，事件的发生频率令人咋舌。往往一起医闹事件风波还未平息，就被新的医闹事件淹没了。每起伤医闹医事件的发生，都伤害到广大的医护工作者和普通群众的感情，最终对医疗大环境产生难以预计的破坏。

从我国近年来的医患投诉和纠纷原因分析统计的文献中来看，医患沟通不良引起投诉和纠纷的占 26.9% ~ 70%。国内研究发现，在患者信访中，相当一部分是因为他们与医务人员缺乏沟通，信访的内容包括反映医务人员的解答不尽如人意、处置草率、诊治时间过短、医务人员态度生硬等。归因发现，医患沟通不畅排在信访原因的首位。正是因为医患之间缺乏正常的交流与沟通机制，才导致了相当一部分患者选择信访的方式来解决问题。对医疗机构来说，构建和谐的医患关系首先要眼睛向内，正视并克服自身的不足，不能抱怨患者不理解，怨天尤人解决不了问题。要善于分析自身的问题，从服务环境、服务理念、服务态度、服务效果等各方面查找原因，制定措施。

在医患关系紧张的今天，彼此沟通、相互信任应该是构建和谐的医患关系的第一步。其中，由于占有绝对的主导地位，医生是沟通的主导者，他们的态度又直接影响着沟通效果。

案例 8-5

2012 年 3 月 23 日 16 时 30 分左右，某医大一院风湿免疫科医务人员正在紧张地忙碌着。这时，一名男子突然闯入医生办公室，抡起手中的刀，疯狂砍向正在埋头工作的医务人员和实习学生，大家躲避不及，三名医务人员和一名实习学生被砍伤。

硕士研究生王某坐在门口，来不及躲闪，被刺中颈动脉，顿时鲜血喷涌而出，后因抢救无效死亡。其余三名医生受到了不同程度的伤害。

2012 年 10 月 19 日，哈尔滨市中级人民法院对该案一审宣判，犯罪时不满 18 周岁的被告人李某某因犯故意杀人罪被判无期徒刑，剥夺政治权利终身，附带民事赔偿 68 万余元。同时，哈中院对辩护人所提医院存在过错，应对李某某从轻处罚的意见不予采纳；也未认定李某某自动投案，对辩护人所提李某某系自动投案进而构成自首的意见不予支持。

黑龙江省高院在二审审理中认为，市中院一审判决认定的事实清楚，证据确凿、充分，定罪准确，量刑适当，审判程序合法。依照《中华人民共和国刑事诉讼法》的规定，裁定驳回李某某的上诉，维持原判。

相关报道：

央视《新闻 1+1》

白岩松：刘院长，其实硬件无论怎样改善，从医生的角度来看可能只是治标，一方面需要医改，改革；另一方面可能也需要软件，包括医生医德等方面的提升。在这方面，刘院长，接下来会做什么工作呢？

刘宏宇：我们作为医生，甚至有些医学生将来要成为医生，这是他们的职业生涯。一个好医生有三个基本条件：第一是医德，第二是医疗技术，第三是要有一个好的沟通本领。医德决定着整个医疗行为的过程，因为一个好的医生最高境界就是最大限度地提高病人的生存质量，这里面包括你自己掌握的技术和医疗资源。医疗技术是保证医德想最大限度提高病人生存质量这样一个目标，医疗技术是它的保证。沟通非常重要，误解就源于沟通不畅、沟通方法不得当。要沟通好，通过几个方面能够达到，首先沟通要针对不同的对象，因为很多人的背景不一样，地位、从事的职业各个方面都不一样；第二，需求不一样。在我们的工作当中，每个人的需求不一样，针对他不同的需求要知道。第三，对他整个的医疗行为要和他进行沟通、交流，使他最后对你治疗的效果能够满意，这是非常重要的。好的医生必须具备医德、医技加沟通，这三个必需的条件。

白岩松：因为德行必须要高，技术要精湛，同时沟通，尤其在目前的环境下沟通是一个特别需要强化的能力。过去太看重的是德和技术，但是沟通有时候生硬可能也拧了。

案例 8-6

医患沟通中存在的问题

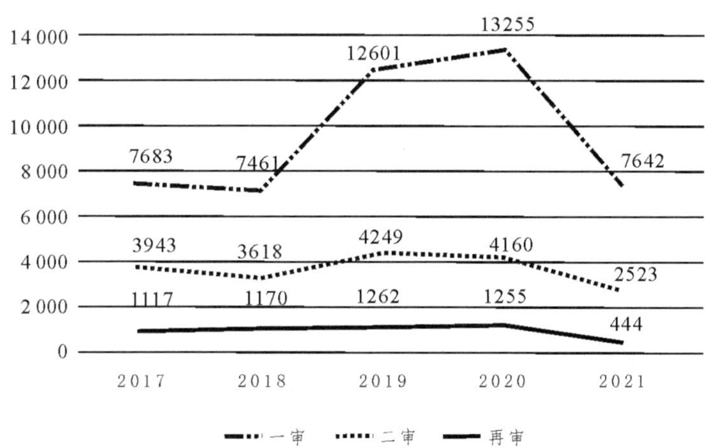

近五年医疗损害责任纠纷案件数量

2021 年，医疗损害责任纠纷案件总计为 10 746 件，比 2020 年案件数量减少了 7 924 件。整体趋势是在 2018 年案件数量较 2017 年略微下降后，2019 年、2020 年呈现反弹，2021 年出现大幅下降，案件数量下降与各地法院因疫情原因新收案件数量下降相一致。2017 年案件数量为 12 734 件，2018 年案件数量为 12 249 件，2019 年案件数量为 18 112 件，2020 年案件数量为 18 670 件。

北京大学医学部对三家综合医院的医疗投诉分析表明：80%的医疗纠纷与医患沟通不到位有关，只有不到 20%的案例与医疗技术有关。

1. 忽视医患之间的沟通

临床医生往往忙于医疗工作，忽视患者的心理需求和感情需求，不能耐心地接待患者和家属，不和患者协商检查治疗方案，不告知治疗的目的、意义和可能的医疗风险等。患者被动接受治疗，一旦发生风险、并发症，即使是目前医学所不可避免的合理并发症，患方也常常不能理解而与院方无休止地争论，甚至拒付医药费。

2. 随便评价他人的诊疗行为

在医疗过程中，由于每个单位的条件、设备和医生的技术水平不同，对同一疾病的认识能力不同，会有不同的治疗方案，甚至某种疾病在发病初期、症状不典型时容易被误诊。然而，当患者再就诊时，有的医生却不假思索地随便评价、指责前面的医生、医院。还有的上级医生当着患者的面批评下级医生，点评治疗方案，评价治疗效果，这些常引起患者误解。特别是如果患者留有后遗症、并发症，常导致患方找上门来，追究首诊医院、首诊医生的医疗责任。

3. 交代患者预后不够客观

由于治疗的对象是不同的个体，同样的治疗、同样的药物，反应不同，效果不同，并发症、过敏反应、医疗意外是随时可能发生的，有些是当前医学无能为力的。面对医疗中的未知数，医生交代病情一定要客观中肯，交代预后不可话说太满。如只将有效的结果告诉患者和家属，无效的可能及并发症没有告知患者和家属，甚至夸大疗效，增加患者和家属对治疗的期望值，而对发生并发症没有思想准备，由此引起纠纷。

第二节　医患沟通的内容和技巧

一、对患者的定位

对患者的定位，从过程上包括初诊时的初步定位和治疗过程中的修正定位、完善定位，从范围上包括病情、心理、经济三个方面。

（一）病情

患者因疾病而就诊，病情是疾病表现出来的征象，也是患者就诊的初始原因。不同的疾病有不同的病情，同一种疾病其病情也不一定相同，病情不同导致症状各异，患者就诊原因也就千奇百怪，求治欲望强弱不同。

患者陈述病情，受多种因素影响，如文化程度、健康意识、对疾病的了解和认识程度等。所以，在一定程度上需要医生去发现、寻找有关的病情，并对病情进行客观而科学的分析，从而提供正确的诊断和准确的治疗。陈述病情使医生和患者的距离拉近，患者通过病情的陈述，获得医生的诊断；医生通过了解病情，为患者做出诊断，为实施对患者的治疗奠定基础。所以，医生对病情的定位是患者能否接受治疗的基础工作，也是影响疗效的关键性因素。

要做好病情的定位，除了医生本身的业务水平、业务素质外，还要对患者耐心、细致、同情与认真倾听，抓住患者的病痛拟定初步诊断，并根据不同的患者做出详略不同、轻重不同的讲解，让患者理解接受，从而得到患者的信任，增强患者对治疗的信心。

（二）心理

患者的心理受多方面影响：① 疾病本身所致生理变化影响到心理的变化，如疾病所致疼痛和不适（尤其是长时间），常常使患者烦躁、情绪激动；② 由于社会办医较多、较乱，患者反复多处就医，但得不到医生客观而科学的解答，从而使患者误以为疾病不能根治，甚至对疾病产生恐惧心理；③ 医生对疾病了解不够，对患者解释不清，对治疗说明不透，对预后含含糊糊，从而使患者产生不信任心理。

患者来诊往往生理和心理疾患并存，有时心理疾患表现得更为突出、更为顽固，甚至严重影响了生理疾患。医生在发现患者病情时，同时要注意患者的心理状态，因势利导，利用患者的心理，让其接受治疗。在治疗中要生理、心理兼治，必要时用一些治疗手段，扭转患者的心理，大多能起到事半功倍的效果。

在对患者的治疗过程中，要密切观察病情变化和症状恢复情况，适时采取必要的治疗手段，以改善患者的症状，影响患者的心理，增强其继续治疗的信心，以符合疗程要求，达到满意疗效的目的。

在医生实际操作过程中，还会遇到患者由于生活习惯不良而产生的疑病心理，对性传播疾病的恐惧心理，对一些慢性疾病久治不愈的“绝望”心理；患者在治疗过程中，由于医生治疗上的“盲目”性，使患者产生不信任心理；盲目夸大病情，夸大疗效，使患者产生怀疑心理；对患者过早地交代疗程，使患者产生过大的经济和精神压力而放弃治疗。患者的这些异常心理，医生应该适当加以利用，在治疗过程中要逐步加强修正和扭转，由于医生工作不当而导致患者的不良心理变化，应加以注意和避免。

在接诊过程中，尤其要注意组织一种有效的心理氛围。

医患双方在短距离内直面交流，心理的信息是互相开放的，首先医生要具备敏锐的洞察力，人际关系的敏感度是衡量一个人情商的标准之一。在信息的传递中充分掌握主动权，否则，医生的心理活动同样可能被对方感受到而丧失交流的主动地位。

其次，组织有效心理氛围的第一个关键是给对方留下什么样的印象。人的第一印象往往是在最初见面几秒钟之内形成的。医生具备令人信服的职业形象是成功接诊的第一步。

形体语言有时比语言本身来得更有效。目光的交流是最起码的要求，千万不可回避对方的目光。有人说，语言本身所传递的信息只占 15%左右，而语调、语速、语气、表情、形体所表达的信息占了 80%以上。比如回避目光交流、身体向后靠等形体动作就很难形成一个有效心理氛围。良好的职业形象代表了医生的自信，“自信”是每一个医务人员在患者面前所必须具备的一种气质。

表情的变化是信息交流的非常重要的表达方式。试想，一个漫不经心、冷漠、僵硬的面孔会给患者留下什么样的印象？谁会愿意把自己的身体甚至生命交给这样一个医生？

第三，组织有效的心理氛围还要注意掌握患者的心理活动规律。比如陌生环境对患者的心理压力（店大欺客，客大欺店）、从众心理（利用患者的有利影响，防止不合作患者的负面影响）、专家的力量、热情的语气与强硬的语气会给患者心理带来的不同影响。

第四，组织有效的心理氛围一定要注意其时效性。医生在给患者解释病情的时候，千万不要过于啰唆。语言精炼、准确是必要的，如果医生的语言过长，对患者心理影响的力度也会逐渐减弱。在听讲的过程中，患者可能会展开一些复杂的心理活动，如：他说的这些话是否有夸大、不实的地方？我是否先到其他医院比较一下？

第五，患者对医疗费用的心理承受能力是另一个需要考虑的因素。初诊患者对价格的心理承受能力较弱，反之，随着疗程的延长，其心理承受能力逐渐加强，而经济承受能力逐渐下降。对于一些缺乏就诊经历、健康消费意识较弱的患者必须循序渐进，逐步加大处方量，防止在初诊时把患者吓跑。

组织有效心理氛围，关键在于医生必须有一个稳定的心理素质，因为心理活动信息是相互开放的，你在了解对方心理信息的同时，对方也可能会了解你的心理信息。患者往往会以一些假象来影响你的心理活动，比如经济特别困难、家庭不幸、虚报病情等。医生要学会倾听，倾听是有效沟通的一个重要技巧。不会倾听的人无法感受对方是否已经感受到你的感受。所以，医生首先必须成为一个伟大的倾听者。

（三）经济

经济状况在一定程度上是患者能否接受治疗的关键因素，但不能简单地、孤立地把它作为一个问题去考虑，因为经济状况直接影响患者的病情和心理状态。

对患者经济状况的了解和定位是一个比较复杂的过程。过去，我们常常根据视觉定位，看一个人的着装；但现在，这样的认识有些简单。患者的身份、职业和工作所限等，更能反映出患者的实际经济状况。

除此之外，患者对治疗方案和医疗费用的态度、患者初治时的态度，也能反映出患者的实际经济状况。

经济状况对接受治疗或全疗程治疗也有它的特殊性，经济状况好的患者相对而言也是要求较高的人群，也有其对费用敏感的特殊性，所以在治疗上切忌唯经济论。

对患者的定位，要注意整体性，不能顾此失彼。只有这样，医生才能真正把握住患者，按照预定的方案实施治疗。根据患者的经济情况、社会关系、家庭情况将患者进行分类：

A 类：此类患者消费水平高，文化素质高，因此：

（1）运用一定的医学理论进行解释、说明，从而达到激发的目的。

（2）从患者的心态、身份和自尊心入手来促使其接受治疗。

（3）从患者的家庭关系、社会关系入手使其产生危机感，从而达到治疗目的。

B 类：此类患者对疾病认识不清，消费水平不高，文化素质较低，因此：

（1）无须运用医学理论对其进行解释，重点放在心理治疗。

（2）对患者加强了解并赋予同情心，以达到信任目的。

（3）用药灵活掌握，进一步从病理性变化方面，增加患者心理压力。

C类：此类患者消费水平低，文化素质水平低，因此：

（1）采用心理治疗。

（2）加强患者的危机意识。

（3）对其能否接受治疗不抱太大希望，在充分介绍利害关系后可听其选择。

二、如何防止患者的治疗中断

患者能否接受全疗程的完整治疗，受对患者的准确定位、心理分析、病情、诊治、疗效及经济状况的影响。患者能否完成疗程，也直接影响着治疗效果。所以，保证患者的治疗是提高医疗质量之根本。那么，如何保证患者治疗，防止患者的治疗中断，是值得医生思考和研究的问题。通过医疗实践结合实际工作，有以下要点：

（一）患者完成治疗需要信心

（1）在患者初诊和复诊的过程中，医生要经常不断由浅入深地、有的放矢地与患者沟通，逐步修正定位，完善定位。

（2）医生要向患者明确讲清治疗的目的和意义，并客观合理地说明依据，使患者明确治疗目的，从而树立治疗信心。

（3）医生要向患者讲明治疗中的各个阶段可能会出现的一些情况，各种特殊治疗手段要适实地使用。从而使患者在整个疗程中症状恢复、疗效观察心中有数，增强患者的治疗信心。

（4）在治疗过程中，医生要不断观察患者对费用支出产生的经济及精神压力，了解患者的经济承受力。适时、适机、适当地做说服、开导工作，降低患者对费用支出的敏感度。

（二）患者完成治疗需要对医生的信任

（1）医生对每一种疾病的疗程制定、治疗方案要科学合理，要以科学的理论为依据。

（2）医生对患者的治疗中，要遵循一定的“原则”，减少治疗的随机性，减少患者对医生治疗过程中产生“盲目性”的感觉而失去信任。

（3）性病、前列腺炎、男性不育等疾患，或多或少地影响着患者的心理，从而使其产生一定的心理障碍。所以，医生对疾病的治疗中，不可忽视对患者的心理治疗。尤其是心理障碍严重的患者更显重要。

（4）医生要注意形象，讲究举止，表达流畅。医生要像个“医生”，这是取得患者信任的根本。

（5）初诊时的最初定位难免有失准确和全面，往往把重点放在患者的初治上，所以在患者的整个治疗中（尤其前半期），医生要不断修正和完善初诊时的最初定位。根据修正后的定位情况及病情，调整后期治疗方案，并采取相应的治疗手段。

（三）患者完成治疗需要医生的感情沟通

医生接诊既要为患者治好病，又要为医院、为自己创造经济效益。医生的接诊技巧是平衡患者满意度和经济效益关系的方法。

1. 做好患者的分类

一是从经济条件上来分：患者可以分成经济条件好、中、差三类。二是从患者疾病的程度来分：患者有辗转求医的、久病成医的、随便求医的。三是从知识素质来分：患者有素质较高、一般、差的。四是以居住地来分：患者有城市居民、医院附近居民、外地人几种。五是以年龄来分：患者有不同年龄段。

2. 把握好患者的心理

一是忌医生：有些病症不好意思讲出来。二是怕医生：不敢说，或者是某些病症紧张之下忘了说。三是希望被重视：希望医生尽可能多地询问自己的状况，能认真思考自己的病情再开处方。

3. 患者最不愿看到的医生

一是自己的话还没说完，就开始写处方。二是同时给几个患者说话，让人不知道哪句话是对自己说的。三是不解释处方、治疗的原因。四是粗暴地打断患者的话。五是听患者陈述病情时表现得极不耐烦。

三、接待患者的程序

（一）微笑、填写资料

当导医、护士将患者带入诊室时，医生的微笑能很好地缓和患者的压力。

请患者坐下，填写病历本上的基本项目如性别、年龄、姓名。对于私密性的疾病，如性病，可以不要求患者填写。根据病历上的资料，医生还可以大概判断其文化素质、居家环境，进而推测对方的经济状况。

（二）询问病史

询问患者有哪些不舒服及患病的时间、院外治疗的情况。复诊的患者要询问他现在的状况。

注意以下情况：

（1）患者很紧张或者陈述很少时，医生应微笑着鼓励他："别着急，慢慢谈。""再想想，还有其他的不适吗？"

（2）可适当地有针对性地提醒或暗示患者有某方面的症状，这可以为后面的化验、治疗埋下伏笔。例如：某部位痒不痒、痛不痛？有没有觉得口苦？

（3）一定要询问患者第一次出现症状的时间。如果患者刚刚出现症状就来看病，说明患者对自己的身体健康非常关注，在药价、化验等方面的承受能力就较强。如果患者拖了很久才来看，一种情况是经济条件差或者对自己的健康不关心，另一种情况可能就是工作很忙。前者要注意药价，而后者则强调药好疗效也快。

（4）询问患者在院外治疗的情况。这可以帮助我们更进一步了解患者的状况、就医心态。

此外，为提高患者对医生的信任感，医生可以说出这样的话："我看看你上次都做了哪些检查，还有哪些药，有的话你就不做，这样你也少花点钱。"当患者感到医生是站在他（她）的角度为他（她）着想时，他（她）对后面的处方、治疗方案的疑虑就会少很多。询问院外治疗也可提醒我们避免重复用药和无效治疗。

（三）直接检查患者的患部

1. 检查要点

（1）要按顺序仔细检查、避免遗漏。

（2）动作要轻要熟练。

（3）检查过程中要与患者沟通，及时告诉他病症的表现。对于一些特殊症状，在语气上可适当夸大。

（4）留意患者的反应，以做出准确判断。

2. 检查后填写病历，做好记录

病历的书写要严格按照国家要求去填写，既对患者负责，也是医生自我保护的方法。

3. 检查之后向患者解释

检查完后，要果断地告诉患者他可能存在哪方面的问题，为进一步明确诊断，必须先做化验。这时候，要给患者解释清楚所做的检查是什么，目的是什么，需要多少钱，并告诉患者何时取结果。

4. 患者常问的问题

（1）有些患者不愿意化验，想直接用药，医生应从专业角度回答患者的问题。

例：不做这些化验，我们又怎能知道病情的状况？是哪种微生物感染？这样就可能导致盲目用药，不但会延误治疗，还会给你带来不必要的经济损失。做这些化验，不是麻烦，正是对你负责任。

（2）有些患者提出化验费高，应该给患者讲清楚：我们的化验不是一般的化验，我们的检验是运用先进仪器进行检验，这样才能保证用药的针对性，效果才会好。

（3）当患者拿回化验单时，医生要给患者简捷明了地讲解化验单上的结果，明明白白地告诉患者他的患病情况、病情的后果。这时的语言应采取"放、收"结合的方法。即揣摩患者的心理，适度地放大病情以及不及时治疗的后果，然后再告诉患者只要及时治疗还是可以很快痊愈的。

（4）当患者表现出不太在意、满不在乎甚至不太想治疗时，医生的语言应根据患者的不同有的放矢，比如中年人强调家庭责任、社会责任，年轻人则强调后遗症及后果。采取“软硬兼施”的方法，先向患者陈述治疗的方法，再向患者强调疾病不及时治疗的严重后果。

对一些男女同治的疾病，更要向患者反复强调疾病对家庭、配偶、子女可能交叉感染的严重后果。

（四）开处方

处方开出后，医生应详细地向患者解释药品的名称、主要的作用和服用的方法。对于辅助治疗项目，要详细介绍它的最大优点是什么，需要做多少次。一般来讲，患者对药品比较敏感，对辅助治疗了解较少。

任何治疗都要让患者自己选择，最好用推中拉的方法或者就用推的方法——推的目的在于留住患者，这要根据患者当时的情况而定。例如：有的患者已在院外就诊多次仍不见好转，可又感到咱们的药贵，此时就可用推的方法，可以对患者说：“你也可以再到别的医院去试试。我们这里的治疗方法、治疗的仪器是非常特殊的，好多患者比你还严重，很快就好了。价格的确要稍贵些，没关系，您什么时想来我们这治疗就什么时候来，记得把其他地方的治疗记录带回来。”

（五）疗程的处理

有时医生担心患者会流失，所以一次性开出几天的大单子。这样会让患者觉得价格太高，无法承受，反而流失，或者留下这里“药价太高”的印象。

（1）有的患者会直接问到疗程长短，医生要告诉患者只能在治疗 3～4 天后观察患者对用药的反应，如果患者的临床症状好转得快，疗程就不会长。反之，临床症状在用药之后无明显改善的，说明患者对所用之药不敏感，疗程可能就要长些，必要时还需要换药、调整剂量。此外，疗程的长短还受先天的健康状况、免疫系统功能、病程长短等因素影响，所以只能边治疗边观察。

（2）如果患者不询问疗程问题，医生不需要主动解释。

（3）对待经济实在困难的患者，可在输液治疗数天后开口服药，或者不输液就只开口服药。但必须给患者交代清楚，必须坚持较长时间的服药治疗。

（六）初诊患者的侧重点

（1）耐心、细致的沟通。

（2）通过详细的沟通，判断患者的支付能力和对疾病的心态。

（3）初诊患者不能一次到位，初诊费用不能太高，要慢慢铺垫，既降低了患者的经济压力，也缓解了患者对价格的敏感度。

（4）初诊患者一定要让其亲自查看治疗须知，并详细地解释给他（她）。

（七）复诊患者的侧重点

（1）对待复诊患者要和蔼可亲，要像熟人一样和他打招呼，询问病情。可问患者用药后有没有不舒服的感觉，这时候尽量不要问疗效，因为治疗 1～2 天后马上见效的很少。如果患者主动提到效果很好，医生应肯定治疗的效果，同时提醒患者要把疗程治完，这样才能彻底治好。

（2）3～4 天之后，一定要问疗效如何，对疗效不好的一定要及时调整，千万不可一种药用到底。这时医生通过语言可以增强患者的信任感。如："哦，好转不大？看来你对这些药品吸收得不太好。这样吧，我给你开个新处方，有什么变化你告诉我。"患者会感受到关心。

（3）对复诊患者，每次开药前都要先检查患部，这会让患者感到医生很负责。对待不同的患者要用不同的方法，抓住患者的心理，对症下药。例如：对信心不足的复诊患者要给予鼓励，告诉他病情正在好转，而且要让他放松心情，不要太焦虑；对那些不太在乎的患者可适当地强调一下病情的后果。

（4）根据患者的病情、经济状况或疾病的程度，可对用药的种类、药品剂量给以随量调整，以增强患者信任度。

四、回答患者在临床上常见的问题

无论患者问什么样的问题，医生都应表现出平和、不慌乱，对自己、对医院充满信心。患者的问题越刁钻，医生越平静，特别要微笑着注视对方的眼睛说话。

（一）关于价格的问题

患者问：怎么这么贵？

医生应这样回答：

（1）肯定地告诉患者，我们用的药并不是普通的药，是特别针对你的病的。

（2）这样的方案治疗起来效果很好，康复得较快，自己身体还少遭罪，也不耽误工作。

（二）关于疗效的问题

首先要为患者科学、清楚地分析各类疾病的特性，同时向患者强调个体差异。由于每个人与每个人的健康状况、免疫功能、病程的长短等均不相同，治疗后的结果就会有所不同。

做这方面的讲解时，如果患者仍然表现出疑虑、不解，医生应耐心地向患者再解释一遍。

（三）关于后续费用的问题

一般患者不问，医生也不必讲。因为有些患者确实需要很长时间的治疗。另外，一开始把费用讲得太多，对患者是一种精神压力。甚至导致患者放弃治疗。根据对患者的了解，回答一个大概数字，例如："可能 1000～2000 元，这主要看你的吸收和病情的状况，这些钱可能用不了，也可能要稍多些，要边治边看。"

五、判断患者的支付能力

作为医生，要做到医术和艺术的结合，准确地判断患者的支付能力是医生的基本功，只有准确地判断了患者的支付能力，才能既保证疗效，又保证患者满意度以及医院的经济效益。对于一个经济条件差的患者，你给出的处方超出了他的支付能力，会导致患者流失，或者患者会觉得这里的费用太高，即使勉强付清这次费用，下次也不会再来。

如何判断患者的支付能力？

（1）从填写病历开始，观察他（她）拿笔写字的流畅度，分析他（她）写在病历上的单位名称、住家地址。如果患者没有详细填写这些资料，医生可以要求患者填写清楚。

（2）观察穿着打扮。看患者衣服的品牌、质地。女性患者可以看她的化妆、包、香水、发型、首饰等。男性患者可以看他的香烟、打火机、手机等。

（3）详细地问他（她）上次就诊（或院外治疗）的地点、时间、治疗方案。

（4）用语言去试探，例如："这两种药一种便宜些，但效果来得比较慢，另一种贵一些，但效果较快，副作用也比较小，你用哪种？"

（5）问患者的家庭生活工作状况，例如："你得了这病，谁照顾你呢？""你做手术以后，要在家休养哦，谁照顾你？""平时工作很忙吧？"

（6）和相关科室紧密联系。例如患者候诊时，导医的观察；交费时，收费处的观察。

医生要用敏锐眼光和经验去判断患者的经济情况，准确了解患者的心态及支付能力。通过多种方法的结合，对经济能力和综合疾病认知能力不高的患者，可在诊断谈话中讲清病情发展的严重性、疗效的确切性；对经济能力强、健康意识强的患者要有根据地、科学地引导其消费在自身健康上，最终为患者确定、选取最适合患者经济状况的治疗方案。

六、灵活运用医患沟通技巧

常用的医患沟通技巧有：

1. 常规沟通

常规沟通是最基本的沟通技巧，医生应通过沟通在最短时间内赢得患者认可，以了解患者的病情、用药、家庭状况、经济状况，缓解患者的压力、建立与患者的感情、树立在患者心中的权威和信任、增强患者对治疗方案的信任和服从。

2. 权威扩张法

专业权威对患者的影响力是非常大的。权威扩张法的意思就是在各个环节上，扩大医生的权威，增强患者对医生的信任感。例如：导医在向患者介绍医生时，要着重突出地向患者讲明医生的特点，这些特点包括：医生的从医背景、医生在某项专科治疗方面的经验、典型病例的讲解。在诊室的门口制作专门的医生介绍，诊室里悬挂锦旗、医生参加大型活动的照片等。某种意义上讲，医生就是医院的主打产品，权威扩张法就是把医生专业能力包装得更好，让患者更加信任医生。

3. 示范展示法

当患者对做手术犹豫不决时，由护士带着患者去参观实物如手术室、锦旗，更详细地讲解手术的优点，同时讲一些典型病例。

4. 案例对比法

在患者的心理中，病例的说服力很强，而且患者一般对自己的疾病比较紧张，担心自己的病太严重。当他（她）听到其他人的病更重都能很快治好，患者治病的愿望、冲动以及对医生的信任感都会增强。

案例对比法医生、护士都可使用。当某些患者对病情满不在乎时，医生也可使用案例对比法来让患者进行利弊权衡。例如：“上次有个患者，输液两天后，确定病情好转了许多。我告诉他要把七天的液输完，把感染彻底治愈比较好。结果他没听，一个星期后，感染又复发了，花的钱更多。”

5. 算账技巧

当患者表现出对价格有疑虑，或对治疗比较迟疑时，医生就可用算账技巧。对于算账技巧，医护人员要注意主动使用，不要只有患者说出“这么贵”才用。

例如：“虽然凝固刀手术费用是 2500 元，但手术后不需要耽误工作，不需要特别的营养护理，还不用冒手术风险，实际上要便宜多了。”“这个药其实只比普通的药贵几十块钱，但疗效好得多，少请一天假都不止几十块钱了！”

6. 选择法

通过语言技巧，让患者二选一，在语言处理上，把医生希望的结果放在后面。例如：“你也可以回家自己上药，也可以在这里让护士给你冲洗后上药。由护士上药的见效最快，你用哪一种？”

7. 增压法

给患者开处方时，根据病情，在医生的判断基础上试探患者的反应，让患者接受医生认为合适的药品、药量和治疗方法。例如：“这个药给你多开两天，好不好？免得你再跑一趟。”

8. 减压法

与增压法相对应。当发现患者对处方金额很难承受时，就要运用减压法。例如：“你想想家里还有什么药，哦，那这种药你就先不用了。”“那就试一试另一种相对便宜一点的药。”

9. 跟进重复法

医生、护士和各科室要相互配合、相互沟通，不断地向患者强调某些治疗的效果、典型病例的状况。护士要了解医生的治疗方向，观察患者离开诊室的表情，要主动去了解患者的心理想法，这样就能够和医生配合好。

10. 最后期限法

这种方法配合大型的义诊、优惠非常有效。例如：“优惠活动还有一天，您今天就来检查治疗吧，可以省 20%的费用。”

七、建立患者对医生的信任

患者对医生的信任建立起来，复诊率就有了保证。好的疗效是患者对医生信任最重要的原因。除了疗效之外，患者也常因为喜欢医生、感觉医生很亲切等而信任医生。

（1）沟通技巧中的“权威扩张法”，通过医院对医生的宣传、患者的口碑等来提高医生的权威。

（2）医生与患者耐心和善的沟通。越易于被患者接受的医生，患者对他的信任也越高。

（3）患者在复诊、输液过程中，手术后休息时，医生都应尽可能主动和自己的患者沟通，了解他们的感受、疗效。

（4）对患者治疗过程中提供额外的帮助，例如提醒怎么吃药、怎么坐车、怎样调节饮食，甚至怎么和家人相处，等等。这些额外的帮助，极易赢得患者好感，让患者留下深刻的印象。

（5）回访患者。提醒患者复诊的时间，回复患者的咨询电话。

（6）熟练地检查和操作仪器。

（7）帮助患者调节心理、消除患者的心理紧张和顾虑。

（8）对术前通知单的解释要既专业又轻松，不能增加患者的紧张情绪。

（9）在手术过程中或仪器操作过程中，多与患者沟通，询问患者的感受，解释操作的程序，及时缓解患者的紧张情绪。

（10）给患者留下自己的联系方式，告诉患者“有什么问题可以随时找我”。

第三节 医生职业沟通能力提升与实践训练

一、医生做到良好医患沟通的基本要求

在遵循沟通原则的情况下，要灵活运用沟通技巧，不断实现与患者及家属的良好沟通。良好的沟通从医生的角度看必须具备以下内容：

（一）真诚关爱患者和家属

古人云："爱人者，人恒爱之。"中医讲究天人合一，实质就是和谐。患者在生病情况下，需要众多人的关爱，主要是亲友和医生。医生如果只依赖冷冰冰的设备，忽视交流和沟通，患者就会处于孤独无助的境地，不利于康复。患者需要的关爱，一是医生的态度，二是对病情的分析，三是治疗过程的细心。

（二）重视自己的形象

医生，是一种特殊职业，其形象也有特殊要求。一句话，当医生就要有医生的样子。无论是国内还是国外，医疗机构对医生的服装、发型、胡须、步态、言行等都有规定，目的就是树立良好的医生形象，给患者充分的信心。

（三）全面加强个性修养

加强个性修养，是树立良好医生形象的重要环节。个性修养包含诸多方面，如口头语言、肢体语言、技术能力、表达方式、自身文化修养等。

（四）运用微笑语言和幽默风趣

在沟通中，微笑具有独特的魅力，能很快缩短医生和患者的心理距离。同时，医生要学会幽默风趣，在沟通中，富有幽默感的医生往往是最受欢迎的。没有幽默感的语言是一篇公文，没有幽默感的人是一尊雕像。幽默是一种特殊的润滑剂，使人轻松愉快。

（五）克服不良心态

作为医生，平时要做到：勿气，勿疑，勿怯，勿忌。勿气，当出现矛盾时，不要冲动和丧失理智，应心平气和与患者沟通；勿疑，与患者沟通，要以诚相待，不要无端猜测；勿怯，不要胆怯自卑、躲躲闪闪，给患者不踏实的感觉；勿忌，不要嫉妒仇视，对患者和同事尤其重要。

二、医患沟通的基本做法

掌握了良好的沟通艺术，与患者关系融洽，对治疗、对社会，都具有重大意义。

要实现医生与患者的有效沟通，要靠医生的潜心钻研，努力学习，细心领会，要靠积极实践，善于总结。可从以下几个方面着重训练提升：

（一）建立良好的第一印象

当患者来院时，导诊护士要以良好的形象、礼貌适度的语言、得体大方的举止，问明患者到院诊治何病。问明后，协助患者挂号并带领患者去相应的诊室。这时推荐和介绍专科医生十分重要，运用好“权威扩张法”包装和提升专科医生的形象，树立起首诊医生的权威，给患者“先入为主”的概念。当把患者带入诊室时，一定要讲“请坐”“请某某专家（主任）为您看病”。从接诊程序上讲，从导诊护士接触患者的那一时刻开始，整个接诊程序已经启动。

（二）微笑服务暖人心

当患者走进诊室时，医生应主动和患者打招呼，请患者坐下。医生的微笑能缓解患者的紧张情绪，缓和患者的压力。按照交际学原则：人际交往时，把握好最初的 7 秒钟，给人以最佳的第一印象尤为重要。首诊患者会十分在意接诊医生的表情，包括笑容和目光。人的面部表情及目光变化是人体语言的最重要的组成部分，目光是面部表情的核心。医生与患者交谈时，要注视患者，表现出诚恳与尊重。微笑是最富有感染力的面部表情，微笑体现出医生对患者的友善、尊重、理解和关爱。微笑能使医生更富有魅力，促使患者理解和尊重自己，为以后的沟通交流开个好头。

（三）做好医疗文书工作

正规的医疗机构是十分注重医疗文书工作的，专科门诊的病历填写应认真执行。我们一定要摒弃那种只看病不做诊疗记录的游医旧习，首先指导患者填写门诊病历上的基本项目：姓名、性别、年龄、职业、工作单位、住址、联系电话等。有的患者不愿填写真实姓名，医生应给予充分理解；有的患者会问看病与职业、单位有什么关系。医生应耐心解释。这些项目的填写与个人没有任何妨害，主要是上报国家卫生主管单位，便于从统计学、流行病学上分析发病人群，为防治疾病制定相关措施收集资料。如果患者仍不愿填写，不必勉强。

患者的相关资料是我们的财富，医生可以根据病历上的资料对患者情况进行大概判断，了解其文化素质、社会层次，推断其经济状况，为下一步对患者评估定位做准备。

对病史，体征、化验结果、初步诊断和处置办法等的记录都十分重要。医疗文书是帮助医生了解分析患者病情的工具，一旦发生纠纷，它是法律文件，是重要凭证。专科医生一定要养成良好的、正确的书写医疗文书的习惯。

（四）询问病史应注意的问题

医生询问病史很有讲究，值得认真研究。先问患者有哪些不适、患病的时间、治疗经过，特别注意在其他医院的治疗情况、使用过什么药物、疗效如何等。询问病史应注意以下几点：

（1）听取患者陈述时，医生应表现得关心、关注，面带微笑注视患者。如果患者过于紧张，不知如何说话时，要鼓励患者“别着急，慢慢谈”“再想想还有什么不舒服”。

（2）有时医生要接过患者的话题，提醒或暗示患者有某些症状，这样可为以后的化验、治疗做好铺垫。

（3）询问第一次症状出现的时间很重要。一可以了解病程长短，对分析疾病处在哪个阶段，可能出现的合并症、并发症很有价值；二可以分析患者对自身健康的关注情况。

（4）一定要询问院外治疗情况。询问其他医院治疗情况有利于医生进一步了解患者及其就医心态，避免重复用药和无效治疗。

（五）认真、细致、有序地检查患者

1. 检查的要点

（1）要按顺序仔细检查，避免遗漏。

（2）动作应轻巧熟练。

（3）检查过程是与患者沟通的过程，要及时告知患者有哪些发现。

（4）留意沟通过程中患者的反应和表现。这是判断和评估患者的重要素材。

2. 检查和取完标本后的工作

（1）认真做好记录。

（2）果断告诉患者存在哪些问题，可能是什么病，为了明确诊断，必须先做化验或其他仪器检查（B 超、X 光、心电图等）。医生应告知患者为什么做这些化验、检查，大概需要多少费用，大概何时可以出结果。

（3）这时应将患者安排好，告诉患者在候诊室坐一会，看看电视，放松一下，等化验结果出来后，再请来诊室。

之后的工作就是根据化验、检查结果，进一步与患者交流、沟通、说服患者，根据对患者的评估、定位，开好处方。

第四节　医生职业沟通技巧实践训练

一、智商情商测试

（一）智商（IQ）测试

心理学用“智力商数”即“IQ”来表示一个人的智力水平。智商通常的算法为“心

理年龄÷实际年龄×100”。经过研究划分，智力水平可分为 7 个等级：

（1）IQ 值大于 140 的是天才。

（2）在 120～140 之间的智力非常优秀。

（3）在 110～120 之间的智力优秀。

（4）在 90～110 之间的智力平常（大多数人）。

（5）80～90 之间的智力偏低。

（6）而 70～80 之间的智力有些缺陷。

（7）小于 70 的属于低能。

（二）国际标准情商（EQ）测试题

美国心理学家认为：在人的成功的诸多主观上的因素里面，智商（IQ）因素大约占 20%，而情商（EQ）则占 80%左右。情商包括以下几个方面的内容：一是认识自身的情绪。因为只有认识自己，才能成为自己生活的主宰；二是能妥善管理自己的情绪。即能调控自己；三是自我激励，它能够使人走出生命中的低潮，重新出发。四是认知他人的情绪。这是与他人正常交往，实现顺利沟通的基础；五是人际关系的管理。即领导和管理能力。

通过以下测试，你就能对自己的 EQ 有所了解。但切记这不是一个求职询问表，用不着有意识地尽量展示你的优点和掩饰你的缺点。如果你真心想对自己有一个判断，那你就不应施加任何粉饰。否则，你应重测一次。

这是一组欧洲流行的测试题，可口可乐公司、麦当劳公司、诺基亚公司等世界 500 强企业，曾以此作为员工 EQ 测试的模板。帮助员工了解自己的 EQ 状况。共 33 题，测试时间 25 分钟，最大 EQ 为 174 分。如果你已经准备就绪，请开始计时。

第 1～9 题：请从下面的问题中，选择一个和自己最切合的答案。

1. 我有能力克服各种困难：________

A. 是的　　B. 不一定　　C. 不是的

2. 如果我能到一个新的环境，我要把生活安排得：________

A. 和从前相仿　　B. 不一定　　C. 和从前不一样

3. 一生中，我觉得自己能达到我所预想的目标：________

A. 是的　　B. 不一定　　C. 不是的

4. 不知为什么，有些人总是回避或冷淡我：________

A. 不是的　　B. 不一定　　C. 是的

5. 在大街上，我常常避开我不愿打招呼的人：________

A. 从未如此　　B. 偶尔如此　　C. 有时如此

6. 当我集中精力工作时，假使有人在旁边高谈阔论：________

A. 我仍能专心工作　　B. 介于 A、C 之间　　C. 我不能专心且感到愤怒

7. 我不论到什么地方，都能清楚地辨别方向：________

A. 是的　　B. 不一定　　C. 不是的

8. 我热爱所学的专业和所从事的工作：________

A. 是的　　B. 不一定　　C. 不是的

9. 气候的变化不会影响我的情绪：________

A. 是的　　B. 介于A、C之间　　C. 不是的

第10～16题：请如实选答下列问题，将答案填入右边横线处。

10. 我从不因流言蜚语而生气：________

A. 是的　　B. 介于A、C之间　　C. 不是的

11. 我善于控制自己的面部表情：________

A. 是的　　B. 不太确定　　C. 不是的

12. 在就寝时，我常常：________

A. 极易入睡　　B. 介于A、C之间　　C. 不易入睡

13. 有人侵扰我时，我：________

A. 不露声色　　B. 介于A、C之间　　C. 大声抗议，以泄己愤

14. 在和人争辩或工作出现失误后，我常常感到震颤，精疲力竭，而不能继续安心工作：________

A. 不是的　　B. 介于A、C之间　　C. 是的

15. 我常常被一些无谓的小事困扰：________

A. 不是的　　B. 介于A、C之间　　C. 是的

16. 我宁愿住在僻静的郊区，也不愿住在嘈杂的市区：________

A. 不是的　　B. 不太确定　　C. 是的

第17～25题：在下面问题中，每题选择一个和自己最切合的答案

17. 我被朋友、同事起过绰号、挖苦过：________

A. 从来没有　　B. 偶尔有过　　C. 这是常有的事

18. 有一种食物使我吃后呕吐：________

A. 没有　　B. 记不清　　C. 有

19. 除去看见的世界外，我的心中没有另外的世界：________

A. 没有　　B. 记不清　　C. 有

20. 我会想到若干年后有什么使自己极为不安的事：________

A. 从来没有想过　　B. 偶尔想到过　　C. 经常想到

21. 我常常觉得自己的家庭对自己不好，但是我又确切地知道他们的确对我好：____

A. 否　　B. 说不清楚　　C. 是

22. 每天我一回家就立刻把门关上：________

A. 否　　B. 不清楚　　C. 是

23. 我坐在小房间里把门关上，但我仍觉得心里不安：________

A. 否　　B. 偶尔是　　C. 是

24. 当一件事需要我做决定时，我常觉得很难：________

A. 否　　　　B. 偶尔是　　　　C. 是

25. 我常常用抛硬币、翻纸、抽签之类的游戏来预测凶吉：________

A. 否　　　　B. 偶尔是　　　　C. 是

第 26～29 题：下面各题，请按实际情况如实回答，仅须回答“是”或“否”即可，在你选择的答案下打“√”

26. 为了工作我早出晚归，早晨起床我常常感到疲惫不堪：

是________　否________

27. 在某种心境下，我会因为困惑陷入空想，将工作搁置下来：

是________　否________

28. 我的神经脆弱，稍有刺激就会使我战栗：

是________　否________

29. 睡梦中，我常常被噩梦惊醒：

是________　否________

第 30～33 题：本组测试共 4 题，每题有 5 种答案，请选择与自己最切合的答案，在你选择的答案下打“√”。

答案标准如下：

1—从不　2—几乎不　3—一半时间　4—大多数时间　5—总是

30. 工作中我愿意挑战艰巨的任务。 1 2 3 4 5

31. 我常发现别人好的意愿。 1 2 3 4 5

32. 能听取不同的意见，包括对自己的批评。 1 2 3 4 5

33. 我时常勉励自己，对未来充满希望。 1 2 3 4 5

参考答案及计分评估

计分时请按照记分标准，先算出各部分得分，最后将几部分得分相加，得到的分值即为你的最终得分。

第 1～9 题，每回答一个 A 得 6 分，回答一个 B 得 3 分，回答一个 C 得 0 分。计____分。

第 10～16 题，每回答一个 A 得 5 分，回答一个 B 得 2 分，回答一个 C 得 0 分。计____分。

第 17～25 题，每回答一个 A 得 5 分，回答一个 B 得 2 分，回答一个 C 得 0 分。计____分。

第 26～29 题，每回答一个“是”得 0 分，回答一个“否”得 5 分。计____分。

第 30～33 题，从左至右分数分别为 1 分、2 分、3 分、4 分、5 分。计____分。

总计为______分。

得分在 90 分以下：你的 EQ 较低，你常常不能控制自己，你极易被自己的情绪所影响。很多时候，你容易被激怒、动火、发脾气，这是非常危险的信号——你的事业可能会毁于你的急躁，对于此，最好的解决办法是能够给不好的东西一个好的解释，保持头脑冷静，使自己心情开朗，正如富兰克林所说：“任何人生气都是有理的，但很少有令人信服的理由。”

90～129分：你的EQ一般，对于一件事，你不同时候的表现可能不一，这与你的意识有关，你比前者更具有EQ意识，但这种意识不是常常都有，因此需要你多加注意、时时提醒。

130～149分：你的EQ较高，你是一个快乐的人，不易恐惧担忧，对于工作你热情投入、敢于负责，你为人更是正义正直、同情关怀，这是你的优点，应该努力保持。

150分以上：你就是个EQ高手，你的情绪智慧不但是你事业的阻碍，更是你事业有成的一个重要前提条件。

二、心态及口才训练

（一）积极心态训练

（1）自我暗示。每天清晨默念10遍“我一定要最大胆地发言，我一定要大声地说话，我一定要最流畅地演讲。我一定行！今天一定是幸福快乐的一天！”

（2）想象训练。每天至少5分钟想象自己在公众场合成功的演讲，想象自己获得成功的画面。

（3）每天至少5分钟在镜前学习微笑，展示自己的手势及形态。

（二）口才锻炼

抓住一切机会讲话，锻炼口才。

（1）每天至少与5个人有意识地交流思想。

（2）每天大声朗读或大声讲话至少5分钟。

（3）每天训练自己“3分钟演讲”一次或“3分钟默讲”一次。

（4）每天给亲人、同事至少讲一个故事或完整叙述一件事。

（5）注意讲话时的一些技巧。①讲话前，深吸一口气，平静心情，面带微笑，眼神交流一遍后，开始讲话。②勇敢地讲出第一句话，声音大一点，速度慢一点，说短句，语句中间不打岔。③当发现紧张卡壳时，停下来有意识地深吸一口气，然后随着吐气讲出来。④如果表现不好，自我安慰：“刚才怎么又紧张了？没关系，继续平稳地讲”；同时，用感觉和行动上的自信战胜恐惧。⑤紧张时，可以做放松练习，深呼吸，或尽力握紧拳头，又迅速放松，连续10次。

三、语言沟通与非语言沟通

（一）语言沟通：善于使用模糊语言化解难题

医患纠纷事件大多是因为沟通问题。沟通的目的是要达到相互理解，尽量减少误解，化解纠纷。医生在与患者沟通的过程中，要避免强求患者即时接受，避免使用易刺激患者情绪的语气，避免过多使用患者不易听懂的专业词汇。在医患沟通中，有一个比较重要的技巧，就是善于使用模糊语言。下面以几个场景对话来说明沟通过程中如何使用模糊语言。

场景对话 1

患者：连 CT 都不能确诊，那我还要做什么检查？得花多少钱啊？

医生：任何检查都有它的局限性，癌症的诊断需要很多指标，比如化验、病理，还有很多更精确的影像检查。但现在并不适合你，你还是先消炎治疗吧。

患者：那么，等到真正发现了或确诊了，是不是就晚了？

医生：的确有很多肿瘤一旦被发现了就已是晚期，这正是这种疾病难治的原因之一。但是，你现在的确没有需要进一步检查的适应证。

场景对话 2

患者：医生，你一定要给我一个满意的答复。

医生：我很抱歉，我可能给不了你满意的答复，但是我努力给你一个客观的真实的能够反映事实真实原貌的答复。

场景对话 3

患者：医生，我的病什么时候才能治好？

医生：这个问题现在还说不好，再治疗一段时间看看吧。

以上的例子都是医生以模糊性语言，巧妙地回答患者较真的问题，让患者既不觉得是在敷衍，同时心理也能好受一些。

当然，在使用模糊性语言时，要切忌给患者造成不好的误解。比如：

患者找医生看完病，临起身时，问医生："医生，我饮食上需要注意些什么吗？"

医生说："该吃什么就吃什么吧！"

作为患者，此时可能会有两种理解。第一种，他认为自己时日不多了，所以医生让自己想吃什么就吃点什么；第二种，认为自己没什么大问题，该吃吃，该喝喝。

这两种感受会大相径庭。所以，当患者产生疑虑时，医生一定要解释清楚，避免使患者产生不必要的疑虑，形成心理负担。

（二）学会听出话外音，打消患者疑虑

在与患者沟通的过程中，有时患者在表达上不是很直接，这时，作为医生，需要学会倾听患者的话外音，以快速获得准确信息，从而有利于下一步的沟通。

比如，一位患者探头进来，轻声询问："医生，您还忙着呢？"

这句话透露的意思是，患者迫切想找医生看病，但又不忍心打扰医生，内心充满矛盾、犹豫、痛苦和焦虑。而医生如果因为很忙就忽略了这些重要信息，会让患者的这些负性情绪更加强烈。此时，医生不妨暂时停下手中的工作，关注一下患者，因为他的确需要帮助。

又如，患者对医生讲："我不再找您看病了！"

在医生听来，可能会认为患者已经治愈了，不必再继续治疗。但也许患者的弦外之音是：其实病并没有治好，而是对医生丧失信心或心存不满。还有一种可能是患者出现抑郁状态，认为长时间治疗效果不理想，感觉救治无望而放弃治疗等。这种间接表达与直接表达相比，相应的情感反应会更加强烈。

这两个例子说明，医生听出患者的话外之音，不仅有利于促进沟通，也能使医生更好地把握患者的内心世界。医生与患者沟通交流需要以“尊重、真诚、共情”为基础，要以积极的态度、有反应的倾听为桥梁，注意言语线索和非言语线索。必要时，可以采用鼓励性短语，引导其表达内心想法，并对一些把握不准的信息及时澄清，问一声“您的意思是？”

（三）把握患者的人格特征，才能更深一步了解患者

医生在与患者的诊疗活动中，需要把握患者的人格特征。人格，是指一个人在社会化过程中形成和发展的思想、情感及行为的特有统合模式，是个体独具的、有别于他人的、稳定而统一的各种特质或特点的总体。我们每个人都处于各种人格特征连续体上的某个位置。人格建立在自我认同感的基础之上，同时不断满足人们控制外部环境的需要。

在与患者的交往中，医生尤其要注意识别患者偏离正常人格的情况。一是人格障碍，又称为病态人格、变态人格、人格异常，是指人格特征明显偏离正常，使患者形成了一贯的反映个人生活风格和人际关系的异常行为模式。二是人格改变，是指一个人由于某种特殊原因导致人格上的显著变化，如癫痫病、脑肿瘤、脑外伤、长期酗酒、吸毒等器质性因素。三是人格偏移（个性缺陷），是指一个人在人格某一方面或若干方面存在着缺陷，但达不到人格障碍的程度。

医生可通过与患者的家属或者与之接近的人了解其人格特点是否存在变化，也可以通过与患者进一步接触、观察，体会与其接触过程中，交流是否顺畅，判断患者的人格是否与病史提供的内容相一致。还要考虑患者是否存在导致其人格改变的慢性或者严重的躯体疾病或残疾。如酒精依赖、癫痫病、肿瘤、术后不满意（例如鼻腔手术后的空鼻症）、肢体残疾等，因为身体缺陷或其他原因引起自卑会对患者产生过度补偿行为。另外需注意的是，儿童期不合理的教养会导致人格的病态发展，尤其是不良的家庭环境对人的人格发展会产生不良影响，如自幼父母长期不和、分居甚至离异，教育方式粗暴、放纵溺爱和苛求等。急性应激状态会使人格特征更加突出，如意外事故、诉讼期、居丧反应、婚姻变故等。

值得一提的是，医生在诊疗中还要特别关注感官异常对人的心理活动可能产生的影响。人体感官包括眼、耳、鼻、舌、皮肤等，主要的感觉有视觉、听觉、嗅觉、味觉、躯体感觉（包括皮肤感觉与深部感觉）和内脏感觉等。人们通过分布在体表或组织内部的感受器感受来自机体内、外的环境变化，获取我们生存内外环境的各种信息。人们对于客观世界的认识活动，首先从感觉开始。感觉是人类最初级的心理过程，而

其他一切较高级复杂的心理活动，都是在感觉所获得的材料的基础上产生和发展的。感官异常会对于思维、情感、行为的心理活动产生影响。比如“空鼻症”的患者，虽经各种检查均未发现异常，而冰冷、客观的检查、检验结果可能与患者的主观感觉的差异悬殊。医生应设身处地理解患者的主观感受和痛苦，多与患者进行交流和沟通，让患者对于疾病有更深层次的认识。

有的患者及家属对治疗过程以及结果不满意，产生心理上的落差，医务人员应多理解患者的主观心理感受，进行充分的沟通。因为如果沟通不畅，会导致患者不理解疾病，形成心理负担，甚至产生失眠、焦虑、烦躁，进而产生积怨、愤怒甚至怨恨、仇视的情绪，处理不及时就有可能导致医患冲突，甚至伤医事件。

四、情境训练

（一）接诊训练

【情境一】

场景设定：天气晴好，周一，医院就诊大厅门庭若市，内科诊室熙熙攘攘。55 岁的丁女士一脸不安，还略带几分焦急和不满，最近半个月她正在被上腹痛所困扰。

人物扮演：王医生、患者丁女士、患者女儿

地点：医院消化内科门诊

情境模拟：在焦急地等待了半个多小时后，呼叫器呼叫了丁女士的候诊号码，患者女儿陪同丁女士进入诊室。

丁女士：医生，您看病也太慢了，我等了半个多小时了，才叫到我的号。

王医师：（微笑）您好，请坐。我是王××（指着自己左胸前印有科室、姓名、职称的胸牌）。不好意思让您久等了，每位患者都希望我能认真聆听他们的不适，我也希望能尽最大努力去帮助患者，希望您能理解。请问您哪里不舒服？

丁女士：我肚子痛（顺势按着自己上腹部），痛了半个月了。

王医生：怎么引起的？

丁女士：之前在街边吃了羊肉串，喝了点啤酒，饭后就全吐了，之后就一直肚子痛，自己从药店买的奥美拉唑，吃了不是很管用。

王医生：（点头）还有其他地方不舒服吗？大便怎么样？

丁女士：这段时间大便正常。也没其他不舒服，就是吃饭不好，瘦了五六斤。

王医生：您以前得过什么病吗？胃溃疡或十二指肠溃疡有吗？

丁女士：以前身体挺好的，没有过溃疡。

王医生：那请您躺下，我给您查一下体（洗手，协助患者躺好，拉上隔离帘，患者女儿在场）。您哪里疼痛就跟我说。

王医生：（仔细检查后）剑突下压痛，那您近期做过什么检查吗？

丁女士：没有。

王医生：目前来看，您上腹痛的原因，胃炎可能性较大，这次做个胃镜吧？

丁女士：哎呀，胃镜就算了吧。您给我开点药就行了，做个胃镜花钱不说，还很难受。

王医生：我尊重您的选择，但还是建议您做胃镜检查一下。因为您最近半个月瘦了不少，之前吃了药效果也不好，胃镜检查可以排除肿瘤等其他问题。其实胃镜也没有您想象得那么难受。如果您实在不想做可以做个钡餐，但是钡餐不如胃镜清楚，容易漏诊，并且不能取活检。如果您这两个检查都不想做，就给您拿些药，如果效果不好的话，您还得回来做检查。

丁女士：噢，这样啊，这样说我就明白了，那就做个胃镜吧，谢谢医生。

【解析】

在与患者的沟通过程中，非语言的沟通和语言沟通同样重要，请患者就座、微笑面对患者、与患者进行目光交流，都能让患者感受到医生对自己的礼貌和尊重。在本案例中，面对丁女士抱怨等候时间长时，王医生能够管理好自己的情绪，不仅微笑面对，而且主动用友好的态度问候，并表达了歉意，使用了“您好”“不好意思让您久等了”等语言，态度非常诚恳，有效地消除了丁女士的不满。另外，丁女士对做相应的检查有所抵触时，王医生选择了耐心沟通，充分解释了做检查的必要性，令丁女士最终接受了医生的建议。

【情境二】

场景设定：除夕夜，再过几分钟，新年的钟声即将敲响，正在急诊心内科值班的住院医师小李想：亲朋好友一定都守在电视机前，等待一起倒计时吧。这时，救护车声响起，越来越近。一位高大的青年男子推着病床急匆匆跑进急诊室：“医生呢？医生呢？快来救救我爸爸！”

人物扮演：李医生、护士小王、患者、患者儿子

地点：医院急诊室

情境模拟：李医生闻声赶来，和护士小王一起将患者推进了急诊室。

李医生：患者是什么情况？（对护士说）吸氧、建立静脉通路、心电监护，做个心电图。

护士小王：好的，李大夫。

患者儿子：今天我们兄弟姐妹几个都从外地回家来，老人很高兴，忙活了一天，晚上 9 点的时候说前胸疼痛，现在痛得越来越厉害。

李医生：以前有什么病吗（同时给患者做着简要的查体）？

患者儿子：糖尿病、冠心病好多年了，平时累了前胸也痛，休息休息就好了，最近 1 个月，发作比较频繁。这次含化了硝酸甘油也不管用。

李医生：（看过心电图，对护士说）给患者用×××药，改善心肌供血。检测心肌酶。（对患者家属）目前心电图提示有心肌缺血损害，目前老人为急性冠脉综合征，可能是急性心肌梗死或不稳定性心绞痛，需要通过检测心肌酶来鉴别，但是心肌酶通常在发病 3 至 4 小时才会升高，现在检测可能是假阴性，如果目前治疗症状得不到好转

的话，2 个小时后还需要复查。

患者儿子：（焦急万分）大夫，我们相信你，你说怎么办就怎么办。

李医生：好的，你们放心吧。但是急性心肌梗死随时会发生恶性心律失常、肺水肿、栓塞，甚至心脏破裂、猝死，希望你们有心理准备，这是一张病危通知单，没有异议的话请签个字。你们放心，我们会尽力抢救的。如果你们有什么想法可以跟我们沟通。

患者儿子：我们知道心肌梗死这个病很危重，请您尽力抢救，我们一定全力配合。

李医生：请放心吧。如果老人确实是心肌梗死，如果没有手术禁忌的话，我们建议急诊行冠状动脉介入术。心肌梗死是由于给心脏供血的血管被血栓堵塞了，急诊冠脉介入手术就是尽快明确是哪根血管狭窄或堵塞，必要时需在血管内放支架。但是如果病变很严重，不适合冠脉支架植入的话，需要外科手术行冠脉搭桥。到时候，做冠脉介入的医生都会把适应证、并发症、危险性及可替代的方法跟你们详细解释的。

焦急等待 40 分钟后……

李医生：患者的心肌酶结果出来了，明显高于正常值，目前诊断为急性心肌梗死。（面向护士）加用××××药物。介入科王医生会跟你们谈一下介入治疗的有关问题。

王医生与家属充分沟通后，家属同意行急诊冠脉介入术。

【解析】

急诊患者大多是危重患者，要求医生能够迅速准确判断，立即采取抢救治疗措施。与此同时，家属面对这种状况，情绪往往容易激动，这就要求医生在全力抢救的同时，要与家属进行直接有效的沟通，取得家属的信任和配合。

在本案例中，接诊的李医生迅速对病情作出判断，给予患者恰当的处理。同时，李医生及时向患者家属解释了患者的病情，详细交代了治疗方案及可能出现的病情变化，取得了家属的理解和配合，为进一步治疗奠定了良好的基础。

（二）诊疗方案告知训练

场景设定：28 岁的王某是一家外企的销售部经理，这几天公司正在为一个大客户的单子忙得不可开交。作为中坚力量，王某已经 20 多个小时没有合眼了，匆匆吃了几口早餐，就又坐到电脑旁开始工作。但是没多久，他感到一阵恶心，一向大大咧咧的王某并没有在意。到了午饭时间，王某右下腹开始剧烈疼痛，难以忍受，同事赶紧将其送入医院。

人物扮演：李医生、患者王某、患者妻子

地点：医院急诊室

情境模拟：在急诊室中，接诊的李医生在询问病情之后，给王某进行了仔细的查体。

李医生：就你目前的症状和查体来看，急性阑尾炎的可能性比较大，但是需要血常规、尿常规、腹部超声、淀粉酶来进一步明确。

王某：好的，大夫，您尽快给我用上药，止住痛，我好回去上班。

李医生：先补补液，应用止痛药会遮盖病情，明确诊断后咱们才能对因处理。

半个小时后，王某的检查结果：WBC 20×10^9/L，NEU 89%，AMY（-）。腹部超声：符合急性化脓性阑尾炎超声改变。

患者妻子：医生，他得的什么病啊？

李医生：根据患者转移性右下腹痛、发热、腹部体征、各项检查来看，考虑为急性化脓性阑尾炎。建议你尽快住院，尽早手术切除阑尾。

王某：住院？手术？医生，有这么严重吗？我还有好多工作要做呢。

李医生：急性阑尾炎大部分是由于阑尾管腔堵塞，里面细菌大量繁殖，导致阑尾水肿、积脓、血运受阻，如果不及时处理的话，很可能会发生阑尾穿孔，如果里面的坏死物质、细菌、粪便进入腹腔内，炎症扩散，会出现弥漫性的腹膜炎，甚至是感染性休克。到时候还是需要急诊手术，但到那时手术要困难得多，并且术后并发症比较多，还可能会有生命危险。

王某：医生，可不可以先给我用上消炎针，等我忙完这一阵再来动手术？

李医生：急性阑尾炎一旦确诊就要尽快手术，主要是为了避免之前提到的并发症。过了 72 小时，阑尾周围就形成炎症肿块了，粘连严重，手术过程中出血、损伤周围脏器的可能性大。阑尾手术是个相对简单的手术，一般情况下，几天就可以出院。你要是这次非常不想动手术，只能先用抗生素，首先效果可能不理想，症状迁延不愈还会形成慢性阑尾炎。炎症反复发作，使周围组织粘连，会增加手术难度。你得慎重考虑一下。

患者妻子对王某说道：医生的意思你都听明白了吗？最好是现在就手术，耽搁的话会出现问题的。我们就现在住院手术吧！

王某：可是我现在很忙，医生，您说的两种方案的利弊我都听明白了，但是由于近几天我实在太忙。我就先用抗生素治疗吧。

李医生：好吧，今天在医院留观，先给你用上抗生素，看看效果怎么样。如果肚子痛得越来越厉害，体温继续升高，还是得早动手术。不过，您需要在这份知情同意书上签字，表明您暂时不同意手术的意愿。

【解析】在制订诊疗方案的过程中，医生必须尊重患者的选择，医生需要核实患者对诊疗方案的理解以及对诊疗方案的倾向性，最终确定诊疗方案。在本案例中，当患者王某与李医生对诊疗方案产生分歧时，李医生首先向患者充分地解释了病情和诊断，并客观地解释了所有可能的诊疗方案及每个诊疗方案的利弊。在患者坚持自己的选择时，李医生在核实患者对诊疗方案已充分理解的基础上，最终尊重患者的选择，制订了相应的诊疗方案。

（三）术前谈话训练

场景设定：60 岁的王女士，既往身体健康，5 小时前因“急性阑尾炎”急诊入院。定于明日行阑尾切除手术。术前主刀医生王医生与患者儿子谈话。

人物扮演：王医生、患者老伴、患者儿子

地点：普外科医生办公室

情境模拟：王医生将患者老伴及儿子请到了医生办公室。

王医生：你好，我是你母亲的手术医生，我姓王。我想和你谈谈你母亲的病情。目前患者的临床症状、体征、实验室检查及腹部超声都支持急性阑尾炎的诊断。现在距发病10个小时，72小时内的急性阑尾炎都有手术指征，目前为止，你母亲暂且没有手术禁忌。

患者儿子：是的，大夫，我们这次入院就是为了把阑尾切掉，免得以后再复发。阑尾炎手术是一个很简单的手术，是吧？

王医生：阑尾切除手术并不复杂，现在有传统开腹手术和腹腔镜两种方法。开腹手术就是在右下腹开一个长6 cm左右的斜行切口，找到阑尾，将其切除。这种办法的费用相对较低，但是创伤大，术后恢复慢，并发症多一些。有时候，由于切口的限制，难以找到病变阑尾。后一种方法不需要开刀，在腹部打2个孔，通过腹腔镜来操作。相对手术费用贵几千块钱，但手术创伤小，术后恢复快，术后并发症也相对少一些。你们考虑选择哪种手术方式？

患者老伴：医生，就用腹腔镜吧，她能少受些苦。医生，费用大概是多少？

王医生：手术顺利，术后恢复好的话，住院花费在××元左右。任何一件事情都存在正反两个方面，手术也存在风险。如果出现并发症，花费也会相应增加。术前必须将可能发生的情况跟你们讲明，但是最终治疗方案还是由你们决定。

患者儿子：我们听医生的，好好配合。

王医生：目前患者阑尾肿胀得非常严重，体温、血象都很高，虽然我们已经应用了抗生素，但很可能我们还没有上台，患者就出现阑尾穿孔、瘘管或门静脉炎，造成急性腹膜炎、黄疸、高热，甚至是感染性休克。

患者老伴：医生，发生这种情况的概率有多大？

王医生：我现在跟你谈的这些风险，都有可能发生，但发生的概率比较小。可是对于每个患者，只存在两种情况：要么发生，要么不发生。

患者儿子：噢，这个我明白，医生。

王医生：再者，手术需要麻醉，麻醉药物本身存在过敏等风险，麻醉医生术前还会再跟你们谈话。

患者儿子：医生，需要全麻吗？

王医生：阑尾切除术我们大多选用全麻。另外术中可能出现呼吸心脏骤停、心律失常、循环衰竭。另外，由于阑尾发育的变异较大，阑尾位置存在很大的个体差异，虽然超声显示右下腹阑尾炎，但术中也可能发现阑尾并不在右下腹，腹痛是其他原因引起的，比如结肠癌。再者，很多患者阑尾有慢性炎症，阑尾周围已经形成炎症包块，手术难度相应增大很多，手术失败、术中出血、穿孔的风险比较大。手术中，我们用圈套器将阑尾套切下来，不可避免会出血，绝大部分患者出血很快就可以止住，但也有少量患者出血很凶猛，内镜下出血难以控制，到时候只能开腹止血。术后也可能会由于结扎松脱导致出血，患者可能发生失血性休克，需要紧急开腹止血。

患者儿子：医生，只要做完手术，是不是就安全了，以后这个地方就不再痛了？

王医生：对，对于大部分患者是这样的。但是术后也存在很多风险。刀口感染比较常见，皮肤出现红肿、胀痛，体温升高。如果发生的话需要每天消毒换药，应用抗生素，穿刺抽脓或切开引流。另外患者认为阑尾切掉了，以后右下腹就不会痛了。事实上很多患者会由于感觉异常、肠粘连、阑尾残端炎而引起腹痛。一般术后 1 天，没有特殊情况，鼓励患者下床活动，主要是预防肠粘连，如果肠粘连了，患者会经常腹痛，严重的话会发生肠梗阻。还有一种情况较少见，如粪瘘，结扎部位松脱、炎症水肿坏死或其他病变导致肠内粪便漏到腹腔、盆腔内，导致腹盆腔、切口感染。

患者儿子：医生，您说的这些并发症概率是不是都很小？

王医生：对，发生的可能性很小，但都有可能发生。术前我们要跟家属充分沟通。这些情况发生后，我们都有应对措施，会积极处理。

患者老伴：医生，那阑尾手术大概多长时间。

王医生：一般情况 1 至 2 小时，但是如果术中发现其他问题就很难说了。手术中，患者的直系亲属要在手术室外等候，我们随时可能会与你们沟通病情。

患者老伴：对，到时候我在。

王医生：上面我跟你们讲的手术前、术中、术后的并发症，以及术后注意事项，你们都明白了吗？如果同意手术的话，就在手术同意书上签字。

患者儿子：好的，医生，那我母亲就拜托你们了。

王医生：放心吧，我们会尽全力的。

【解析】

在术前谈话时，医生要实事求是地说明病情、手术疗效与风险，并且应该着重对术中、术后可能出现的危险与并发症进行全面的说明，使家属在术前就有充分的认识和思想准备。

在本案例中，王医生客观、耐心地说明了患者目前的病情、每种诊疗方案的利弊，并且详细解释了术前、术中、术后可能出现的问题，使家属对手术有了充分的认识，取得了家属的信任。

（四） 坏消息告知训练

【情境一】

场景设定：24 岁的小刘就读于一所重点大学生命科学学院，她品学兼优，今年 6 月份就要去美国攻读博士学位。为了能多陪陪相依为命的妈妈，她很早就订了今天回家的机票。在机场高速上，一条小狗横穿马路，导致整个大巴侧翻入路沟。急救车赶到的时候，她已经昏迷不醒。听到噩耗后，相依为命的妈妈订了最早的一班飞机赶到。

地点：医院急诊室

人物扮演：陈医生、患者妈妈

情境模拟：痛不欲生的刘妈妈冲到女儿床旁，泣不成声。主治医生陈医生闻讯赶到了诊室。

陈医生很悲伤地说：您好，我是急诊科医生陈××，您女儿因为车祸导致颅脑严重损伤。当患者送达医院时，处于昏迷状态，心率46次/分，血压50/38 mmHg，呼吸也不是很好。双下肢还有多处创伤。现在已出现呼吸循环衰竭。

患者妈妈转过头来对着陈医生说：医生，求求您救救我女儿吧！

陈医生：患者一到诊室，我们就紧急给患者用上了升压药，并进行简单的清创止血。大概半个小时后，患者血压有所回升，但是很快就没有了自主呼吸，紧急给予气管插管，用上呼吸机辅助通气，氧饱和维持于80%～90%之间。由于患者病情危重无法进行相关检查，我们只能根据患者症状、体格检查来判断病情，考虑是脑疝形成。再者，患者生命体征不稳定，不能耐受转运、麻醉、手术及术后恢复。50分钟前，患者血压、心率迅速出现下降，经过心外按压、药物复苏，并无好转。现在，是心肺复苏机持续按压，但患者仍然没有心跳、血压。心肺复苏30分钟无效的话，患者抢救成功的可能性就非常低了。现在已经50分钟了，复苏成功已经没有可能。

患者妈妈听后，一时接受不了这个事实，要求道：医生，求求您，不要放弃，继续抢救行吗？

陈医生：我们知道您一时接受不了这个现实，孩子非常年轻，我们能理解您现在的心情，我们大家都尽力了，不得不接受这个现实，请您接受这个现实吧。

在陈医生和护士的陪伴安慰下，患者妈妈终于同意撤掉呼吸机，接受孩子死亡的残酷现实。

【解析】

当不幸发生时，医生应该选择合适的语气、措辞向患者家属交代病情，并且表达出自己的关心，将同情和安慰传递给患者家属。在本案例中，陈医生在患者家属面前表现了自己人性化的一面，非常悲痛地向患者家属说明了患者病情及抢救过程，并且运用同情的话语安慰患者家属，给予患者家属支持和陪伴，令患者家属最终接受了现实。

【情境二】

场景设定：王大爷因为胸闷、胸痛、咳嗽、咯血2个月来就诊。梁医生详细了解患者病情后，建议患者：住院并行支气管镜检查。支气管镜检查结束后，在外焦急等待的家属向梁医生了解检查情况。

人物扮演：梁医生、患者女儿、患者儿子

地点：医院支气管镜室谈话间

情境模拟：梁医生将患者家属请到了支气管镜室的谈话间，请几位家属坐下。

患者儿子：梁医生，您看我父亲没什么大问题吧？

梁医生：检查很顺利。支气管镜下发现左主支气管有个肿物，把管腔堵了一半，所以患者会有咳嗽、咯血的表现，并且这个肿物很硬，表面破溃出血。

患者女儿：那是什么？医生，严重吗？

梁医生：镜下表现结合患者的临床表现来看，恶性肿瘤的可能性比较大。

患者儿子：那我们该怎么办啊？

梁医生：不要太担心，这只是镜下表现，有时炎症肿块也可以有类似的表现，病理才是金标准，后天就能出来结果了。

2 天后，病理结果出来了。

患者儿子：梁医生，病理结果出来了吗？

梁医生：我们刚刚收到病理报告，结果不是很好，是小细胞低分化肺癌，并且结合老人昨天做的肺部 CT 来看，肿瘤已经转移。我们会请相关科室会诊，评估还能不能手术或放、化疗。

患者儿子：那梁医生，您有经验，像我父亲这种情况，手术的可能性大吗？

梁医生：从 CT 上看，肺内多发肿瘤手术的可能性不大。

患者儿子：那我父亲还有多长时间？

梁医生：不要太悲观，手术不行的话，我们还有放疗化疗，有些患者的效果也不错，并且肿瘤患者的生存期跟个人的身体素质、心态有很大关系，你们全家要多给患者传达正能量，给他战胜癌症的信心和勇气。

患者女儿：我们明白，医生，希望您多费费心。

梁医生：您放心吧，我们会尽全力的。

【解析】

当告知坏消息时，医生应根据实际情况给予患者及其家属切合实际的希望。一方面要客观地向患者及其家属说明病情的严重性，另一方面也要说明可能让患者感到希望的地方。在本案例中，梁医生在客观交代病情的同时，积极地提供可选的治疗方案，并且使用鼓励的话语有效缓解了患者家属的压力。

（五）医患纠纷训练

场景设定：患者王大爷，78 岁，长期一个人居住在国内，反复咳嗽 40 年。1 天前因咳嗽加重伴憋喘 2 天，由邻居送到医院。入院诊断为慢性阻塞性肺疾病急性加重期，虽然经过积极抢救，但患者仍在入院第 1 天夜间死亡。第 2 天，从国外赶来的子女一时无法接受父亲已经死亡的事实，认为患者为非正常死亡，要求医院赔偿。

人物扮演：法规处处长、ICU 科主任、主管医师葛医生、夜班医师刘医生、患者儿子、患者女儿

地点：医院 ICU 科谈话间

情境模拟：法规处处长将患者家属和 ICU 的相关医生召集到 ICU 科的谈话间，对病例进行讨论。

法规处处长：关于患者来我院治疗期间，病情加重，抢救无效死亡，因家属对患者死亡有异议，我们召开病例讨论。

ICU 科主任：现在分别请主管医师葛医生、当晚值班医师刘医生汇报一下患者病情。

患者儿子：对，你们别试图掩盖，我爸爸好好的，怎么来了医院才一天，就没了？

葛医生：老人慢性支气管炎病史 40 年，5 天前受凉感冒后出现症状加重。由 120 送入我院急诊，12 月 25 日下午 1 点转入我科。患者当时主要表现为呼吸困难，大量痰液排不出来，听诊肺内弥漫性哮鸣音。我们紧急给予氧气吸入、解痉、吸痰、抗生素等治疗，但患者氧饱和度一直维持于 87%左右，动脉血气示二氧化碳大量潴留，呼吸性酸中毒合并代谢性酸中毒。下午 5 点，患者复查血气，指标较前明显好转。

患者女儿：那既然好转了，老人怎么半夜就不行了呢？

刘医生：当晚我值夜班。葛医生特别给我交代老人的病情很重，所以我每隔二十来分钟就会去看看老人，晚上 10 点之前都挺好的。晚上 10 点 10 分，护士跟我说老人的血氧饱和度往下降，当时在很短时间内就降到了 50%。因为没有家属，我们请示医院行政值班后，给予紧急气管插管，后血氧饱和度升到了 80%左右。血气分析氧分压和二氧化碳潴留都稍有好转。但是晚上 11 点 25 分，患者突然出现室颤，我们立即给予心外按压、电复律都没能成功转复，紧接着出现血压下降，我们给予药物治疗，继续心外按压，但仍然没有把老人救过来。我们当时心情也非常沉重。

患者儿子：我们没有家属在场，你们抢救肯定不尽力。你们有没有得到我们家属的同意，就把我父亲移到太平间。

ICU 科主任：不管患者有没有家属，我们都会尽力抢救，并且每步抢救都是有记录的，现在病历已经封存，随时可以查看。病房里有很多患者，老人宣布临床死亡之后，我们只能将其转至太平间，这样也利于尸体的保存。为此给你们家属造成的不便，我们感到非常抱歉。我们理解你们此时的心情，但我们保证抢救过程都是按照医疗原则进行的，希望你们能换位思考一下，能对我们多些理解。如果你们对死亡原因有异议，可以进行尸体解剖。

患者儿子听后，未再咄咄逼人地问下去，并且拒绝解剖。

【解析】

由于患者对医学知识、医疗风险缺乏认识，当治疗没有达到预期效果时，患方往往会认为医方存在过错。对此，医务人员在处理医疗纠纷时，语言要谨慎，并且选择通俗易懂的医学知识给予解释。当患方情绪不稳时，应该沉着冷静，积极面对。

在本案例中，ICU 的三位医生面对患者家属的咄咄逼人，积极与患者家属沟通，以平和的心态为患者家属认真解释患者的病情变化和治疗过程，用合理的解释取得了患者家属的理解。

（六）作业：模拟训练

以 8~10 人为一个小组，一部分人在情境中承担表演，另一部分人对情境中任务的完成情况进行评价。

作业 1：

角色设置：一位即将接受化疗的年轻患者，一名陪床家长，一名主管医生，一名主管护士。

情境设置：患者对化疗有强烈抵触情绪，家长对化疗持怀疑态度，求助于医生护士。

任务设置：运用一系列语言与非语言沟通给患者、家属以心理安抚，减轻其对化疗的畏惧心理，使患者摆脱对化疗的抵触情绪。

作业 2：

角色设置：一位受伤儿童，儿童的父母，一名医生，两名护士。

情境设置：父母带儿童处理外伤，但由于紧急没有挂号，对要求其挂号的要求表示不理解。

任务设置：运用一系列语言与非语言沟通正确处理这样的情况。

结果评价：

（1）讨论沟通中运用了哪些语言沟通和非语言沟通的技巧？

（2）任务完成得是否出色？成功的原因是什么？不完美的原因何在？

小组集体完成一份对情境模拟的总结评论和心得体会。

思考题

1. 如何在工作中更好地贯彻医生职业沟通的基本原则？
2. 良好的医患沟通技巧与方法有哪些？
3. 医生如何在实际工作中提升自身医患沟通能力？

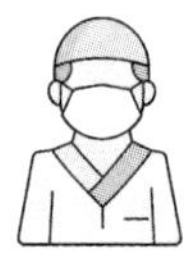

第九章　医生职业人文精神

第一节　医生职业人文精神概论

一、人文及人文精神的基本含义

“人文”是一个含义极其广泛的词语，不同的时期、不同的文化体系均给予了其不同的定义。在中国的古典典籍中，《易经》最早提到“人文”二字：“观乎天文以察时变，观乎人文以化成天下。”在这里人文作为维系人类社会运行的秩序和行为规范。《辞海》称：“（人文）今指人类社会的各种文化现象。”而文化是人类各种精神现象的总和，是人类或者一个民族、一个人群共同具有的符号、价值观及其规范。人文是文化中积极的、向上的内核。从西方文化视阈来看，人文起源于古希腊对人的本质、人的价值的探索，指的是人道的（humane）、人文主义（humanism）、人性（humanity）、人文学科（humanities）。

20 世纪 90 年代起，“人文精神”的研究成为学术热点，学者从不同的角度给予了阐释。以牟宗三为代表的学者从传统文化中寻找理论的源泉，他说道：“古有‘人文’化成之成语，此可为儒家人文之确界。”[①]徐复观也认为：“中国之所谓人文，乃指礼乐之教、礼乐之治而言，应从此一初义，逐步了解下去，乃为能得其实。”[②]另一派学者与之截然相反，他们认为中国文化只是有着“人文”字眼，而缺乏精神实质，人文精神是西方文艺复兴的产物，主张从西方思想的“人文主义”来进行界定。李广柏认为：“人文精神的基本内涵是指文艺复兴中所体现出来的对人的自由、民主、博爱等人类普遍性价值的肯定。”[③]第三派学者从对人的终极关怀的角度来对人文精神进行阐释。他们抛开了东西方文化的理论滥觞，转而从人文精神所能实现的功能、体现的价值来进行理解。如果说第一、二种观点更多体现的是理论的争辩，第三种观点则更加关注人文的现实意义，体现了人文精神的内在规定性，也正是这种内在规定性决定了人文精神的独特面貌。

人文精神是人类精神风貌的表现，是对人的内在规定性的回答，对人价值的肯定。在现代社会，人文精神更多用来指称科学精神、技术霸权的对立面。实际上，人文精

① 牟宗三．牟宗三集[M]．北京：群言出版社，1993.

② 徐复观．中国人文精神之阐扬[M]．北京：中国广播电视出版社，1996.

③ 谷声然．人文精神的内涵探析[J]．西华师范大学学报，2009（1）.

神是科学精神的构成部分，人文精神以科学和技术为载体，是人类社会各种文化现象所积淀出来的一种风貌，是人类精神文明程度的标志，它关注人的理想人格和道德信念，寻求人的解放和自由而全面的发展。

二、医生人文精神的基本内涵

“人文精神的发扬和建设都不是静观意义上的认识，而是以一定客观对象为载体的实践。”[①]从唯物史观的视角来看，人文精神作为一种意识形态，由特定的经济基础所决定，在不同的时代和社会背景下有着丰富的含义。医学实践作为人文精神的载体，为医学人文精神添加了新的注脚，让其具有了区别于一般人文精神的特有属性。杜治政教授认为：“医学人文是医学技术中凝结的对人类生命关爱与尊重的精神，是医疗保健服务以行善为目的宗旨，它涉及医学及保健服务的终极价值目标定位，因而可以认为医学人文是医学的灵魂。”[②]

随着医学人文建制的发展，有学者将医学人文学分为三个方面：医学人文精神、医学人文关怀及医学人文学科。前两者是观念层面和实践层面，后者是通往前两者的桥梁。医学人文精神是最高层级，它依赖于医学人文学科的建设和实践，体现在对患者的医学人文关怀上。也有学者将医学人文素质修养分为人文知识、人文能力和人文精神三个层面，认为人文精神体现为社会责任感、人生价值取向、道德情操、人格修养、生活情趣、文明的言谈举止与行为习惯、对生命的尊重和敬畏感、全心全意为人民健康服务的意识、对“医乃仁术”的体验和追求。[③]以医学实践作为载体的医学人文精神必然有着具体的规定性。宫福清认为医学人文精神的要素体现在四个方面：关爱患者、敬畏生命、仁慈博爱、公平合理。医学人文精神本身是一个巨大的命题，对其理解也有着偏差，不能逐一而论，无论何种理解都体现出对于生命的敬畏和执着，以及在此前提下的实施手段。而无论从历史还是现实的角度看，对医学人文精神的追求从未停止，这显示了医学的本质属性是人学，医学的中心和主角是人，从根本上彰显了人的价值。因此，医学人文精神应以人为本，围绕人、关怀人、体现人的尊严、彰显人的价值，实现对生命的深层次关照。

三、医学职业人文精神的实践特征

古往今来，对医学人文的强调从未终止，形成了浩瀚的医学人文思想库。要对医学职业人文进行一个具体的定义，从繁杂的社会动因中进行归因，从我们有限的研究中探求医学职业人文精神的可行路径，无疑是浩大的工程。而医学行业的特殊性又让医学职业人文精神的定义和研究成为必然，让医学职业人文精神在实践维度有了具体

---

① 杜治政. 医学人文与医疗实践结合：人性化的医疗[J]. 医学与哲学，2013，8（8）：8.

② 杜治政. 当代医学人文理念与实践论纲[J]. 医学与哲学，2009，1（1）：3.

③ 张廷建. 医学人文素养基本教程[M]. 上海：上海交通大学出版社，2013：5.

的特征。

理论性与实践性相结合。一方面，医学科学的发展本身是学科理论化和系统化的不断积累，医学人文的发展与之相伴随，在医学的发展中不断得到充实。而医学理论的积累又离不开人类长期的医疗实践，每一次理论的飞跃都是在有血有肉的人体上展开的，伴随着不计其数的具体医疗操作，是医疗实践奠定了医学理论的大厦。另一方面，医学学科本身有着极强的实践性。医学理论的正确与否，医疗方案的可不可行，甚至同样的医学标准在不同的个体上也有着极大的差异，而医学实践成为医学理论的试金石。在医学理论和实践的不断的认识过程中，除开冰冷的医疗实践，医学职业的人文精神为其注入了温度，为医疗实践抹上了人文的色彩，从而促进了医疗实践的顺利开展。

外显性与规范性相融合。医学学科有着极强的规范性，世界各国对具体的医疗活动都有着详细而严格的操作规程要求，这在相当程度上决定了医疗实践的好坏成败。医疗活动是否有效也必须通过外显性的具体实践来进行检验。与之相对应，医疗治疗中的人文关怀、人文精神的表达也具有外显性，这迥异于医务人员对个体品德内涵式的要求。治疗活动的主客体二元地位决定了医务人员的人文素养成为必需，在很多时候，这种人文素养常常也构成了治疗或保健的一部分。由此，对医疗实践进行具体而严苛的规定，进而对医疗实践中和人文精神密切相关的部分进行具体化的研究也就成为必需。

第二节 医生职业人文精神培育

一、医生职业人文精神是医学学科发展的内在动力

医学学科与人文精神是相伴而生的。从医学史的视角来看，人文精神直接促成了医学学科的发展，一部医学史就是一部医学与人文的发展史。医学与人文从亲密无间走向近代以来的唯技术论，人文被束之高阁，而现代医学面临的崭新问题已经不是单一的医学技术所能解决得了，人文被重新认识。医学与人文有着深刻的渊源，医学需要人文基础作支撑，人文也构成了医学的手段和医学的最终旨归。

（一）医学学科的人文渊源

医学学科的产生和发展有着漫长的历史。众所周知，医学学科到了 19 世纪才有了迅猛的发展，在人类历史发展的数个世纪里，医学和人文缓慢发展。从医学学科发展的早期来看，医学与人文相互融合，不分彼此。在医学学科独立之后，又突出地体现在哲学、宗教等人文学科对医学的影响上。可以说每一次哲学的变革，占主流地位的哲学流派都对医学起着方法论的指导作用，宗教一直以秘而不宣的方式对医学发挥着隐秘而深远的影响，从而结成了与医学的渊源，铸就了医学与人文的独特图景。

从人类社会的初期直至奴隶社会，医学与人文混沌未开，宗教的力量和唯心主义深刻地影响着医学的走向。医学常与巫术、占卜、图腾崇拜混为一谈，即使是纯粹的医疗治疗手段也要辅之以宗教仪式。到了春秋战国时期，医学逐渐挣脱了巫术的怀抱，民间医生开始成为一个独立的阶级，医生借以作为防御工具的巫术被预后和医学伦理学所取代，成为保护自己的机制。从奴隶社会到文艺复兴，伴随着自然科学的发展，人们对自然和人自身的认识加深，哲学家恩培多克勒提出“四元素理论”：人体的健康状况取决于水、土、火、气四种元素的协调与否；“原子理论”的提出让唯物主义大行其道，万事万物均由原子构成，让人体褪去了神秘的面纱；西方医学之父希波克拉底认为人体患病是由于体内的四种体液（血、粘液、黄胆汁和黑胆汁）紊乱所致，主张将人作为一个整体而不是肢解的部分来看待，从人与环境中来看待疾病。文艺复兴主张理性看待宗教，机械唯物主义萌芽，医学技术突飞猛进，拉美特里将人看作机器，用机械原理解释人体的各种功能，并认为人的精神依赖于物理、化学的变化，牛顿的力学原理将这一思想推向鼎盛。只见局部，不见整体，只见树木，不见森林，医学与人文开始疏远。从工业革命伊始，资本主义逐渐壮大，资产阶级兴起。马克思吸收了费尔巴哈唯物主义的合理内核，提出了辩证唯物主义，认为物质决定意识，意识是对物质的反映。辩证唯物主义直接指导着医学事业的发展，特异病因学说成为当时医学界的主流思想。特异病因学说将人完全拆解，认为任何疾病都是人体机体的部分改变，没有所谓的全身性疾病。至此，医学与人文进一步疏远。历史进入 20 世纪，物理科学的巨大发展动摇了传统的理性主义，后现代主义兴起，对医学产生的颠覆性影响初见端倪。同时，资本的力量日渐强大，医疗技术的飙升抛出了新的社会难题，药源性疾病、医源性疾病呈现抬头趋势。医学的工具理性和人文的价值理性呈水火不容之势。

宗教传统也构成了医学的重要渊源，直接促成了医学规范的建立。儒家文化是我国传统文化的主干，在儒家“仁者爱人”的人文精神传统下，形成了尊重生命、敬畏生命的医学传统。“德不近佛者不可为医，术不近仙者不可为医”显示出了对医生品行和修养的严苛要求，而“下医医病，中医医人，上医医国”，更是体现了儒家文化将医学作为实现个人理想的手段，彰显了医学与人文情怀之间的本质联系。这种联系在宗教中体现得更为明显。道教作为我国本土宗教，有贵生恶死的传统，寻求不老之术。道教将长生成仙与行善积德联系起来，许多道士以行医施药来布道施教。佛教信奉因果轮回，主张“救人一命胜造七级浮屠”，许多高僧亦是医学名家。而基督教在我国布道的一个重要形式就是通过开办教会医院，在医治患者的过程中宣扬上帝的福音，这也直接促成了西医在我国的发展和我国近代医院的建立。

（二）医学发展的人文基础

医学是自然科学，20 世纪医学的突飞猛进离不开物理学领域的建树。然而，医学的产生、医学的发展都围绕着人展开，这样当医学进入了人的视野时，医学就不仅具有了自然科学的属性，更是围绕着人的社会属性展开的。医学是科学，更是人学。诚如钟南山教授所指出的“人文精神是医者的品质和社会责任，无论置身于怎样的环境都不能放弃爱心、责任心和进取心，人文精神是医学的核心”，医学的发展有着深厚的人文基础。

1. 医学对象的人文性

马克思认为人有自然属性和社会属性之分，社会属性是人的本质属性，这也决定了以人作为研究对象的医学的本质。“人的本质不是单个人的本质，不是单个人所固有的抽象物，在其现实性，它是一切社会关系的总和。”①当医学首先面临患者时，呈现在医疗人员面前的是这样一幅由多种社会因素交织起来的生动图景：文化和心理并重，人承载了病患，生理因素和社会因素共同决定了疾病的发展、治疗、预后。因此，当代医学的研究已经不再囿于病患本身，而必须开辟出新的视野，抛开人文精神和科学精神的偏见，实现医学与人文科学的某种交流和合作，从人与人的关系、人与社会的关系的角度来进行把握。它要求医疗从业者在熟知医学知识、练就医疗技能的同时关注人本身，践行人文精神，尊重生命、敬畏生命。

2. 疾病发展的社会化倾向

疾病的发展有着自身的规律，它由患者自身条件所决定，与社会的政治、经济、文化的特质和发展程度也有着千丝万缕的关系。随着医学的发展，传染病得到了有效遏制，而心脑血管疾病、糖尿病、痛风等慢性疾病有了扩张的趋势，而与现代快节奏生活密切关联的诸如抑郁症、焦虑症等精神疾病发展迅猛，不同人文背景下的疾病有着极大的差异性。疾病的发生和发展不仅仅受制于医疗技术的发展状况，在相当程度上还受着社会文化和心理的影响，我们可以在相异的疾病下看到此种社会生活的样本。患者不仅承担了疾病的原始意义，也承载了制度建设对身体和疾病的隐喻。因此，在关注疾病本身的同时也应寻求致病的社会因素，将人文作为医学的参考标准之一。

3. 医学标准的人文参照

医学是理性的，有着极强的规范性和确定无疑的具体执行标准。在全球化高度发展的今天，医学的交流日益频繁，医学研究和临床手段实现全球的交流和发展。然而在实践中，不同国家（或者说不同文化背景的国家）在具体的医疗执行标准上存在着巨大的差异。琳恩·贝厄在其著作《医学与文化：美国、英国、联邦德国和法国的不同医疗方法》一书中对这四个国家常见的医学诊断进行对比，发现在这四个国家中，医生开处方药的药量会有 10 到 20 倍的差别；美国的人均外科手术率是英国的 2 倍，乳房切除术的比例是英国的 3 倍；美国的高血压到了英国则是正常的，而在德国就算病状；欧洲使用的抗生素量远远小于美国。作者将这一系列的巨大差异归咎于文化的

① 中共中央马克思恩格斯列宁斯大林著作编译局. 马克思恩格斯选集[M]. 北京：人民出版社，1995.

差异性，人文无疑在其中充当了重要的一环。随着医疗技术的一路高歌猛进，人类攻克了诸多医学难关，而在具体的医疗实践中，医学也必须参考人文的坐标体系，例如母体是否有堕胎的权利，能否允许安乐死，器官移植和人体代孕的合法性问题，不同的文化背景和宗教传统给予了不同的坐标体系。由此可见，医学的发展绝非单纯线性的技术飙升，它在技术和人文中左右开弓，维护着技术和人文的偏移，寻求人文精神和工具理性的最佳平衡。

（三）医学手段的人文支撑

医学的发展基于其自身的人文基础，有着深厚的人文渊源，这也决定了在具体的医疗实践中，人文的手段和方法成为重要的因素。希波克拉底说："语言、药物、手术刀是医生的三大法宝，其中语言的力量远远超过了三分之一。"即使已经过去数个世纪，希波克拉底的宣言依然毫不过时，医学的发展需要人文社会科学的支撑。人文手段填充了医学认识领域的空白，使得医学获得了多元化的思维方式和解释路径，使之朝着更加积极而多元的方向发展。人文对医学的支撑作用体现在人文的思维方法和具体的医学人文学科的发展上。

1. 医学需要人文社会科学的思维方法

新兴的医学人文学理论对疾病、病患给予了不同的解读视角。社会建构论兴起于20世纪60年代，社会建构理论从社会发展的视角来解释疾病，知识随着社会关系的变化而变化。因此，医学知识的运用不仅取决于疾病实体、疼痛状态和身体体验，也要考察社会文化和制度。社会建构论为与文化密切相关的疾病，例如神经症状、同性恋等提供了可信的理论框架。2001 年，卡伦（Charon）在《内科学年报》中首次提到了"叙事医学"的概念，成为近年来理论研究的热点。叙事医学指"通过叙事能力（能认知、理解、诠释和感动于人类病痛的故事）的培养，来增强临床实践的人文关怀"[①]。叙事医学试图通过阅读和协作来促进医生的文本技巧、创造技巧和情感技巧，从而培养医生的共情能力，转换医生看待病患的视角，从而"让医疗从业者认识到，医患双方的故事是诊断、治疗、康复整个疾病体验不可分割的部分"[②]。女性主义以女性的性别为镜头来观察和认知人类社会。女性主义认为科学的性别偏见由来已久，男性中心有着话语霸权，女性主义从经验主义、认识论和后现代主义三个方向进行了理论建树，为医学的人文转向提供了崭新的视角。除此之外，健康与疾病人类学、身体理论都从人文视角提供了新的解释，打开了认识疾病与健康的新的大门。

---

① RITA CHARON. Narrative medicine：a model for empathy，reflection，profession and trust[J]. JAMA，2001：286（15）：1897-1902.

② 张新军. 叙事医学——医学人文新视角[J]. 医学与哲学，2011，32（9）：8-10.

2. 医学人文学科日益健全和发展

医学人文学科指与医学相关的人文学科群，有研究者进行统计，认为其大致分为 6 大类 4 个分支约 118 门课程。张大庆教授主张将医学史、医学哲学、医学伦理和医学法学、医学社会学作为医学人文学的核心课程。医学史是传统意义上的医学人文学科，它有助于从历史的维度把握医学和现实的联系，理性看待医患关系。医学伦理学直面生死，从伦理的视角，运用具体的伦理规范和原则来进行判断和选择，解决医学价值选择的难题。医学法学则用法律来对医患进行评估，规范医生行为，维护患者的利益。江晓原教授甚至主张为了强化学生的人文关怀，文化或文学史课程的开设也是有益的。医学人文学固然还没有统一标准，但医学人文学的存在已经印证了医学和人文在某种意义上的融合。医学人文学在医疗实践中扮演的重要角色，也让我们有理由相信在未来人文将跳出理论的框架，从终究意义上探寻生命的奥秘，拓展生命的广度和深度，让身体和灵魂有处安放。

（四）医学目的的人文旨归

一门学科研究的特殊对象决定了该学科的性质，医学以人为研究对象，决定了医学是科学更是人学，以实现人的自由全面发展为其最终实践诉求。人的自由全面发展是指“每一个人的智力、体力在社会生产过程中尽可能多方面地、充分地、自由地、和谐地发展”[①]。马克思主义认为人的全面发展包括了普遍而全面的交往关系的建立、个人需求的全面发展以及个人能力的全面发展。唯物史观认为人民群众是历史的创造者，体现出对人民群众的真正敬畏，它看到了人的目的性和手段的统一，主张个人的发展应该回归自然和社会，在“共同体”而不是以个人为单位来实现人的自由全面发展。马克思主义意识形态高扬人文精神的旗帜，是“科学的世界观和方法论，还具有真正扎根于现实生活的无与伦比的崇高人文价值”[②]。从医学的角度来说，实现人的全面发展不仅包括了对疾病的攻克，也包含了以预防为主的对健康的守卫；不仅包含了躯体的健全和无疾病化，也包含了饱满的精神状态和心理状态。

世界卫生组织（WHO）在 1948 年成立之初的《世界卫生组织宪章》中就指出：“健康不仅是没有病和不虚弱，而且是身体、心理、社会功能三方面的完满状态。”1990 年，世界卫生组织对健康的阐述是：“在躯体健康、心理健康、社会适应良好和道德健康四个方面皆健全。”心理健康和社会适应力及道德健康已经超出了通常意义上的躯体健康，更多地依赖于医学的人文属性，显示出了医学所具有的无限张力。随着社会的发展和传统的生物医学模式逐渐向生物—心理—社会医学模式的转变，临床防治战略由 4P 医学模式即预测性（predictive）、预防性（preventive）、个体化（personalized）、参与性（participatory）向 5P[再增加一个“P”——早干预（pre-symptomatic）]转变。

---

① 陈万柏，张耀灿. 思想政治教育学原理[M]. 北京：高等教育出版社，2007：36.

② 黄明理，陈兆芬. 马克思主义意识形态：科学精神与人文精神的自觉统一[J]. 华南师范大学学报（社会科学版），2014（6）：22.

钟南山教授认为，“在 5P 医学模式的实现中，人文医学应发挥更重要的作用，不仅要把关注的焦点放在下游的治疗环节，还应更多地去关注上游的预防和干预”。

医学模式的嬗变反映出医学从传统的攻击型向防御型的转变，而在此背后是现代医疗技术日新月异发展的支撑。从另一个角度来说，人们也必须从本体论意义上达成和疾病的某种和解。

“我们看的不是病，而是病人。”钟南山教授一句简单的话却内含深意。在现代医学技术发展的一百多年间，医学攻克了无数的难关，这导致在医疗实践中唯技术论盛行，人体被视为器官的堆积，疾病被认为只是局部机体的破坏，人不再被作为完整的、有个性、能思考的独特的个体。人们对医学有了更高的期待和更多的需求。20 世纪后半叶，临床医学转向基础医学、遗传学、生物学的探索性研究，这标志着医学由表层技术向探索生命图景的层面转变。而无论医学的进展程度如何，医学都难以穷尽人们“贵生恶死”的期待，生命的意义世界并不因为技术的进步而自然表露，它蕴含了一个哲学意义上的命题，那就是“流行的还原论研究旨向、技术装备的机械之手、电子之眼无法真正抵达生命的认识彼岸，更谈不上完全控制它”[①]。生命和个体是无法控制的，并且也不受控制。除去医学之外，我们还要从人文中寻找生命的真谛。

二、医生职业人文精神是医学人才全面发展的必然要求

医学人才的全面发展才能保障医学持续不断进步，培养“什么样的人”是医学教育的基础问题。我们的医学教育不仅要塑造全能型、专科化的医师，更要让未来的医生具备共情的、语言的、沟通的能力，能够察民生之疾苦，怀揣救世济人的理想，有着悬壶济世的理想境界。人文精神构成了医学人才培养的重要目标，是人才综合素养的重要指标，也是医学生担负医学神圣使命的必然要求。

（一）人文精神是医学人才培养的重要目标

对人文精神的重视是医学矢志不渝的追求，古今中外的医学发展莫不如此。在医学发展的早期阶段，科学处于混沌未开的局面，医学中天然地包含了人文的合理内核，在医学教育中也自然地包含了人文精神灌输。在浓厚的儒家文化中成长起来的传统医学将“以医济世，设立取义”作为追求理想人格的途径，《名医箴》提出了“今之名医，心存仁义”“不计其功，不谋其利”的医生道德准则。希波克拉底也曾说到医生“应该具有最优秀的哲学家的一切品质”。然而，这种局面随着医学技术的进一步发展而被打破，医学与人文泾渭分明。从 16 世纪开始，现代医学技术霸权逐渐显露，医学教育中唯技术论盛行，忽视对医学生人文精神的构建，医学在商品经济时代呈现出浓厚的功利主义色彩。从 20 世纪 60 年代开始，医学界提出了向人文的回归，欧美各国的医疗团体率先制定了一系列的医学人文素养的培养目标。

---

① 王一方. 医学人文十五讲[M]. 北京：北京大学出版社，2006：47.

1982 年，美国医学会医学教育委员会在《医学教育未来方向》的报告中提出要加强医学生的人文社会科学教育。美国医学院协会在《为 21 世纪培养医生》的报告中指出，缺乏人文、社会科学基础的医生，在医学生涯中往往会丧失智力挑战的能力和应答这种挑战的能力。1993 年，英国医学总会颁布了一份培养“未来的医生”的指导性文件，文件提出了在承担注册前住院医生的职责之前，必须满足知识、技能和态度三方面的多项要求。其内容涉及人际关系和伦理、法律知识，强调哲学训练对学习基本临床方法的重要性，突出了医学的人文关爱与职业精神的重要地位。2001 年，我国教育部制定的《中国医学教育改革和发展纲要》指出要“顺应医学科学发展趋势，紧密结合卫生改革与发展的实际，深化医学教育改革，推动医学教育发展，全面推行素质教育，培养高质量的医药卫生人才”。

由此可见，将人文精神、人文素养作为医学人才培养的目标已经成为医学教育的共识，究其原因，还在于医学不可分割的人文属性。医学人才的培养是医学发展的基础性环节，医学生的人文状况直接影响了未来医疗的实际状况，将人文精神注入其中无疑是在源头上正本清源。但这并不意味着医学生人文精神可以自然养成，甚至在医学教育实践中对此的具体执行也千差万别、莫衷一是。而抛开社会和制度的因素，医学教育仍然是大有可为的，这要求对医学人文精神的真正贯彻，以及在此基础上对医学人文学科的破土重建和对教育资源的大力整合，切实提高医学生的综合素养，使其自觉承担起医学的神圣使命。

（二）人文精神是人才综合素质的重要构成

人文精神是各国高等教育的普遍要求，在一定程度上来说，接受教育就是不断的人文化的过程，因此，人文精神的塑造既是高等教育的普遍性要求，也是医学教育的建设重点。医学人文精神是医学人文的核心，而医学人文精神又依附于具体的医学人文教育，最终体现为医学生和医务工作者的人文素养。医学生的素养体现在多个方面：专业素质、心理素质、思想道德素质、科技创新素质等。而人文素质的高低对其他素质的形成和提高具有重要的影响。冰山理论认为，人的“自我”就像一座冰山一样，我们能看到的只是表面很少的一部分——行为，而更大一部分的内在世界却藏在更深层次。“冰山理论在医学领域中运用，将医学生的整体素质看成一座冰山，暴露的是医学生的临床技能，这只占整体素质的 1/8，而占 7/8 的是医学生的人文素养。”[①]人文素质以及在此基础上体现出来人文精神对大学生的影响是深远持久的。从实践的层面来说，当代叙事医学、女性视角和新人文主义的兴起已经表明：医学所面临的难题远非单一的医疗技术所能解决，它依赖于各个领域的通力协作，又尤其倚重于医疗从业者全方位的能力素质。

---

① 魏海斌，周元明. 医学史视角下医学与人文冲突成因及对策研究[J]. 医学与哲学，2016，37（4）：55.

我国对医学人才的人文素质也有着具体要求。2001 年，我国教育部制定的《中国医学教育改革和发展纲要》指出“医学教育具有社会性、实践性和服务性的特点，医学研究与服务的对象是人，在医学教育过程中必须加强文、理、医渗透和多学科交叉融合，把医德与医术的培养结合起来，加强综合素质培养”。《中国本科医学教育标准——临床医学专业（2016 年）》也明确提出“中国临床医学专业本科毕业生应树立正确的世界观、人生观、价值观，热爱祖国，忠于人民，遵纪守法，愿为祖国卫生事业的发展和人类身心健康奋斗终生”的基本要求。

美国著名生命伦理学家佩莱格里诺（E. D. Pellegrino）认为：“医学人文学科教育是临床医生作出谨慎和正确决策中应必备的基本素质，如同作为医学基础的科学知识和技能一样。”[①]医学技术的习得从本质上来说是经验式的，它依赖于成千上万次经验的积累，而经验的获取是从医患面对面的交流中积累起来的，能在短时间医疗诊断中获取有用的信息，这取决于专业的医学知识，也依赖于交流技巧、社会知识，甚至敏锐的心理洞察力，医生的综合素养尤为重要。历代的名医无不有悲天悯人的情怀和悬壶济世的精神，这才有了杏林春暖的美好传说，其背后的支撑是一个大写的“人”。今天的医学生就是明天的医生，影响着未来医疗行业的状况。总之，作为医疗从业者要有意识地提高自己的综合素质，尤其是注重培养人文精神，增强使命感和责任感，尊重生命，关爱健康。

（三）人文精神是担负医学使命的必然要求

医生的社会责任感最终要体现为自觉自愿地承担医学使命。希波克拉底誓言有“为祖国医药卫生事业的发展和人类身心健康奋斗终生”。然而，知易行难，在当今的医疗实践中，医患关系的不和谐已经构成了严重的社会问题。在现实生活中，部分医生收受红包、药品提成成为科室创收的手段、过度医疗成为重灾区，昂贵的医疗保健支出让普通民众苦不堪言，医患成为对立的两极，严峻的医疗形势无一受益。美国有报道称：“有 30%～40%的手术是不该做的，在成千上万的药物中，确切有效的仅占 10%，可有可无的占 30%，根本无效的占 60%。”[②]这有着功利主义的考量，有着医生出于自保的做法，唯独淡化了从患者的立场思考问题的视角。

回到医学的最初形式，医患之间的交流是从对话开始的。医学的过程是医患交流的过程，在交流中实现信息的理解、有效信息的传递和生活话语向专业话语的转换。而医学技术飞速发展的另一个后果是医生“现场感”的疏离，医患之间的对话被器械检查所替代，传统医学充满温情的望、闻、问、切的诊断方式被冰冷的医疗器械所替代，患者往往有叙述权与解释权被剥夺的求医体验。在诊断过程中，医生只开检查项目而拒绝患者陈述，患者感觉医生相信机器而忽视症状，会认为医生在过度医疗。而远程医疗、网络医生的兴起甚至让超时空的诊断成为可能，患者所能够感知到的病痛

① 张大庆. 医学人文学导论[M]. 北京：科学出版社，2013：113.

② 张大庆. 医学人文精神[J]. 山西大学学报：哲学社会科学版，2003，26（4）：20-24.

对医生来说只是教科书式的症状。表面上看来，这是个人体验和专业素养的巨大差异，而实际上是患者视角和医生视角的立场差异，以及技术与人性的强烈冲撞。

而即便如此，古往今来的医疗史中从不乏医者仁心的动人故事。当代著名医学家、中国外科学奠基人裘法祖提出“德不近佛者不可为医，才不近仙者不可为医”的行医要求，可见，医学本身是一个对道德和人文水平要求相当高的行业。而在技术至上的医疗环境中，医生和患者的距离需要人性和人文作为黏合剂，归根到底，取决于能不能够洞悉生命的奥秘，能不能饱含对生命的敬畏之心，从而以平等的眼光看待患者，以患者的立场思考问题，承担起医学健康所系、性命相托的神圣使命。在医学的实然和应然间还有一条漫长的人文之路要走，而在此之前，我们不妨首先从镌刻在撒拉纳克湖畔特鲁多医生的墓志铭做起：“有时去治愈；常常去帮助；总是去安慰。”

三、医生职业人文精神是医疗环境健康发展的重要保障

当前我国医疗环境不容乐观，阻碍了医学的持续健康发展。人们对医疗环境有诸多诟病，抛开体制的弊端，医生的行医态度、沟通能力、共情共感也是人们的重要评判指标。这都指向了医生的人文素养低下，体现为医生的人文精神薄弱，医疗环境的改善必须依靠医学职业人文精神来保障。医学模式的转变，医患关系的改善都亟须借助医学职业人文精神的力量。

（一）医学模式的嬗变需要人文精神的介入

医学模式是人们在医学实践中观察、分析和处理有关人类健康和疾病问题的观点和方法，是一个历史范畴，反映着一定历史阶段医学发展的特征、水平、趋势和范围。[①]医学模式深受当时哲学思想和社会思潮的影响，有着深刻的人文特性。在医学的动态发展过程中历经了神灵主义医学模式、自然哲学医学模式、机械论医学模式、生物医学模式、生物心理社会医学模式五大类型。医学模式的发展历程经历了医学与人文的同一——疏离—统一的回归过程。

神灵主义医学模式诞生于距今约 1 万年前的原始社会。生产力的落后限制了人们对自然、社会和人自身的认识，因此，呈现出医巫不分的原始医疗场景。人们将健康寄托于超自然的神灵上，医学、巫术和宗教混沌未开，构成了医学与人文发展的早期雏形。在这一时期，医学对生命表现出了高度的敬畏，体现出医学和人文的同源性。而随着生产力的进一步发展，人们逐渐掌握了人体健康的规律，开始动摇了神灵主宰健康的观念，从朴素的自然哲学的角度来看待健康与疾病，自然哲学医学模式应运而生。自然哲学医学模式主张从整体上解释人体生命现象，由单纯的凭借自然力向经验医学过渡。几乎与此同时，中西方都形成了相似的医学观，中医典籍《黄帝内经》认

---

① 冀中，高德馨，张洪涛，等. 医学模式[M]. 北京：北京医科大学中国协和医科大学联合出版社，1990：3.

为金、木、水、火、土构成了万事万物，西医鼻祖希波克拉底挣脱了神学思想的束缚，认为气、土、水、火构成了人的机体。中西医从巫医不分的阶段过渡到了朴素唯物主义的阶段，对人的关怀开始变得立体、生动。后一场医学革命的风暴诞生于文艺复兴时期，文艺复兴运动肯定人的价值，实验科学兴起，建立在近代科学体系上的医学步入了机械论医学模式。人文主义的兴起，机械唯物主义自然观表现在医学上，是用还原论的方法将人体拆分为一个个零件，医学人文精神的光环就此黯淡下去。18 世纪末到 19 世纪是自然科学突飞猛进的时代，生物医学的巨大进展让人们用生化或理化标准来看待疾病，医学步入生物医学模式。高新技术的广泛运用衍生出一系列的弊病：诊疗过程只注重生物方面的医治，见病不见人；将人视为静态片面的，忽视人的立体和发展，进而致使医患关系恶化。至此，医学与人文分道扬镳。

生物医学模式愈演愈烈，与此同时，20 世纪 70 年代，西方国家普遍出现的患者权利运动、自然疗法运动、整体医学运动显示出人们对此种医学模式的不满。1977 年，美国罗切斯特大学精神科医生恩格尔教授提出了生物—心理—社会医学模式，受到了广泛认可。生物心理社会医学模式采纳了辩证唯物主义的视角，系统论的观点认为生物、心理、社会共同发挥着对人的作用。在此种医学观主导下，人文精神、社会手段有了新的呼声，人文在医学难题上表现出了超常的耐心和智慧，人们逐渐意识到缺乏人文精神的滋养，技术终将步入机械和僵死的怪圈。因此，医学再次向人文抛出了橄榄枝，企图借助人文的力量构建和谐的医患关系，解决医学人文难题，实现医学的理想状态。近年来，有学者提出了生物—心理—环境—人文医学模式，更加重视环境的作用，凸显人文力量。

梳理了医学模式的历程，不难发现，医学的发展史实质就是人类发展史的缩影，对于技术的不断探索推动了医学的发展，对技术的过度追求并非都是有益的。医学和人文经历了否定之否定的发展路径，最终医学向人文张开了怀抱，毕竟，医学产生于人，也回归于人。也因此，我们有理由期待人文精神在未来医学发展中的表现。

（二）医患关系的改善需要人文力量来缓解

著名医史学家西格里斯曾经说过：“每一个医学行动始终涉及两类当事人：医师和病员，或者更广泛地说，医学团体和社会，医学无非是这两群人之间多方面的关系。”医患关系是医务人员与患者在医疗过程中产生的特定医治关系，是医疗人际关系中的关键。在医患关系中起主导作用的是医务人员，医患关系是经济、法律、伦理关系的集合体。和谐的医患关系能够促进医疗活动的顺利开展，使医疗行为取得更好的疗效，而医患关系紧张将阻碍医学的进程，让医患双方矛盾加剧。

可以说医患关系是医疗卫生事业发展的投影，医闹成为野蛮却有效的解决方式，直接反映出医疗卫生事业最真实的一面。当前我国医患关系的冲突愈演愈烈，各地的医闹事件层出不穷，伤医事件屡见不鲜。医患无法化解的矛盾成为压在骆驼身上的最后一根稻草，医患关系正在走向另一个极端。

医患的冲突似乎给人们这样一种认知：医疗越是进步，医患关系越是不和谐；医疗技术越是发达，人们对医学的需求就随之递增。医学技术的发展对医患关系产生了深刻的影响。医学的飞速发展将疾病的诊断和治疗交由医疗技术，医生将以往的医患沟通时间交由医学实验，医生更加关注患者的躯体而忽视情感，更加关注疾病而不是患病的人。对于医生来说，实现了生理指标的正常化，身体和心理的问题都随之消失。而对于患者来说，疾病是个体差异明显的具体可感的疼痛，心理和心理上的恐惧是第一位的。医患沟通的失效让医患双方从各自的立场和知识体系来看待疾病，医学用技术来消解着医学的非技术维度。“医患关系疏离的本质原因是医学的科学精神与人文精神的分离。”[①]

医患关系的紧张已经成为不争的事实，其中既有医疗政策的左右，也有经济因素的考量，而医务人员人文素质低下、人文精神缺失也是重要的原因。要在紧张的医患关系中实现突围，医学人文是必由之路。医患关系的改善需要在当前复杂的医疗形势下，在医学和人文间做出沉重的转身。这不仅需要经济因素的支撑，更需要伦理道德原则的制约，医患关系的健康发展离不开公平、公正、合理的医疗制度。人文精神的建设势在必行，这需要医疗工作者重视医患的沟通和交流，畅通患者的表达渠道，站在患者的立场上思考问题、解决问题，切实树立起以人为本的意识，摈弃对技术的过度依赖，实现科学精神和人文精神的统一。

四、医生职业人文精神是卫生事业和社会稳定发展的有效依托

医疗是民生的重要领域，决定了社会的和谐稳定发展。在我国，卫生事业的改革从未停止，然而人们还是普遍感受到医疗负担过重，就医成本过高已经威胁到了社会的根基。而我们深究卫生事业的改革就会发现，在我国以往的医疗改革中，对公平的强调过低，用市场化的手段来支配卫生资源的分配，这也为我国社会的稳定发展埋下隐患。因此，为了实现社会的和谐稳定和人们的安居乐业，必须在卫生事业中更多增添人文精神的力量，关注公平，坚守底线。

（一）卫生事业的发展需要人文精神的支撑

医疗卫生涉及民生福祉，聚焦了社会的目光，也关涉到每一个社会个体的切身利益。改革开放以来，我国医疗卫生领域进行了三次大的调整，而医疗卫生领域的改革不仅仅是医疗领域顺应社会发展的需求，同样也是公平与效率的偏移，是政府与市场的左右。从本质上说，医疗卫生领域的进步是社会生产关系与生产力相适应而做出的调整。同样，每一次医疗卫生领域的重大调整也无不深受伦理价值和人文力量的导向作用。

2005 年 7 月 29 日，国务院发展研究中心课题组发表了《对中国医疗卫生体制改革

① 张廷建. 医学人文素养基本教程[M]. 上海：上海交通大学出版社，2013：13.

的评价与建议》，得出“中国的医疗卫生体制改革从总体上说是不成功的”的结论。无独有偶，世界卫生组织在 2000 年的有关世界各国卫生保健排序中，将中国卫生保健综合状况列入第 144 位；而在卫生统筹与分配公平性的评估排序中，在 191 个成员国中，中国位列第 188 位。这是对我国医疗卫生改革的无情鞭笞，同时也揭示出我国医疗卫生领域不容乐观的现状。正是在这样的大背景下，2009 年 3 月，中共中央、国务院颁布了《关于深化医疗卫生体制改革的意见》，意见提出了“建立健全覆盖城乡居民的基本医疗卫生制度，为群众提供安全、有效、方便、价廉的医疗卫生服务”的总体目标。医改的实施开启了我国医疗卫生发展史上新的篇章。

医疗改革是社会发展的产物，在每一阶段的医改背后都不难寻觅到伦理价值的踪影。1980 年初，经济体制的改革逼迫医疗体制的改革，而卫生改革的设计一开始便定位为经济体制问题，医学伦理缺失，医学目的模糊，政府责任不明确，将政府承担责任推向市场。在当时卫生改革的总体设计中，定位“运用经济手段管理卫生事业”更多考虑的是经济效益，而忽视了医疗卫生领域所固有的非市场性和公益性，正是这种设计对于公平原则的违背使得改革本身失败。新医改高举“以人为本”的旗帜，强调把维护人民健康权益放在第一位，坚持公平与效率统一，这既是对医学人文属性的认同，更是对医学人文精神的价值重构。医学的发展高度关注公平性问题，摈弃了原有的过度市场化的做法。

然而，从医学人文的视角审视，现有的医疗体制仍然存在缺乏公平的价值观、医疗卫生投入和分配不足等弊端。在当前的医疗背景下，如何建立公平的卫生服务体系，充分体现医疗卫生社会服务的人文关怀就成了当务之急。这要求妥善处理各种错综复杂的利益纠纷，更依赖于对于伦理价值的选择、坚守和笃行。毕竟，无论在什么时代，事关苍生福祉的医疗都必须经受住伦理道德的拷问。

（二）医生职业人文精神是社会和谐稳定的有效力量

人力资源是社会发展的基础，我国经济社会的高速发展离不开丰厚的人力资源。一方面，医疗卫生资源的投入是保证人才质量的重要因素。哈佛大学研究指出，亚洲经济发展的奇迹大约 30%～40%来源于本地区人群健康的改善。[①]由此可见，医疗成为提高劳动者质量、推动生产力发展的基础。另一方面，医疗资源本身具有特殊性。维护生命健康是社会成员的基本需求，这种对生存的需求在任何国家、地区和时代背景下都是同样强烈的，并且都应该得到最大的尊重。因此，医疗资源的分配、医疗技术的发展和社会的和谐稳定发展构成了正向的关系，医疗的发展构成了整个社会发展的基石，医疗资源的特殊性决定了其本身就应该逃离市场逻辑，遵循公益性原则，将医学职业人文精神贯穿医学过程的始终。

毋庸置疑，当前我国的发展实际使人们的医疗需求与医疗资源的实际状况构成了巨大的矛盾，人们对于优质医疗资源的需求不断增加。而高昂的医疗成本、僵持的医

① 高强. 关于我国医疗卫生改革的报告[EB/OL]. [2005-08-03]. http://www.moh.gov.cn.

患关系、差异化的医疗资源分配让人们不堪重负。我国对医疗的投入低于世界平均值，日本在医疗事业投入上占 GDP 的 8%～9%，美国占 16%。我国从 2009 年推行新医改以来取得了不错的成绩，但是仍有较大的进步空间。从反馈的数据来看，个人现金支出占卫生费用比重为 29.27%，卫生总费用占 GDP 的比重为 5.98%。每千人口医疗卫生床位数，城市为 8.27，农村为 3.71[①]，医疗资源存在政府投入不足、个人负担比例过重、城乡差异巨大等问题。从现实的层面看，因病积贫、因病返贫屡见不鲜，贫困人口中因疾病导致贫困的人口比重达到了 40%。医疗事实上已经成为我国当前社会发展的软肋，成为实现社会和谐稳定发展的拦路虎。

社会主义和谐社会是物质文明和精神文明的和谐发展，是人自身的和谐，是生理健康、心理健康、精神健康，是每个公民的生活、教育、医疗得到充分保障，各个方面的能力素质得到很好的发挥的社会。社会的和谐稳定发展离不开科学的支撑，更离不开人文精神的坚守和践行，科学提供理性支持，人文引领发展方向。而在若干具体的医疗问题背后是对医学价值的选择，是遵循市场经济的规则还是坚守医学的公益属性？是选择经济价值还是选择社会效应？所幸的是，在当前的医学发展中，公益性得到强调，三级诊疗制度正在完善，以药养医的发展模式正在逐步破除。在宏观机制改革的同时，微观的医学人文精神也必须跟上步伐，必须重视培养广大医务人员的人文素质，在社会范围内弘扬医学人文精神，培养人们对生命的尊重，对健康多维度的理解，追求自我身心的和谐，为社会的和谐稳定发展提供智力支撑和人文滋养。

第三节　医生职业人文精神培育的途径和方法

一、医学与人文的协调发展是医生职业人文精神培育的起点

医学与人文、科学精神和人文精神犹如医学发展的两翼，是现代医学人才所必备的基本素质。医学与人文的发展在相当长的时期内南辕北辙，在医学发展的早期，医学与人文相互促进，几乎是伴随着医学的飞跃式发展，医学与人文从亲密无间的伙伴关系到滋生间隙。其中既有医学技术的飙升所带来的技术优越感和技术万能论，也有人文自身的故步自封。随着现代生物—心理—社会医学模式的建立，医学呼唤人文的回归，医学与人文必将走向融合和统一，成为医生职业人文精神培育的新起点。

医学与人文的协调发展有着理论的溯源，也是医学发展现实的强烈要求。近代以来，伴随医学技术的飙升，医学与人文走向分离，在理论界出现了两次争鸣。1959 年，英国物理学家斯诺提出了著名的斯诺命题：科学文化与人文文化难以融合，科学家和缺乏科学背景的人文学者存在误解，并且不屑于理解对方。20 世纪末，以福柯为代表的人文学者和以格罗斯为代表的后现代学术左派进行了一场辩论，科学怀疑论对现代

① 国家统计局. 中国统计年鉴[J]. 北京：中国统计出版社，2016.

科学的合理性、真实性和客观性进行了全盘的否定。两次理论界的大论战加剧了科学和人文的误解，理论的间隙对医学与人文的实践状况也产生了深远的影响。从实践的层面看，医学与人文的冲突产生了严重的后果：医学功利主义盛行，药物滥用，加剧了医源性、药源性疾病的发生；医疗市场被资本化力量主宰，部分医生医德丧失，医患冲突不断；医药市场乱象频发，以药养医成为行业规则。

医学的发展经历了去人文化的过程。深入剖析医学与人文的发展历程，从医学与人文的关系层面来看，既有着市场经济时代技术的飙升对人文的无情碾压，又有着人文对技术的主动疏离。我国当前的医学人文教育现状是人文工作者承担了大量工作，而绝大多数的教育者缺乏医学背景，在具体的临床实践中也罕见人文工作者的身影，而直面生死的医学恰恰是最需要伦理的决断和人文的考量。因此，在我们一味苛责于医学时也要对人文提出新的寄托。医学与人文的协调发展并非各自为伍，而是要求医学和人文放下固有的偏见，从各自的学科背景和思维方式出发碰撞出新的火花，达成共识，探寻新的增长点，形成更多的医学人文的交融学科，并且将业已形成的新理论主动应用于医疗实践之中，解决现实问题。医学是人文的载体，只有依附于医学，医学人文才能获得生命力，而人文为医学指明了方向，让医学始终朝着有益于人的方向发展。

未来必将是医学与人文相互融通发展的时代，医学与人文在未来的合作的广阔前景下，要求人文必须向医学跨近一大步。在医学人才的培养上，只有将医学和人文熔铸成医学生职业人文精神的起点，才能让未来的医生赢在起跑线，从而让未来的医疗成为人性化的医疗。

二、多层次的培养方略是医学职业人文精神培育的必经途径

医生在医疗实践中起着主导作用，在现实的临床实践中，患者对医疗的不满集中在医生人文素养的低认同度上，医学职业人文精神的培育势在必行。医学职业人文精神的缺失有着深刻的社会动因，同样，重拾医学人文光辉，形成和现代社会相适应的医学职业人文精神绝非一日之功。它必然起始于学校医学人文教育，落实于医院日常管理之中，辅之以社会宽容的人文氛围，并最终在医务工作者日复一日慎独、自省式的自我教育中得以巩固和完善。医学人文教育需要多层次的培养方略。

（一）加强学校医学人文教育

学校医学人文教育是医学人文精神形成的起点，在很大程度上决定了医学生的思维模式和人文积淀。然而，在现实的医学教育中，学校医学人文教育仍然是相当薄弱的一环。这体现为医学人文课程设置的不合理、通晓医学人文的人才师资缺乏、学科建设滞后等问题。在这样的教育模式下，医学生形成了重专业知识轻人文教育的学习态度。在医疗过程中表现为人文技能薄弱、对生命尊重不足、缺乏仁爱之心，不利于医疗活动的开展和良好医患关系的构建。要加强医生职业人文精神，必须从学校教育开始抓起。

1. 科学设置医学人文课程

医学人文课程是人文精神的载体，关于医学人文课程的设置存有争议，有学者将医学人文学科划分为医学文化、医学史在内的 6 大类 14 分支约 118 个学科。张大庆教授主张将医学史、医学哲学、医学伦理、医学法学以及医学社会学作为医学人文学的核心课程。而在国家的相关规定中，仅有医学伦理学为必修课程，而通过对相关医学院校的调查，在一些医学院校甚至医学伦理学也没有作为必修课程，仅仅少量的医学人文课程作为选修内容。医学人文课程的设置极其不合理，没有凸显出医学人文应有的地位，也让医学人文的培育一路走偏。为此，要在思想上引起足够重视，将科学合理的医学人文课程提上日程，在教学中严格落实。

2. 加强医学人文人才队伍建设

医学人文学科高素质人才的缺乏是制约医学人文教育的重要因素。就我国目前的医学院校实际来看，人文相关学科缺乏整合，对医学人文素质的培养落到了思想政治理论课教师肩上。而思政课教育往往缺乏相关的医学背景，不能将医学和人文很好地结合起来；相关的精通医疗史、医学伦理学和医学社会学的人才匮乏，制约了医学人文教育的发展。要走出“斯洛”命题的困境，就要打破医学和人文的壁垒，这要求我们在积极培育精通医学人文学人才的基础上，实现科学人才和人文人才的交流，人文教师要率先走出去，走近医疗实践，学习医学知识，解决医学人文难题。医学专业教师由于具备专业知识，在进行相应培训的基础上也能胜任部分人文教学工作，专业课教师也应该发挥自身的专业优势和影响力，在躬身实践中引领医学人文精神。

3. 加强医学人文实践教育

医学人文教育的成效取决于医学生医学人文素质的培养。医学人文精神的熏陶，体现为学生健全人格的形成，对医学事业的忠诚，引发对生命的敬畏之情，最终落实于医疗实践之中。而当前学生对医学人文教育的认同度普遍不高，医学人文教育的实效性存疑。医学是理论与实践高度结合的学问，当理论遭遇实践更能产生内心的认同感，要提高医学生人文教育的实效性就要将医学人文教育落实于实践之中。为此，可以开展多种形式的人文实践活动，在丰富多彩的校园文化活动中丰富精神生活，锤炼语言表达，培养人文素养；在“三下乡”活动中走近基层，了解世风人情，感受医学的神圣意义，在潜移默化中塑造人文情怀；带有人文目的和任务开展医学见习实习活动，从人文的视角来看待医学过程，用哲学的观点剖析生老病死和看待医学的发展，将语言的、艺术的能力运用于医疗实践中，实现真理和实践的统一。

（二）健全医院相关管理机制

医院是医生和患者直接接触的场所，患者在医院求医的过程中不仅寻求生理痛苦的解除，也希望获取心理安慰和人文关怀。医院是学校医学人文教育主观见之于客观实践的所在，是医学人文精神实践的主阵地，是医学人文精神最为集中的体现。然而，在现实的医疗环境中，医院成了医患矛盾最为频繁的场域，医学和人文的冲突、医生视角和患者视角的冲撞在此集中爆发。“看病难、看病贵”不仅包含了疾病带来的沉重经济负担，也反映了人们在求医过程中对人文关怀求而不得的无奈，对医生眼中“见病不见人”的畏惧心理。而无论是技术与人性的冲撞，还是经济价值和社会效应的选择偏差，在微观层面上都可以通过改善医院的管理来破解。为此，健全医院的相关管理机制，实现医院人性化的管理理应成为医学人文精神培育的重点。要实现医院人性化的管理可以从以下几方面着手。

1. 畅通患者的表达路径

医患沟通不畅是医患矛盾爆发的重要原因，缺乏沟通或者无效沟通，医生和患者存在两套话语体系，从自己的单一视角来看待治疗过程，往往会产生不同的结论。医患沟通不畅也是当前医闹频发的主要原因，患者在和医院的关系中处于弱势地位，当治疗预后效果较差，又缺乏相应的利益表达路径，患者往往采取最简单粗暴也最为有效的解决方式。“经济决定政治和文化”，因此，实现医院人性化的管理，必须首先着眼于经济利益，畅通患者的表达路径，让患者和家属对医疗状况了如指掌，在医患之间就治疗状况发生冲突时能够通过医院的上级机关得到申诉。医院要设立常态化的纠纷解决机制，让问题得到及时、透明、有效的解决，实现医院管理的完善化。

2. 实现对医务人员人性化的管理

在传统的医患关系中，医生占据了知识权威地位，更具主动性，人们对医患关系的诟病更多的是对医务人员的诟病，而如果稍加了解，就能轻易发现这种看法是极其片面的。我国医务工作者往往是超负荷运转，2015 年，我国每千人卫生技术人员比为 5.8 人①，在农村地区，这一比例更低；而美国在 2007 年就已经实现了每千人医师比 26 人。由此可见，我国医疗现状很大程度上受到历史原因和医疗技术发展水平的制约，医务工作者的人文面貌和精神状况尤其值得关注。在以往的人力资源开发中，医院更加注重科研水平和技术能力，忽视医生的心理状况和人文素质的发展。因此，医生群体本身应该作为医学人文关怀的对象得到认真对待，着力发展医生的人文素质，由单纯的经济收入增加向实现人的自由全面发展过渡。为此，要为医生群体能力素质的增加提供平台和机会，让医务人员具备人文素质，在实际工作中发挥人文精神。

3. 满足患者的多层次需求

患者到医院求医既受到病痛的折磨，又受到精神无助和恐惧感的威胁，为此，求医过程不仅仅是病痛的消除，也包含着希望获取精神的慰藉和安抚，这对医院和医务工作者的要求是由实现单纯的医学手段治疗向满足患者多层次需求转变。其一，医务

① 国家统计局. 中国统计年鉴[J]. 北京：中国统计出版社，2016.

工作者要秉承以人为本的原则，倡导和推行人性化的医疗服务，满足患者的医疗需求、心理需求和人文需求。其二，必要的考评机制也是必需的，将人文表现、对患者的尊重和满足更多地体现在医生的晋升中，加大其在职称评定和干部考核中的权重，通过常态化的机制将其落到实处，尊重和满足患者的多层次需求，实现医疗的人文化。

（三）形成社会良好人文氛围

医生职业人文精神的培育不是医生及医院管理方的单一行为。实际上，医生职业人文精神指向医生和患者，有着特定的关系主体，它不仅依赖于医生自觉的人文修炼，也包含了患者对医生和医学的理解、尊重和社会对医学局限性的认识。所以，医生人文精神的形成建立在良好的医患沟通和社会宽松的人文氛围的基础之上。而我国频发的“医闹”和各类伤医事件都提示当前社会尚未建立起足够宽容的人文氛围，人们普遍缺乏医学常识，不能正确看待医学的局限性；当前媒体对医疗现状的片面解读和宣传、政府在营造医学人文氛围方面的缺位等都导致了当今医学人文氛围的艰难局面。医生职业人文精神的形成离不开社会提供的良好人文氛围。

1. 加大对医学与健康的投资

对医学和健康的投资从经济层面提供了支撑，使得医学模式由治疗为主向预防和干预为主转变，把更多棘手的医学难题遏制在萌芽阶段，从根本上缓解了当前紧张的医疗环境，为营造良好的社会人文氛围提供了经济基础。政府对医学与健康的投资顺应了当前我国社会发展的实际，十八届五中全会提出“推进健康中国建设，深化医药卫生体制改革”。《“健康中国 2030”规划纲要》的颁布，让建设健康中国的目标更加具体化。因此，政府要提高其对医疗行业的财政投入，推动三级诊疗机制的落实，让优质医疗资源下沉到基层和预防领域，形成科学合理的医疗资源分配格局。

2. 强化医学知识的科普

医学知识的科普活动能让广大民众拥有基本的医疗知识，对医学科学的局限性有更深刻的认识，这样能避免对医学不合理的期待，用宽容的眼光看待医学和医生的医疗行为。为此，要尽量利用各种宣传媒介，例如广播电视、微信、微博和网络作为宣传的媒介，以节日例如医师节、国际护士节作为开展科普活动的契机，用丰富多彩的活动形式普及医学知识，消除公众误解，形成全社会尊医敬医的良好风尚。

3. 注重舆论宣传引导

可以说新闻媒体对医疗环境的塑造有着不可推卸的责任。在以往的医疗事件中，新闻媒体更加偏重报道负面的素材，让人对医疗环境产生片面的印象，难以从整体来看待我国的医疗现状，形成对医疗状况的误解。为此，新闻媒体应该立足于真实、客观、全面的视角来反映我国当前的医疗环境、医患纠纷，尤其要注意报道医疗实践中的正面事件，反映医疗工作者昂扬向上的精神面貌，倡导救死扶伤的医学人道主义精神，构建和谐的医患关系，传播正能量，引导舆论走向，营造起良好的人文氛围。

（四）提高医生自我教育能力

医学职业人文精神的培育是一个长期而艰巨的过程，除开学校基础性的人文教育和医院社会提供的良好人文氛围之外，医生的自我人文教育也是其中基础而关键的一环。他育是外在灌输式的教育，知识输出要经过自我的消化、吸收才能内化为受教育者的人文素养，体现为人文精神和能力。在当前终身学习型的社会，知识以数量级的速度更新，具备较强的自我教育能力是成为一名合格医生的必要条件，医生自我教育能力的重要性是由医学学科的特点和医学人文的特有属性所决定的。其一，医学学科具有极强的实践性，医学知识的习得、人文素养的高低都在医疗实践中见分晓，人文精神的构建不可替代。其二，医学人文的内容开放、广博决定了医学人文与时俱进的特点，必须依赖于医生人文素质的不断提高、医学人文精神的不断完善来实现，而这些最终都要落实到医务工作者慎独、自律式的自我学习中。为此，提高医生自我教育能力就成为医学人文精神培育的基础。

1. 在医学人文课程中学习自我教育

课堂学习虽然是学校教育的重要部分，但也是未来医生自我教育能力形成的起点。大学的学习特点决定了自我学习占据了重要部分，医学院校专业课程繁重，医学人文类课程开设的有限性让医学人文的自我学习成为必需。医学史、医学伦理学、医学法律知识等医学与人文的交叉学科应成为自我学习的重点。广博的人文知识在开拓医学生眼界、锤炼医学生思维方面也起着重要作用。因此，要从各门学科中吸收人类文明的优秀成果，提高自身的人文素养。

2. 在艺术熏陶中培养自我教育能力

艺术能够陶冶人的情操，带给人以美好的享受，培养人们理解美、欣赏美的能力。艺术也是医学的要求，医疗过程追求语言、行为的美好，而医疗美容等行业的兴起更是考验医疗人员对美的鉴赏能力。

因此，要求医生在音乐中放松身心，感受乐章的美妙；在画作中领会挥毫泼墨的豪情，感染于五彩的色调和中国山水的意境；在优秀文艺作品中感受人间百态，获得共情能力；在艺术中获得美的享受，提高审美能力，从社会和文化的视角理解医学、诠释医学。

3. 在思维的锻炼中提高自我教育能力

“读史使人明智，伦理使人庄重，逻辑与修辞使人善辩。”当前，我国社会恰逢市场经济的高速发展和改革开放向纵深发展的时期，社会转型期的阵痛同样投射到医疗领域。能不能以清醒、审慎的眼光来看待不合理的社会现象，能不能看到当前医疗领域乱象的历史必然性就尤为关键。因此，医疗工作者需要随时保持清醒的头脑。在自我学习中，思维方式的学习起着奠基性的作用，为此，医生有必要加强对哲学等影响思维的学科的学习。从思辨的视角出发，用哲学的眼光审视医学，了解社会，并且同样用哲学的眼光来获得自我价值的认同，深刻理解医学与社会的意义联系。

三、人性化医疗实践是医学职业人文精神培育的最终落脚点

医学与人文的结合促进了医学人文学科的发展。然而理论的故纸堆不能成为医学人文的最终归宿，医学职业人文精神也不能仅仅是美好品质的孤立养成，医学职业人文精神必须寻找到与实践的最佳结合。而在医学与人文的关系中，医学往往是最佳的落脚点，医学与人文的结合，医学职业人文精神都必须落实到“医学”二字上。医学效果是目的，医学人文是手段，人文的力量让医学充满人性的光辉，脱离技术发展的桎梏，最终以人性化的医疗减轻人类的肉体上的痛苦和因此而来的精神折磨，造福人类。

杜治政教授对人性化医疗做出了精辟的论述：“它是出自医生的仁爱之心，尽一切努力，甚至冒着某种风险，为患者解除病痛、增进健康，并为此提供尽可能好、尽可能周全、尊重生命尊严、低成本的服务。”[①]可见，人性化医疗本身对医生的人文精神提出了极高的要求，并且要求医生在医疗实践的全程中站在患者的立场上思考问题。杜治政教授将人性化的医疗分为三个层次：第一层次是法律层次，依法行医，行医守法，这是人性化医疗的最低层次；第二层次是伦理层次，要求医生在行医过程中遵守伦理规范，这是医生对自己的内在要求；第三层次是医学人性化，强调对患者的积极主动的关照，这是医生要达到的最高层次。人性化医疗以为患者提供最满意的诊疗服务为标准。

人性化医疗等同于医疗实践，也以解决最终的医疗问题为最终目标，而对比人性化医疗的标准，在当前的医疗实践中还存在诸多有待攻克的难题，在我国当前的医疗环境中如何建构更加可信赖的医患关系；在全面的药品监管机制实施之前如何杜绝医生和药品之间的经济关联，使用最适合于患者的药物；在面临大量的急重症患者，如何实行全人医疗，在放化疗的同时如何保证机体的自组、自控的自然力；在未来的医学研究中，能否在严格的管理机制下适当地对“安乐死”进行临床应用。这些都是当前医疗实践中面临的突出问题，人们对高质量的医疗服务的呼声日渐热烈，随着医学实践的不断深入，人性化医疗将面临更多的挑战。

而无论医学的未来发展走向如何，人性化医疗始终以“医疗实践”为载体，将“人性化”作为手段，这也为医生职业人文精神指明了方向，那就是有意识地培育高度自觉的人文素养、人文精神，在此种人文素养人文精神的指导下不断提高自身的医疗技术水平，并将人文精神贯穿于医疗实践的始终，站在患者的立场设身处地思考问题，改进当前医疗实践中不人性化的部分，用手中的技术和心中的道德感化解技术难题，解决生命困境。

---

① 杜治政. 医学人文与医疗实践结合：人性化的医疗[J]. 医学与哲学，2013，8（8）：8.

案例 9-1

当我试图追溯妞妞的病因时，我的眼前出现了一串完整的因果之链，它有若干清晰可辨的环节，仿佛只要卸掉其中任何一环，就可避免发生后来的灾祸……

1990 年初冬的一天，怀孕 5 个月的雨儿因染上重感冒，高烧 40 °C，不敢贸然吃药，只好去急诊。

急诊室里空空荡荡，光线很差，使人感到冷丝丝的。医生不知哪里去了，只有一个老护士值班。查完血象，又去喉科查会厌，回到内科，经历了比疾病更痛苦的一幕。

接诊的是一位中年女医生，当向她说明就诊经过，交上喉科诊断书之后，意料之外的事情发生了。

“她是喉科病人，不是内科病人，我不管！”

……

“我没有什么可看的，要我看，她就是诊断书上写的——咽喉炎！”

……

“我今天就是不给你们看！”

……

在遭遇冷酷无情的中年女医生之后，我们找到一位远亲，有病房管辖权的医学博士。他热情地邀请雨儿住进他主管的病房，给予及时的救治，便很快控制了感染。可是在临出院之前，他却一而再、再而三，几乎是强拽式地拉着怀孕 5 个月的雨儿去做 X 线检查。这样，延误处置的高烧与大剂量的 X 光照射成为妞妞发生视网膜母细胞瘤这一不治之症的直接原因。而 X 射线恰恰是杀死妞妞的直接元凶。

人常说“医不疗亲”，是因为医生在处置亲属病情时顾虑太多，过分谨慎，无法施行一些原本需要的措施。而这位博士却反其道而行之，超越常规让沾亲的孕妇去接受大剂量的 X 线照射。而且并非病情诊断之必需，肺炎的诊断很明确，大剂量青霉素的输入已控制感染。难道他那一刻受了魔鬼的驱使？这是好莱坞影片的剧情设计。

有一种解释是一些医院的管理制度派定了辅助检查的营业额，让有支付能力的病家去“享受”一些可做可不做，甚至根本无须做，但大致并无太多伤害的现代诊断设备的检查。但此例显然不是，X 光检查收费低廉，不足以冲抵指标。

另一种解释是科学的实证癖，或技术上的展览癖。肺部感染的证据自然使 X 光下的影像改变，用了大量的抗生素，临床症状缓解了，但不足以满足个人的实证癖，“我要亲眼看一看我的治疗成果。”所以在透视室里博士是那样的兴致勃勃，将病人摆弄来摆弄去，照了又照……

还有一种罪恶的解释，便是单盲（可以不向病人家属说明）的胎儿试验，以收集某些科研数据。在美国，这是一项严重违法的操作。不过仔细想想，这种解释似乎不能成立。一是它违背国人的人伦惯例，二是 X 射线检查的结论是描述性的，三是事后博士对检查毫不在意，连片子都没看。

实在没有办法解开妞妞死因这个谜团，但有一点是可以肯定的，在处置孕妇感染这个并不棘手的医疗课题上，现代医学不缺乏知识、技术，而是缺乏人性、责任与自律。所以，妞妞是被一系列人性的弱点杀死的。她是供在人性祭坛上的一个无辜的牺牲品。

从妞妞确诊到死去的18个月中，她和我们一直无法挣脱厄运的纠缠，同样也暴露了现代医学的深深缺陷。不仅仅表现在制度上，也表现在技术上。

（摘自《敬畏生命——生命、医学与人文关怀的对话》，王一方著，江苏人民出版社2000年10月出版，本文作者周国平。）

思考：请用医学职业人文精神的相关知识来评价“妞妞案”的始末。

案例 9-2

杨某某的母亲张某兰7月7日起在某医院神经科住院治疗。她老人家已经87岁，入院后被诊断为脑梗，并伴有肺炎、胆囊炎、胸腔积水等。入院以来高烧不退，多脏器衰竭。

看到这个87岁的老人病得真是不轻，医院多次向家属发出了病危通知。家属看老人很痛苦，多数人表示放弃治疗，唯有儿子不同意。

他这态度会让人认为他是个孝子，可他接下来的动作却让人不解。

7月10日下午，赫姓护士负责护理张某兰。张某兰的家人向护士反映张某兰的口咽通气道管露在了外面，要求护士整理。

赫姓护士解释这个管子在这种情况下是可以的，随即也为其整理了。但其家人认为护士的操作造成了老人的痛苦，于是杨某某打了护士，护士的头皮、左眼等处挫伤。

医院报警，警察带走了打人者。

当天晚上12时，张某兰的儿子杨某某带着两把刀来到了值班室。杨某某用一把带钩的长刀钩住了姜护士的脖子，要求找来医院的总值班。

医院第二次报警，警察立即赶到。杨某某对警察说，你们把那个被打的赫姓护士叫来，让她跪在老人的病床前。

为解救被劫持的姜护士，警察对护士赫某做了大量的劝解工作。这个赫护士本来是冤枉的，又被打伤，可为了同事安全，仍被轮椅推着来到事发现场。

杨某某让她跪下她就跪下，让她怎样她就怎样，以期待事件缓解，但此时杨某某情绪已经不能自已，他用双刀抵住姜护士的颈部，随时准备结束她和自己的生命。

凌晨2时，杨某某将姜护士带到窗前，并高喊：“我妈死了你也别活，你知道跳楼啥滋味吗！”

此刻，这个杨某某已经由一个“医闹”转化为了恶魔。他跨上窗台并强行拉被劫持的女护士上窗台，双刀一把在护士胸前，另一把在护士颈部。

情况越来越危急，一声正义的枪声，这个杨某某最终毙于警察的枪口之下。

（摘自《鸡西警察击毙“医闹”始末》 http://chuansong.me/n/ 1989202152812）

思考：文中的“医闹”事件能否有更好的解决办法？请从医学职业人文的角度来谈谈你认为可能的解决措施。

案例 9-3

当上海市某医院的黄医生见到 32 岁的小毛时，小毛已经“等死”10 天了，10 天前他就被“判了死刑”。

10 天前的凌晨，小毛与朋友结束聚会，醉醺醺骑上摩托车。回家路上，他一头撞在了电线杆上，当场昏迷。他被紧急送往当地一家医院抢救，诊断发现，小毛伤情严重，右上臂骨折、肋骨骨折、胸外伤、双肺挫伤，最严重的还是肝脏破裂，腹腔内大量出血，以至于血液失去了凝血功能。急救医生为他紧急手术，输血 7000～8000 CC，几乎将他全身的血换了一遍。

惊心动魄的抢救，也让这个家庭惊心动魄一下子花费了 7 万元。可小毛仍然昏迷。

小毛多年前从江西到金山打工，与当地一个姑娘成婚，如今孩子已读小学；日子过得虽不富裕，却还平静。但突如其来的车祸，让这个上有老下有小的家庭无力承受。

妻子决定放弃。或者说，让小毛回家等死。

万般无奈的医生把止血纱布填塞进小毛的腹腔。带着一肚子纱布，昏迷中的小毛回了家。第二天，家人开始为他筹备后事。

可是小毛苏醒了。1 天、2 天……受伤的第 10 天，他还活着。

此时，小毛两个远在广东打工的哥哥赶了过来，他们坚持要再救一救弟弟，将他送到某医院。最终由普外科副主任黄医生接手。

“开刀是唯一的办法。”黄医生告诉家属，根据他的判断，在肚子里放了 10 天的纱布也必须尽快取出，否则很可能发生感染，导致死亡。

“贵吗？”听罢黄医生的治疗方案，小毛妻子的第一个问题就是关于费用。

紧接着的第二个问题是：“花了钱，能救活吗？”

“没有医生能有 100%的把握。手术是要花钱的。万一术中出血，就可能有生命危险。”黄医生如实作答。

“那我们不救了。”妻子说。

“不救的话，这次你带他回家，他就真的没救了。”黄医生强调，纱布填塞 2～3 天后就必须取出。

眼前的这位妻子，本分、老实，她的想法很现实又很无奈，谁都不想人财两空。

因为要赶另一台手术，黄医生留下一位主治医生继续劝说小毛家属。2 小时后，手术即将结束时，手术室里的电话响了，主治医生告诉黄医生：“小毛家属仍拒绝治疗，准备出院了。”

救！再拼一下！

“他这么年轻，太可惜了！”离开手术室，黄医生一路小跑赶到急诊室，拉住正在结账的小毛哥哥：“他只有 32 岁，再拼一下，能活的！”

见他哥哥仍有些犹豫，黄医生赶紧加了一句：“我们尽量节省费用。”小毛哥哥记得，“那个时候黄主任好像比我们还着急。”

黄医生制定了省钱的治疗方案。

“省钱，就是做个最简单的手术，将小毛肚子里的纱布取出。”不过，这一方案有前提：取纱布顺利，肝脏不再出血。这台手术不用常规的麻醉方法，只用镇痛药，这就能省很大一笔费用。

省钱手术是特殊的。“万一发生意外，万一病人家属将来告我们，我们可能会有麻烦……”根据规定，特殊手术必须向医院申请、报备，副院长批准了。

手术室里，常规麻醉器械放置在一边，以备万一。麻醉师做完镇痛处理后，黄医生动刀了，他在原伤口位置重新划了一个10厘米的切口，找到纱布，开始往外牵扯。意外的是，腹腔内的纱布并不是一块一块的，而是一整条。黄医生花了很大力气，可纱布粘着血，粘得很牢，进展很缓慢。

渐渐地，小毛的身体反应大起来，他开始有疼痛的表现了。“这样下去太危险了”，术中，黄医生放弃了最省钱的第一方案，决定打开腹腔。

重新麻醉、开腹，幸运的是，纱布取出，没有出血。这条纱布有三四十厘米长。这样的病人需要进ICU，黄医生赶紧去找护士长：“……能不能帮忙省点费用？”

术后使用的所有抗生素，都是“最低层次”的，也是最廉价的；没有给小毛用营养液，而尽量让他自己吃东西……由于车祸损伤，小毛在康复过程中还是出现了波折，但他“省钱治疗”的总费用不到常规治疗的1/2。

救了命，还要治骨折的右手。黄医生又找到骨科医生：“能不能不用钢钉，就打石膏？他们没有钱。”骨科医生答应了。

冒险就冒吧！

现在的医疗中，其实有很多费用花在保护医生、病人的权益上。例如术前检查，有的要做CT或者核磁共振，有的要活检，做一系列病理生理检查，为日后可能发生的纠纷预留证据。

“省钱疗法”，省了环节和相应的花费，但很可能惹麻烦。“这样的医疗纠纷并不是个例，一个科室、一个医生只要遭遇过一次，他们的自我保护意识就会变得非常强大。”

黄医生做了多年普外科医生，他说：“现在做医生越来越复杂，要找病人和家属谈话，让他们签字确认风险提示，要安排一些检查，这有时候会增加医疗费用，甚至可能耽误抢救时间。”省钱，就要省检查、省药，也会省去一些保护医患双方的规定动作。黄医生说：“这家人本分，如果换成很‘搞’的人家，我也会犹豫。”

“不过怎么说呢，做医生的，总是想尽力救命、治好病人的，眼前的生命那么年轻，冒险就冒一次吧！”

前些天，小毛来医院找黄医生复诊，一切都很好。

（摘自《一个特殊的抢救案例许多耐人寻味的细节挣扎》 来源：文汇报，作者：施嘉奇、沈艳阳，日期：2010年11月15日）

思考：谈谈你对此次医疗事件中体现出的人文精神的看法。你如何看待文中黄医生的“冒险精神”？

思考题

1. 什么是人文精神？
2. 如何理解医学人文精神？
3. 怎样看待医生职业人文精神和医学学科发展的关系？
4. 结合自身实际谈谈医生职业人文精神与医学人才全面发展的关系。
5. 你如何看待当前社会的医疗环境？从医生职业人文精神的角度进行论述。
6. 医生职业人文精神和社会和谐稳定有着怎样的联系？
7. 如何理解医生职业人文精神培育的起点？
8. 可以从哪些途径来培养自己的医生职业人文精神？
9. 怎样理解人性化的医疗？如何实现人性化的医疗？
10. 学习本章后，你对医生职业人文精神有怎样的认识？

参考文献

[1] 刘瑞明．中国医改进程中的医生角色[M]．北京：中国社会科学出版社，2018.

[2] 田银萍．医学生职业道德与职业素质修养[M]．北京：北京理工大学出版社，2012.

[3] 席彪．医生职业修炼[M]．北京：北京大学医学出版社，2006.

[4] 郝文君．医患信任危机的当代阐释与回应[M]．北京：中央编译出版社，2016.

[5] 张英．医生的影响力[M]．广州：广东人民出版社，2012.

[6] 罗国杰．当代中国职业道德建设[M]．北京：企业管理出版社，1994.

[7] 王荣发．现代职业伦理学[M]．上海：华东理工大学出版社，1998.

[8] 夏伟东．道德本质论[M]．北京：中国人民大学出版社，1991.

[9]〔法〕爱弥尔·涂尔干．职业伦理与公民道德[M]．渠东，付德根，译．上海：上海人民出版社，2006.

[10] 姚泽麟．近代以来中国医生职业与国家关系的演变——一种职业社会学的解释[J]．文化纵横．2015（4）.

[11] 王润生．道德定义和进取性道德——兼答阿净同志的质询[J]．道德与文明，1985（1）.

[12] 谢洪恩．道德的功能和本质[J]．哲学研究，1989（3）.

[13] 唐永泽．评“社会规范说”的道德界定[J]．江苏大学学报（社会科学版），2004（4）.

[14] 肖群忠．道德究竟是什么[J]．西北师大学报（社会科学版），2004（6）.

[15] 朱林．道德的本质是行为的目的[J]．求索，1986（4）.

[16] 吴瑾菁．论“道德”——道德概念与定义思路[J]．江西师范大学学报（哲学社会科学版），2011（1）.

[17] 李峰，刘继玲．医生职业道德问题分析[J]．华北煤炭医学院学报，2004，6（4）.

[18] 姜玲．医生职业道德现状与对策研究[J]．中国西部科技，2011，10（32）.

[19] 蔡定彬，庄光杰．和谐医患关系视域下加强医学生医德教育的思考[J]．云梦学刊，2016，37（4）.

[20] 张国政．当前我国医生职业道德存在的问题与对策研究[D]．沈阳：东北大学，2010.

[21] 刘奕玲．当代我国医生职业道德的缺失与对策研究[D]．株洲：湖南工业大学，2010.

[22] 李鲁，郭永松，施卫星，等．以医学人文课程为基础的全程医德教育改革与实践[J]．中国高等医学院研究，2000（6）.

[23] 汪慧英．知情意信行视域下医学生医德教育教学模式的建构[J]．中国医学伦理学，2015，28（4）.

[24] 彭勇军. 医学院校思政课开展职业道德教育的思考[J]. 大庆社会科学，2016，196（3）.
[25] 韩志，薛慧娜. 医学生职业道德教育融入辅导员工作的思考[J]. 学理论，2015（18）.
[26] 健康网.中国医患关系调查白皮书[EB/OL]. [2020-04-11]. http://news.39.net/39dt/086/28/529926_1.html.
[27] 程子军. 完善医学生职业道德培养教育途径[J]. 医学与哲学，2005，26（10S）.
[28] 熊瑛. 新形势下加强高校医学生医德教育的三个维度[J]. 内蒙古师范大学学报（教育科学版），2015（9）.
[29] 郭茜，刘惠军. 医学生在职业道德冲突中的选择倾向[J]. 中国医学伦理学，2017，30（1）.
[30] 鲁瑾，徐晓璐. 浅谈在临床实习中加强医学生职业道德教育[J]. 西北医学教育，2013，21（2）.
[31] 孙晓倩."以美育德"模式的构建研究[D]. 南宁：广西民族大学. 2008.
[32] 米丰. 高等医学院校审美教育对医学生职业素质培养的作用[J]. 中国校外教育，2014（2）：1.
[33] 王春雨. 审美教育与职业生活审美化[J]. 文艺争鸣，2010（12X）：3.
[34] 周煜，沈毅，顾艳荭，等. 南通市三甲医院医师职业精神现状调查[J]. 中国卫生事业管理，2013，30（8）：3.
[35] 程现昆. 论医学生职业精神的培养[J]. 卫生职业教育，2012，30（8）：2.
[36] 焦杨，席家宁，郭春，等. 重塑医师职业精神的继续医学教育模式探讨[J]. 中国医院管理，2011，31（10）：2.
[37] 于建星，于有为. 医生身份认同及其职业精神退化的现代性阐释——兼论重建和谐医患关系中医生的责任[J]. 医学与哲学：A，2018，39（9）：4.
[38] 赵玲，王燕，孙凤梅，等. 工作态度对医生职业形象的影响[J]. 中国医学伦理学，2011，24（5）：693-695.
[39] 边兆坤. 医术是本医德是魂，赢得百姓好口碑[J]. 中国农村卫生，2016（6）：3.
[40] 何小英. 论中国传统文化与当代大学生审美教育[J]. 船山学刊，2003（2）：156-158.
[41] 张亚红，谭云龙. 用人文理念重塑医学职业精神[J]. 医院管理论坛，2014，31（9）：3.
[42] 秦达念. 名医大师职业精神的光芒及其启示[J]. 中国医学伦理学，2006，19（1）：3.
[43] 李瑞全. 医生职业精神与儒家伦理的契合升华[J]. 中国医学伦理学，2013. 8.
[44] 朱洁，张曼华，刘颖，等. 北京地区不同级别医院医生职业幸福感现状及影响因素[J]. 中国医院管理，2015（6）：3.
[45] 李春华. 浅谈优秀临床医生的综合素质[J]. 科技创新导报，2009（29）：216-216.
[46] 谯利平，夏欣. 加强人文素质教育提升准医生综合素质[J]. 川北医学院学报，2008，23（1）：3.

[47] 宋维亮，王振军. 提高年轻外科医生的综合素质应对日益复杂的医疗环境[J]. 西北医学教育，2009，17（4）：682-683.

[48] 范涛，梁传杰，张巍. 研究生教育改革视域下基于五维度的研究生综合素质调查研究[J]. 思想政治教育研究，2016，32（5）：6.

[49] 张保俭，段书. 优化临床医生知识结构以促进建立和谐的医患关系[J]. 医学与法学，2015，7（2）：3.

[50] 宋振芹. 和谐医患关系中医生的言语礼貌策略分析[J]. 医学与哲学：A，2010（1）：3.

[51] 吕文平. 医生“行医修为”培训在构建和谐医患关系中的作用[J]. 中国医院，2015，19（10）：2.

[52] 李亚红，徐志鹏. 临床医生职业倦怠与应对方式的关系研究[J]. 中国健康心理学杂志，2012，20（5）：4.

[53] 叶明，刘宇珊，刘剑霞，等. 医生主观幸福感的影响因素及其培养策略[J]. 集美大学学报：哲学社会科学版，2014，17（2）：6.

[54] 唐汉瑛，马红宇，汪茂云，等. 临床医生工作家庭冲突与职业倦怠的关系研究[J]. 中国临床心理学杂志，2010（2）：4.

[55] 沙海萍. 医患关系视角下医生职业倦怠及对策[J]. 临床医药文献电子杂志，2014，1（16）：1.

[56] 钟毅平，敖翔，谭鑫，等. 临床医生自我和谐现状及影响因素探究[J]. 南华大学学报（社会科学版），2013，14（4）：97-101.

[57] 卜丽娟. 医生职业精神研究[D]. 济南：山东大学，2015.

[58] 王晶. 艺术学校语文教学中如何提高学生的审美情趣[D]. 大连：辽宁师范大学，2007.

[59] 任海燕. 综合性医院临床医生幸福感评价及影响因素的研究[D]. 武汉：华中科技大学，2010.

[60] 皮湘林. 论医生的道德情感及其培育[D]. 长沙：湖南师范大学，2003.